R. Rahmanzadeh · A. Meißner · C. Würtenberger
(Hrsg.)

Unfall- und Wiederherstellungs-Chirurgie des proximalen Femurs und des Beckengürtels

Einhorn-Presse Verlag

Rahmanzadeh, R.; Meißner, A.; Würtenberger, C. (Hrsg.)

Unfall- und Wiederherstellungs-Chirurgie des proximalen Femurs und des Beckengürtels

Einhorn-Presse Verlag

ISBN 3-88756-480-4

Die Autoren haben alle Anstrengungen unternommen, um sicherzustellen, daß etwaige Auswahl und Dosierungsangaben von Medikamenten im vorliegenden Text mit den aktuellen Vorschriften und der Praxis übereinstimmen. Trotzdem muß der Leser im Hinblick auf den Stand der Forschung, Änderung staatlicher Gesetzgebungen und den ununterbrochenen Strom neuer Forschungsergebnisse bezüglich Medikamentenwirkung und Nebenwirkungen darauf aufmerksam gemacht werden, daß unbedingt bei jedem Medikament der Packungsprospekt konsultiert werden muß, um mögliche Änderungen im Hinblick auf Indikation und Dosis nicht zu übersehen.

Die Wiedergabe von Gebrauchsnamen, Handelsnamen, Warenbezeichnungen usw. in diesem Werk berechtigt auch ohne besondere Kennzeichnung nicht zu der Annahme, daß solche Namen im Sinne der Warenzeichen- und Markenschutz-Gesetzgebung als frei zu betrachten wären und daher von jedermann benutzt werden dürfen.

Professor Dr. med. Rahim Rahmanzadeh
Universitätsklinikum Steglitz
Leiter der Abteilung für Unfall- und Wiederherstellungschirurgie
Hindenburgdamm 30
12203 Berlin

Prof. Dr. med. Achim Meißner
Universitätsklinikum Steglitz
Abteilung für Unfall- und Wiederherstellungschirurgie
Hindenburgdamm 30
12203 Berlin

Dr. med. Cornelius Würtenberger
Universitätsklinikum Steglitz
Abteilung für Unfall- und Wiederherstellungschirurgie
Hindenburgdamm 30
12203 Berlin

ISBN 3-88756-480-4
© 1994 by Einhorn-Presse Verlag GmbH, Reinbek
Alle Rechte vorbehalten
Printed in Germany

Inhalt

Vorwort   11

Becken

A. Meißner
Diagnostik und Therapie von Beckenverletzungen   14

E. E. Scheller • A. Meißner • R. Rahmanzadeh
Apophysenabrißfrakturen am Becken   22

S. Hofmann von Kap-herr
Beckenfrakturen im Kindesalter   25

A.-M. Weinberg • H. Reilmann • T. Wachtel
Behandlungsstrategie und Ergebnisse
bei 180 Beckenfrakturen   26

W. Otto • H.-D. Wöllenweber
Behandlungsergebnisse bei instabilen Beckenringverletzungen
im Wandel der Zeiten und Therapiemethoden   29

B. Kreklau • A. Meißner • R. Rahmanzadeh
Spätergebnisse nach konservativer Behandlung
von Beckenfrakturen   31

P. Schoonooghe • P. M. Rommens • P. de Boodt • P. L. Broos
Funktionelle Ergebnisse nach operativer Behandlung
von 76 Beckenringverletzungen vom Typ B oder C   34

K. M. Stürmer • J. Hanke • P. Schöttes
Die iliosacrale Verschraubung zur Behandlung
instabiler dorsaler Beckenringverletzungen
- Indikation, Operationstechnik und Nachuntersuchungsergebnisse -   38

K. L. Ketterl • W. Köstler • A. Leitner • W. Wittwer
Iliosacralfugensprengung -
Ventrale oder dorsale Stabilisierung?   45

F. E. Neudeck • L. Olivier • U. Obertacke • K.-P. Schmit-Neuerburg
Die notfallmäßige Fixateur-externe-Stabilisierung der Beckenringfraktur
mit Implantation der Schanz-Schrauben supraacetabulär 49

W. Braun • K. Kundel • M. Wiedemann • A. Rüter
Der Fixateur externe bei der Behandlung von Beckenringverletzungen
- Indikationen und Ergebnisse - 52

G. Bauer • R. Petreconi • P. Esch • W. Bürk • J. Krauß
Harnröhren- und Blasenläsionen bei Beckenringverletzungen:
Korrelation zum Frakturtyp? 57

P. M. Esch • W. Bürk • B. J. Böttger • J. Krauß • G. Bauer • L. Kinzl
Besteht ein Einfluß des Operationszeitpunktes
auf die Prognose begleitender Plexusverletzungen
bei Beckenringfrakturen? 61

V. Heppert • H. Winkler • P. Hochstein • A. Wentzensen
Die Therapie des schweren Weichteilschadens im Behandlungskonzept
von Beckenringverletzungen 69

W. Mutschler
Zur operativen Therapie von primären Knochentumoren des Beckens 74

L. Bernd • V. Ewerbeck • H.-G. Simank
Probleme bei extremitätenerhaltenden Resektionen
von Beckentumoren 79

R. Roser • U. Weber • P. Bernius
Ergebnisse der operativen Behandlung maligner
ileosakralgelenksnaher Knochentumoren 81

Acetabulum

H.-G. Knöll
Indikation zur konservativen Behandlung von Acetabulumfrakturen 84

J. Rödig • A. Meißner • R. Rahmanzadeh
Spätergebnisse nach konservativer Therapie von Azetabulumfrakturen 87

R. Schlemminger • H. Burchardt • P. Stankovic
Die operative Therapie der Acetabulumfraktur
- Erfahrungen nach Versorgung von 102 Fällen - 91

H. Bülhoff • K. Neumann • G. Muhr
Prognostische Kriterien operativ versorgter Acetabulumfrakturen 94

F. Baumgaertel • C. Feld • L. Bohnen • L. Gotzen
Acetabulumfrakturen im höheren Lebensalter   98

M. Fell • A. Meißner • R. Rahmanzadeh
Früh- und Spätergebnisse der operativen Versorgung von Acetabulumfrakturen   101

R. Hoffmann • M. Schütz • N. Südkamp • N. Haas
Schraubenosteosynthese von Zwei-Pfeiler-Acetabulumfrakturen
über einen modifizierten erweiterten Zugang   104

F. Maurer • R. Volkmann • K. Weise • S. Weller
Sekundäreingriffe nach Acetabulumfrakturen   107

Proximaler Femur

K.M. Stürmer • K. Dresing • J. Hanke • P. Boesing
Diagnostik und Therapie von Frakturen des proximalen Femurs   112

A. Lies • M. Hahn • M. Henkel • Ch. Josten
Prognose von Hüftkopffrakturen aufgrund eigener Langzeitergebnisse   129

F. Hahn • M. Füller • M. Mittag-Bonsch • E. Seidel
Ist die konservative Behandlung der eingestauchten Schenkelhalsfraktur
noch gerechtfertigt?   133

A. Ekkernkamp • P. A. W. Ostermann • G. Muhr
Bipolare Kopfprothetik
- die bio'logische' Therapie der Schenkelhalsfraktur   137

H.-G. Breyer • M. Fell • R. Rahmanzadeh • E. Höynck
Zementlose Implantation von Hüftgelenks-Teil-Endoprothesen
- ein noch aktuelles Konzept?   141

M. Mittag-Bonsch • F. Hahn • X. Kapfer • R. Balk
Ausnahmeindikationen für Duokopfendoprothesen   145

R. Pauschert • F.U. Niethard • B. Schöning
Bedeutung der Hüftendoprothesen in der operativen Behandlung
der pertrochantären Fraktur des älteren Menschen   148

R. Ketterl • W. Wittwer • B. Stübinger • B. Claudi
"Starre" versus "dynamische" Osteosyntheseverfahren bei Frakturen
des coxalen Femurendes   151

K. Dresing • S. Assenmacher • K. M. Stürmer • P. Bösing
Ergebnisse nach operativer Behandlung pertrochantärer Oberschenkelfrakturen   155

C. Würtenberger • A. Meißner • R. Rahmanzadeh
Spätergebnisse nach Winkelplattenosteosynthese von Schenkelhalsfrakturen ... 162

F. König • M. Fuchs • R. Schlemminger • A. Schmid • F. Schmid
Winkelplatten: Analyse des Implantatversagens und Lösungswege ... 166

U. Huberts • H.G. Wahl • M. Hani • U. Quint
Hat die 130-Grad-Winkelplatte bei der Stabilisierung
hüftgelenksnaher Frakturen noch ihre Berechtigung? ... 169

A. Janousek • J. Buch • K. Schatz
Vergleich von Endernägel und DHS bei der pertrochantären Fraktur ... 172

H. Rudolph • V. Studtmann
Die Endernagelung bei proximaler Femurfraktur ... 174

K. Lohscheidt • W. Stegmaier • H. J. Refior
Ergebnisse der Frakturbehandlung mit dynamischer Hüftschraube
beim alten und multimorbiden Menschen ... 178

B. Hillrichs • E. Fecht • V. Echtermeyer
Komplikationen nach DHS-Osteosynthese
- Grenzen des Verfahrens und des Implantates - ... 183

W. Knarse • K. Kallmann • W. Hamacher
Die operative Versorgung hüftgelenksnaher Frakturen
mit dem Teleskoplaschennagel ... 186

W. Friedl • U. Göhring
Biomechanische Untersuchungen zur Gamma-Nagel-Osteosynthese
bei per- und subtrochantären Femurosteotomien ... 188

L. Schroeder • R. Müller
Erfahrungen mit dem Gamma-Nagel ... 192

H. von Hollerbuhl • N. Gütte • K. Henkert
Die osteosynthetische Versorgung per- und subtrochantärer Oberschenkelfrakturen
mit dem Gamma-Verriegelungsnagel ... 194

H. Bülhoff • A. Dávid • M. Hahn • G. Muhr
Versorgung subtrochantärer Femurfrakturen: DCS, Gammanagel
oder Kondylenplatte? - Eine vergleichende Untersuchung - ... 198

P.-J. Meeder • U. Göhring • W. Friedl
Der lange Gamma-Nagel - Eine Alternative bei der Behandlung
subtrochantärer Femurtrümmerfrakturen bei alten Menschen - ... 201

K. Kunze • C. Fölsch
Die Verwendung der dynamischen Kondylenschraube
bei subtrochantären Femurfrakturen   204

K. Weise • H. G. Hermichen • S. Weller • E. Hipp
Primäre und sekundäre Osteotomie beim frischen
und veralteten Schenkelhalsbruch des Erwachsenen   207

F. W. Thielemann • B. Wittner • U. Holz
Primäre oder sekundäre Valgisation bei der Schenkelhalsfraktur?
- Eine vergleichende Untersuchung -   214

J. M. Rueger • M. Richter • P. Konold • A. Pannike
Valgisierende Umstellungsosteotomien bei instabilen Frakturen
des coxalen Femurendes   219

H. Schmelzeisen • R. Mährlein
Die posttraumatische Korrekturosteotomie am proximalen Femur   225

Infektionen

K. Ketterl • W. Wittwer • B. Stübinger
Analyse verschiedener Operationsverfahren
bei infizierten Hüfttotalendoprothesen mit begleitender Osteomyelitis   228

H. G. Braick • M. Hansis
Hüftgelenküberbrückender Fixateur ext. bei
septischer Femurkopf- oder Prothesenluxation   233

M. P. Hahn • A. Ekkernkamp • H. Bülhoff
Langzeitergebnisse dauerhafter Resektionsarthroplastiken
bei infizierten Hüftgelenksprothesen   236

B. Roth • H. Willenegger
Behandlung und Ergebnisse von infizierten Osteosynthesen
am proximalen Femur und Beckenring   241

Tumore

D. Havemann • H. J. Bethje
Osteosyntheseverfahren bei Tumormetastasen am proximalen Femur
- Erfahrungen und Ergebnisse -   246

R.-K. Homayoun • A. Meißner • R. Rahmanzadeh
Alloarthroplastische Verfahren bei Metastasen
und pathologischen Frakturen am proximalen Femur   249

S. Assenmacher • W. Klaes • K. Dresing • K. M. Stürmer
Prothese oder Verbundosteosynthese
bei der pathologischen proximalen Femurfraktur?
- Indikation, Operationstechnik und Verlauf bei 49 Patienten - 253

Th. Mittlmeier • H. Hertlein • M. Schürmann • Th. Kauschke • G. Lob
Versorgung von Metastasen am proximalen Femur
unter spezieller Berücksichtigung der Marknagelosteosynthese 256

B. W. Wippermann • H. Zwipp • H. Tscherne
Spätergebnisse des proximalen Femurersatzes mittels Krückstockprothese 261

Verschiedenes

H. Rudolph • A. Possart • K. Drabeck • V. Studtmann
Thromboembolieprophylaxe nach Frakturen
des Beckens und des proximalen Femur
- Eine retrospektive Studie - 266

F. Freundt • H. Zippel
Gelenkerhaltende rekonstruktive Operationen
am Hüftgelenk junger Erwachsener 270

M. Schiltenwolf • K. Bläsius • M. Loew • R. Strohm
Der Stellenwert der Hüftarthrodese bei der Behandlung der Coxarthrose 274

D. V. C. Stoffelen • P. L. O. Broos
The use of the Wagner revisions prosthesis in complex
(post)traumatic conditions of the hip 280

A. Kotter • W. Braun • K. Kundel • A. Rüter
Der Wagner-Revisionsschaft als Salvage-Implantat
bei der periprothetischen Fraktur sowie der TEP-Lockerung 285

C. Voigt • S. Zimmer-Amrhein • F. Enes-Gaiao • R. Rahmanzadeh
Der Wagner-Revisionsschaft: Indikation und Ergebnisse 290

Anschriften der Erstautoren 294

Stichwortverzeichnis 299

Vorwort

Der Unfall- und Wiederherstellungschirurgie des erweiterten Beckengürtels kommt in der stationären Behandlung entscheidende Bedeutung zu. Die operative Behandlung der Frakturen von *Acetabulum* und *Beckenring* hat in den letzten Jahren an Bedeutung deutlich zugenommen. Dabei handelt es sich um eine anspruchsvolle Chirurgie mit hohen Qualitätserwartungen bei insgesamt schwieriger Technik. Bei den Beckenverletzungen handelt es sich um ein Gebiet, das noch Gegenstand aktueller Forschungen ist. Hier kann noch kein Standard festgestellt werden. Vielmehr hat hierbei die operative Behandlung gerade begonnen. Erste Erfahrungen bilden sich und viele Fragen sind noch offen, insbesondere zur optimalen Behandlung von Sakrumfrakturen, die die meisten Probleme bei der Behandlung von Beckenringfrakturen bieten. Demgegenüber hat sich bei den Indikationen zur operativen oder konservativen Therapie von Acetabulumfrakturen in den deutschsprachigen Ländern aber teilweise auch weltweit in groben Zügen ein Konsens herstellen lassen. Zahlreiche Probleme, wie die Vermeidung von heterotopen Ossifikationen, sind jedoch noch zu bearbeiten. Umstellungsosteotomien am Acetabulum und Beckenteilersatz gehören mit zu den aufwendigsten Operationen auf dem Gebiet der Unfall- und Wiederherstellungschirurgie. Sie stellen erhebliche technische Anforderungen an den Operateur und sind auch für den Patienten belastend, so daß die Indikation hier sehr gezielt und kritisch gestellt werden muß.

Die Frakturen des *proximalen Femurs* sind die am häufigsten operierten und stationär behandelten Frakturen, deren Zahl mit zunehmender Lebenserwartung der Bevölkerung weiter zunimmt, da von diesen Frakturen vor allem alte Menschen betroffen sind. Als wiederherstellende Maßnahme ist die Endoprothetik des Hüftgelenkes die am weitesten verbreitete Gelenkersatzoperation weltweit. In beiden Bereichen haben sich in den letzten Jahren neuere Entwicklungen herauskristallisiert. So sind neue Osteosyntheseverfahren entstanden, die Fortschritte in der Behandlung des proximalen Femurs darstellen, wie die Dreifachverschraubung für die Schenkelhalsfrakturen, die DHS für die pertrochantären und die Gammanagelung für die subtrochantären Frakturen. Andererseits ist der Stellenwert der zementfreien Endoprothetik gerade des Hüftgelenkes in dieser Zeit gestiegen.

Insgesamt handelt es sich bei der Unfall- und Wiederherstellungschirurgie des erweiterten Beckengürtels um ein Thema, das sowohl von der Indikationsstellung als auch von der Durchführung von Operation und Nachbehandlung jeden in der Klinik tätigen Unfallchirurgen permanent beschäftigt. Zum anderen muß sich jeder Unfall- und Wiederherstellungschirurg mit den Indikationen zur operativen Versorgung von Acetabulum- und Beckenfrakturen sowie zu Umstellungen im Pfannenbereich und zum Beckenteilersatz beschäftigen. Nur so kann er die möglichen Indikationen erkennen und derartige Patienten nach Notfallversorgung an entsprechende Zentren weiterleiten zur definitiven Indikationsstellung und Versorgung.

Professor Dr. med. R. Rahmanzadeh • Prof. Dr. med. A. Meißner • Dr. med. C. Würtenberger

Becken

Diagnostik und Therapie von Beckenverletzungen

A. Meißner

Etwa 3% aller Frakturen des Menschen entfallen auf das Becken (FAILINGER 1992). Ursachen sind in den Industrienationen zu ca. 60% Verkehrsunfälle, 30% Stürze aus großer Höhe und ca. 10% Einklemmungen, Verschüttungen etc. (BECK 1983).

Biomechanik
Die Rumpflast wird von der Wirbelsäule über das Becken auf die unteren Extremitäten übertragen. Dabei erfolgt die unmittelbare Kraftübertragung über die dorsalen Beckenringanteile - den "sakroiliakalen Komplex" aus Sakrum, beiden zentralen Ilii sowie sakroiliakalen, sakrotuberalen und sakrospinalen Bändern sowie Beckenbodenmuskeln und -faszien - zum Acetabulum. Die ventralen Beckenringanteile weisen eine Verspannfunktion und damit eine geringere und die außerhalb dieser Bereiche liegenden Beckenanteile - Darmbeinschaufel etc. - keine nennenswerte Belastung auf (PAUWELS 1965).
Das extrem starke dorsale sakroiliakale Ligament sichert die normale Stellung des Sakrums im Beckenring bes. gegen Vertikalverschiebungen.
Das sakrospinale Ligament verhindert die Außenrotation des Hüftbeines um eine Vertikalachse und das sakrotuberale Ligament Rotationen in der Sagittalebene (MÜLLER 1992).

Klassifikation
Die Beckenfrakturen werden nach TILE (1984, 1988) in drei Typen eingeteilt:

Typ A:
Stabile Frakturen, bei denen der sakroiliakale Komplex nicht betroffen ist, wie Abrißfrakturen an den Spinae iliacae (A1), Beckenschaufelfrakturen (A2) oder Sakrumquerfrakturen caudal des Beckenringes (A3).
Typ B:
Verletzungen mit isolierter Rotationsinstabilität, bei denen der dorsale sakroiliakale Komplex intakt, der ventrale jedoch rupturiert bzw. frakturiert ist, wie "open-book"-Läsion (B1) oder Kompressions-Innenrotationsfehlstellungen (B2).
Typ C:
Völlige rotations- und vertikal-instabile Verletzungen, bei denen die Beckenbodenstrukturen incl. der Bänder und der dorsale sakroiliakale Komplex verletzt sind. Ilium (C1.1) oder Sakrum (C1.3) können vertikal frakturiert bzw. das ISG völlig gesprengt (C1.2) sein.

Problemphasen
Beckenfrakturen bieten 2 Phasen unterschiedlicher Probleme:
1. Da sie meist durch Rasanztraumata entstehen, treten bes. im Rahmen eines Polytraumatas Begleitverletzungen z.B. der großen Körperhöhlen auf und zum anderen kann der intra- oder extraossäre Blutverlust durch die Beckenfrakturen und pelvine Begleitverletzungen dem normalen Gesamtblutvolumen von 5 l entsprechen. Blutungsquellen bei Beckenverletzungen sind: pelvine venöse Geflechte,

Äste der Vasa iliaca interna und der frakturierte Knochen selbst. Bei einer Letalitätsrate zwischen 15 und 25% ist das Therapieziel der Frühphase von Beckenverletzungen die Lebenserhaltung (BOSCH 1992, FAILINGER 1992, KELLAM 1992). Die hämodynamische Instabilität des Patienten bestimmt den Behandlungsalgorithmus.

2. Die Spätergebnisse nach Beckenringverletzungen können durch lebenslange Beschwerden und Leistungseinschränkungen mit einer MdE bis 40% bei instabilem Beckenring belastet sein. Das Therapieziel der elektiven Beckenfrakturversorgung ist deshalb die Beseitigung der biomechanischen Instabilität des Beckens und Erlangung beschwerdefreier voller Belastungsfähigkeit. Grundlage hierfür ist eine effiziente Diagnostik und rationale Therapie.

Behandlungsalgorithmus

Der Behandlungsalgorithmus soll in Grundzügen dargestellt werden. Bei Klinikaufnahme ist im Reanimationsraum innerhalb weniger Minuten zu entscheiden, ob eine Massenblutung vorliegt, die zu einer sofortigen explorativen Laparotomie führen muß. Dabei ist die Blutungsursache zu beheben. Bei hämodynamisch stabilisierten Patienten, bei denen durch den für die Blutstillung erforderlichen Zugang die Beckenfraktur leicht erreichbar ist, kann sie stabilisiert werden.

In allen anderen Fällen sind die Vitalfunktionen zu stabilisieren, eine suffiziente Schocktherapie mit ausreichender rechtzeitiger Volumen- und Blutsubstitution durchzuführen und extrapelvine Blutungen durch Abdomensonographie und Thoraxröntgen auszuschließen. Die primäre klinische Beckendiagnostik beschränkt sich zunächst auf die Inspektion nach Kontusionsmarken, Wunden des Perineums, Blutungen aus den Orifizien, rektale und vaginale Untersuchung sowie klinische Beurteilung der Beckenstabilität durch bilaterale manuelle Testung auf horizontale und vertikale Instabilität bzw. Zug am Bein und Erhebung von peripherem Puls- und Neurostatus. Zur radiologischen Primärdiagnostik reicht die Beckenübersichtsaufnahme (YOUNG 1987).

Bleibt der Patient hämodynamisch instabil, so kommen sukzessive die folgenden Maßnahmen in Frage:

1. massive Transfusion;
2. ggf. bei Sakrumfrakturen oder ISG-Sprengung externe Kompression durch Fixateur oder Beckenzwinge (GANZ 1991), deren Effekt umstritten ist, und seltener sowie je nach Zeitdruck durch die hämodynamische Instabilität;
3. Angiographie mit Embolisation bei selteneren Blutungen aus den Ästen der Arteria iliaca interna;
4. chirurgische Blutstillung:
    4.1 bei lokaler Blutung aus den pelvinen Venengeflechten oder den Ästen pelviner Hauptgefäße durch Ligatur, Naht oder Rekonstruktion und
    4.2 - derzeit noch umstritten - bei diffusen Blutungen z.B. aus den pelvinen Venengeflechten durch Tamponade sowie
    4.3 bei Blutungen aus der Fraktur durch Reposition und Stabilisierung (GOLDSTEIN 1986).

Auf eine Selbsttamponade der pelvinen Blutungen bei resistenter hämodynamischer Instabilität darf wegen fehlender oder häufig traumatisch eröffneter Kompartmentgrenzen im Retroperitoneum nicht blind vertraut werden (TRENTZ 1989). Die Kontrolle der Wirkung konservativer Maßnahmen bei hämodynamischer Instabilität hat deshalb engmaschig und kritisch zu erfolgen. Die ungezielte Ligatur der Arteria iliaca interna ist wegen des ausgeprägten Kollateralkreislaufes insuffizient und sollte deshalb nicht mehr durchgeführt werden (MILLER 1963, TSCHERNE 1979).

Andererseits ist zu betonen, daß die beschriebenen Maßnahmen nur streng indiziert von erfahrenen Operateuren durchgeführt werden sollten. Im Normalfall, bei konservativ hämodynamisch stabilisierbaren Patienten, erfolgt die biomechanische Beckenfrakturstabilisierung mit den günstigsten Langzeitresultaten nach gründlicher Diagnostik und Vorbereitung elektiv wenige Tage nach dem Unfall.

Am Unfalltag sind baldmöglichst - innerhalb der ersten 6 Stunden - noch zu versorgen:
1. Offene Frakturen des Beckens:
   a) ventral - durch Stabilisierung (je nach Weichteilbefund intern oder mit Fixateur externe) und Weichteilrevision sowie
   b) dorsal - ebenso und zusätzlich durch Anlage einer doppelläufigen Colostomie sowie Irrigation des aboralen Schenkels,
2. Darmverletzungen sollten
   a) intraperitoneal definitiv und
   b) extraperitoneal bes. im Rektum ebenso wie perineale Verletzungen durch protektive doppelläufige Colostomie mit Irrigation des aboralen Schenkels versorgt werden?
3. Bei den Urogenitalverletzungen sollten
   a) Blasenverletzungen innerhalb der ersten 6 Stunden definitiv versorgt werden, während
   b) Urethraabrisse primär durch suprapubische Harnableitung und definitiv erst elektiv (nach 3-6 Monaten) wiederherstellend versorgt werden.

Elektive Diagnostik
Ein elektives rationales Diagnostikkonzept wird aus folgenden Bausteinen der Situation angepaßt.

1. Klinisch
Die klinische Diagnostik hat primär zu erfolgen und wurde bereits angesprochen.

1.1 *Inspektion*
Die Inspektion soll Wunden - insbesondere offene Frakturen - aufdecken, Prellmarken als Hinweisbefunde für darunterliegende weitergehende Verletzungen, Blutungen aus den Orifizien und Asymmetrien oder pathologische Aspekte an Beckenregion und unteren Extremitäten - wie Verkürzung und Rotationsfehlstellungen aufdecken.

1.2 *Palpation*
Die bilaterale manuelle Untersuchung soll durch Kompression und Distraktion an den Darmbeinschaufeln horizontale sowie durch vertikal gegenläufige Verschiebung der Darmbeinkämme und Zug am Bein auch vertikale Instabilität aufdecken.

1.3 Die *rektale* und *vaginale Untersuchung* sollte grundsätzlich eine Mitverletzung in diesem Bereich abklären.

1.4 Die *periphere neurologische Untersuchung* soll obligat insbesondere bei zentralen und transforaminalen Sakrumfrakturen eine mögliche Läsion des Plexus sacralis - insbesondere häufig der Wurzel L_5 - aufdecken und

1.5 der *periphere Pulsstatus* weist auf zwar seltene aber doch mögliche begleitende Gefäßläsionen hin.

2. Röntgenuntersuchungen
2.1 *Röntgenbeckenübersicht*
Die Beckenübersicht ist eine Schrägaufnahme des Beckens, dessen Eingangsachse physiologisch 45 - 60° zur Körperlängsachse geneigt ist. Das gesamte Becken wird dabei mit nur geringen Überlagerungen dargestellt. Diese Screening-Methode soll klären, ob eine Beckenringverletzung vorliegt und ist bei Verdacht auf eine Beckenverletzung, beim Vorliegen adäquater Traumata auf das Becken oder generell bei Polytraumatisierten primär durchzuführen, wenn der Gesamtzustand des Pati-

enten dies erlaubt und nicht andere Maßnahmen dringlicher sind. Sie gibt einen groben Überblick über das Becken, die Acetabula, die Femurköpfe und Schenkelhälse sowie die caudale Lendenwirbelsäule.

2.2 *Inlet- und Outlet-Aufnahmen*
Generell gilt die Forderung, jede radiologisch darstellbare Verletzung in zwei senkrecht aufeinanderstehenden Ebenen darzustellen. Diese Forderung wird durch die 45$^1/_2$ bei der Inlet-Aufnahme nach cranial bzw. bei der Outlet-Aufnahme nach caudal gegen die Senkrechte zur Körperfrontalebene (Rückenlage) geneigte Röhre erfüllt. Dabei sind meist der vollständige Umfang der knöchernen Verletzungen, der Instabilitätsgrad und die Dislokationsrichtung in beiden Ebenen darstellbar.

Die Inlet-Aufnahme erlaubt den Blick direkt in den Beckenring hinein und stellt damit Dislokationen in Sagittalrichtung bezogen auf die Beckenachse dar, während die Outlet-Aufnahme eine Frontalaufnahme des Beckenringes ist und vertikale Dislokationen in bezug auf die Beckenachse manifestiert.

2.3 *Ala- und Obturator-Aufnahmen*
Bei Beteiligung des Acetabulums sind Ala- und Obturator-Aufnahmen anzufertigen, die das Acetabulum in zwei senkrecht aufeinanderstehenden Ebenen darstellen.

2.4 *Seitliche Sakrumprojektion*
Die seitliche Sakrumprojektion manifestiert gut Achsenabknickungen oder Verschiebungen in der Sagittalebene.

Die Inlet- und Outlet- sowie Ala- und Obturator-Aufnahmen bzw. Seitprojektion können primär zusammen mit der Beckenübersicht durchgeführt werden, wenn dies der Zustand des Patienten erlaubt. Meist erfolgen diese Aufnahmen eher im Rahmen der elektiven Diagnostik.

2.5 *CT*
Die *Computertomographie* des Beckens und der unteren Lendenwirbelsäule kann elektiv durchgeführt werden. Am sinnvollsten wird sie kombiniert, wenn ohnehin CTs von Schädel, Thorax oder Abdomen indiziert sind.

Es sollen fünf Standardbereiche (im Knochen- und Weichteilfenster) dargestellt werden:

1. obere Darmbeinschaufel und L_5, um das Auslaufen von hinteren Beckenringfrakturen in die Darmbeinschaufel sowie Hinweisfrakturen auf Beckenverletzungen (Querfortsatzabbrüchen von L_5) darzustellen;
2. Sakroiliakalgelenke, da diese mit dem Röntgen nicht hinreichend sicher zu beurteilen sind, da sie in den Projektionen wegen der unregelmäßigen Form der Gelenkflächen stets überlagert sind. Außerdem werden die wichtigen Kreuzbeinschnitte durchgeführt, die eine deutlich bessere Beurteilung der Kreuzbeinregion zulassen als dies im Röntgen möglich ist. In diesen Schnitten sind die Integrität der Sakroiliakalgelenke ventral und dorsal sowie in die Sakroiliakalgelenke ziehende Frakturen und Sakrumfrakturen sehr gut zu beurteilen;
3. das Acetabulumdach, um hierbei pfannendachnahe oder -beteiligende Frakturen darzustellen;
4. das Femurkopfzentrum, um Subluxationen und Luxationen des Femurkopfes, Acetabulumfrakturen in diesem Bereich und Femurkopffrakturen darzustellen;
5. Symphyse mit oberen Schambeinästen, wobei die Dislokationsrichtung von Unterbrechungen des ventralen Beckenringes jedoch meist bereits in den drei konventionellen Röntgenebenen hinreichend analysierbar sind.

2.5 *3D-Computertomographie*
Die dreidimensionale Computertomographie (Abb. 1) hilft bei der notwendigen Entwicklung einer räumlichen Vorstellung von der Gesamtverletzung. Da es sich um eine Softwareverarbeitung von 2D-CT-Daten handelt, ergeben sich keine zusätzlichen Informationen. In jedem Fall müssen auch die zweidimensionalen CT-Schichten analysiert werden, da die Software wenig dislozierte Frakturen "wegrechnen" oder nicht vorhandene Defekte in das Bild "hineinrechnen" kann. Die Darstellung und Interpretation der 3D-CTs hat unter unterschiedlichen Drehwinkeln zu erfolgen.

Insgesamt muß das Diagnostikschema im Umfang der vorliegenden Beckenverletzung nach Lokalisation und Instabilitätsgrad angepaßt und vor allen Dingen im zeitlichen Ablauf auf die Notwendigkeit anderer Maßnahmen wegen lebensbedrohlicherer weiterer Verletzungen bei Polytraumatisierten abgestimmt werden.

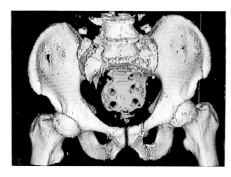

Abb. 1: 3D-CT einer Kombination aus transalarer Sakrumfraktur mit partieller Iliosakralfugensprengung rechts und Schmetterlingsfraktur ventral (C1).

Therapie
Beckenfrakturen als Brüche im spongiösen Knochen heilen rasch. Pseudarthrosen sind selten. Andererseits ist die operative Stabilisierung am Becken technisch sehr anspruchsvoll. Dies hat dazu geführt, daß Beckenfrakturen lange Zeit ganz überwiegend konservativ behandelt wurden.
Andererseits haben gründliche Nachuntersuchungen von Spätergebnissen nach Beckenringverletzungen gezeigt, daß viele Patienten nach rotations- oder vertikalinstabilen Beckenringverletzungen langfristig Beschwerden in den ISG behielten oder entwickelten. Wenngleich deren Ursache noch nicht sicher geklärt ist, deutet vieles darauf hin, daß causal eine Arthrose der ISG ist, die wie normale Gelenke - Diaarthrosen - aufgebaut sind. Demnach müßten alle präarthrotischen Deformitäten durch anatomische Reposition und Retention beseitigt werden. Die Nachuntersuchungsergebnisse haben bereits gezeigt, daß die Langzeitergebnisse durch korrekte Reposition und Fixation instabiler Beckenringfrakturen wesentlich verbessert werden (AOM).
Auf dem Boden dieser Erkenntnisse bzw. Prämissen läßt sich ein rationales Therapiekonzept für Beckenfrakturen entwickeln.

Typ A
Die stabilen Beckenfrakturen können fast ausschließlich konservativ behandelt werden. Nichtdislozierte stabile Beckenfrakturen sollten ausschließlich konservativ-funktionell therapiert werden. Die Abrißfrakturen der Spinae iliacae (A1) können durch zweiwöchige Lagerung mit um 90° gebeugtem Hüft- und Kniegelenk gelagert werden, um den Muskelzug zu minimieren. Anschließend kann mobilisiert werden. Eine Zugschraubenosteosynthese kommt lediglich in den seltenen Fällen mit starker Dislokation der Fragmente in Frage. Nur sehr große, unter dem Muskelzug stark dislozierte oder sich dislozierende Beckenschaufel-

frakturen (A2) können selten einen Anlaß zur Osteosynthese mit extralangen Schrauben oder evtl. Platten geben. Isolierte Scham- oder Sitzbeinfrakturen können nach Abklingen der Schmerzen nach wenigen Tagen voll mobilisiert werden. Komplette vordere Beckenringfrakturen ohne dorsale Läsion können nach zwei Wochen mobilisiert werden (A2). OP-Indikationen ergeben sich höchstens bei ausgeprägter Dislokation. Auch unkomplizierte Querfrakturen von Kreuz- oder Steißbein (A3) können problemlos konservativ durch Mobilisierung nach Beschwerden behandelt werden.

Typ B
Bei den "Open book"-Läsionen (B1) empfiehlt sich - zumindest bei einer horizontalen Distraktion um mehr als 2,5 cm - das operative "Closing" mittels einer Platte über die vorderen Schambeinäste oder - bes. bei lädierten Weichteilen über der Schambeinfuge - durch Fixateur externe. Zur konservativen Therapie käme als einzige verbliebene Indikation vorübergehend die Rauchfuß-Schwebe in Frage. Bei lateralen Kompressionsverletzungen (B2) ist die Rauchfuß-Schwebe wegen der weiter dislozierenden Wirkung kontraindiziert. Stärkere Dislokationen können reponiert werden. Allgemein können diese Frakturen konservativ behandelt werden. Nach zwei Wochen ist eine Mobilisierung mit Teilbelastung für etwa weitere 3 Wochen möglich. Die bilateralen Typ-B-Verletzungen (B3) können bei starker geschlossen nicht reponibler Dislokation eine Indikation zur externen oder internen Stabilisierung ergeben.

Typ C
Hauptindikationen zur operativen Reposition und Retention sind die vertikal instabilen Beckenringverletzungen vom Typ C als unilaterale (C1) oder bilaterale (C2 und C3) Verletzungen. Iliumlängsfrakturen (C1.1) können durch Osteosynthesen mittels Schrauben oder Platten hinreichend für eine frühfunktionelle und meist teilbelastungsstabile Weiterbehandlung stabilisiert werden.
ISG-Sprengungen (C1.2) können alternativ durch zwei Dreiloch-DC-Platten oder transiliosakrale Verschraubung stabilisiert werden. Beim ersten Verfahren ist die Wurzel von L_5 gefährdet. Beim zweiten Verfahren wird die ISG-Gelenkfläche penetriert, und es können Teile des Plexus sacralis lädiert werden.
Die größten Probleme weisen die Sakrumlängsfrakturen (C1.3) auf. Einheitlich anerkannte Stabilisierungsverfahren existieren nicht für die meist als Stück- oder Trümmerbrüche vorkommenden Frakturen. Verbreitet sind zum einen die transiliosakralen Schrauben mit den bereits genannten Risiken. Zum anderen existieren diverse Plattenosteosyntheseverfahren (Abb. 2).

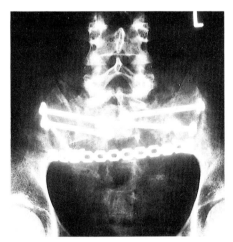

Abb. 2: Stabilisierung einer isolierten beidseitigen transforaminalen Sakrumfraktur (C3) mittels Distanzplatte und transiliosakralen Zugschrauben beidseits.

Die einfach implantierbaren Gewindestangen als Solitärfixation lehne ich ab, da sie insbesondere eine "open book"-Wirkung haben und zum anderen die Fragmente nur frakturflächenfern fixieren. Auch ein alleiniger Fixateur externe ist wegen der ungünstigen Hebelarmwirkung durch die frakturflächenferne Krafteinleitung meines Erachtens nicht gut geeignet, Sakrumlängsfrakturen definitiv zu stabilisieren. Die Doppelkobraplatte wird als unnötig voluminöses Implantat selbst von ihrem Erfinder nicht mehr empfohlen.

Die höchste Stabilität bei vertikal instabilen Beckenringverletzungen wird erreicht durch eine Stabilisierung sowohl der dorsalen Hauptverletzung als auch der nahezu immer vorhandenen ventralen Nebenverletzung (Fraktur oder Symphysensprengung). So wird durch Schluß der Ringkonstruktion die dorsale Fixation deutlich weniger durch Rotationsbelastungen um eine Horizontalachse belastet. Dementsprechend ist die Lockerungstendenz des Materials deutlich geringer, und die Patienten können im allgemeinen nach wenigen Tagen im Bewegungsbad und im Gehwagen mit Teilbelastung mobilisiert werden (Abb. 3 und 4).

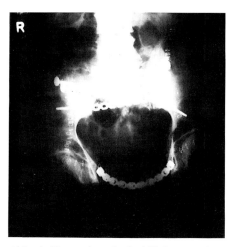

Abb. 4: *Ventrodorsale Stabilisierung einer beidseitigen transforaminalen Sakrumfraktur mit Schmetterlingsfraktur ventral (C3) durch Distanzplatte und transiliosakrale Zugschrauben dorsal sowie Rekonstruktionsplatte ventral.*

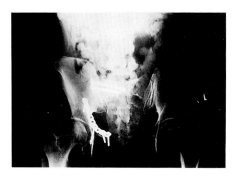

Abb. 3: *Ventrodorsale Stabilisierung einer transalar/transforaminalen Sakrumfraktur mit kompletter vorderer Beckenringfraktur rechts (C1.3) durch transiliosakrale Verschraubung dorsal und Rekonstruktionsplatte ventral.*

Schlußfolgerungen

Bei instabilen Beckenringverletzungen werden zwei Therapieziele verfolgt. Zum einen soll durch eine hohe Primärstabilität des Beckenringes durch die Stabilisierung der Verletzung eine volle frühfunktionelle Weiterbehandlung unter Teilbelastung möglich und nach wenigen Tagen erreicht werden. Und zum anderen soll durch die anatomische Reposition und Retention der ISG-Fugen durch Beseitigung intraartikulärer Stufen sowie von Beckenringdislokationen, die zur Inkongruenz von ISG-Gelenkflächen führen, die Rate von Spätarthrosen der ISG minimiert werden, um so möglichst Beschwerdefreiheit und damit gute funktionelle Langzeitergebnisse zu erzielen.

Literatur

(1) BECK, E.: Die Verletzungen des Beckens und komplizierende Verletzungen. In: Zenker, R., Deucher, F., Schink, W. (Hrsg): Chirurgie der Gegenwart, Bd. 4, Unfallchirurgie. Urban & Schwarzenberg, München, Wien, Baltimore, 33, 1983

(2) BOSCH, U., POHLEMANN, T., HAAS, N., TSCHERNE, H.: Klassifikation und Management des komplexen Beckentraumas. Unfallchirurg 95, 189, 1992

(3) FAILINGER, M.S., McGANITY, P.L.J.: Unstable fractures of the pelvic ring. J. Bone Joint Surg. (Am) 74, 781, 1992

(4) GANZ, R., KRUSHELL, R.J., JAKOB, R.P., KÜFFER, J.: The antishock pelvic clamp. Clin. Orthop. 267, 71, 1991

(5) GOLDSTEIN, A., PHILLIPS, T., SCLAFANI, S.J.A., SCALEA, T., GOLDSTEIN, J., PANETTA, T., SHAFTAN, G.: Early open reduction and internal fixation of the disrupted pelvic ring. J. Trauma 26, 325, 1986

(6) KELLAM, J.F., BROWNER, B.D.: Fractures of the pelvic ring. In: Browner, B.D., Jupiter, J.B., Levine, A.M., Trafton, P.G. (Hrsg): Skeletal Trauma. Vol 1. Saunders, Philadelphia, London, Toronto, Montreal, Sydney, Tokyo, 849, 1992

(7) MILLER, W.E.: Massive hemorrage in fractures of the pelvis, South. Med. J. 56, 933, 1963

(8) MÜLLER, M.E., ALLGÖVER, M., SCHNEIDER, R., WILLENEGGER, H.: Manual der Osteosynthese, 3. Aufl. Springer, Berlin, 1992

(9) PAUWELS, F.: Gesammelte Abhandlungen zur funktionellen Anatomie des Bewegungsapparates. Springer, Berlin, 1965

(10) TILE, M.: Fractures of the pelvis and acetabulum. Williams and Wilkins, Baltimore, 1984

(11) TILE, M.: Pelvic ring fractures: should they be fixed? J. Bone Joint Surg. (br) 70, 1, 1988

(12) TRENTZ, O., BÜHREN, V., FRIEDL, HP.: Beckenverletzungen. Chirurg 60, 639, 1989

(13) TSCHERNE, H., TRENTZ, O.: Beckenkompression. Hefte Unfallheilkd., 63, 1979

(14) YOUNG, J.W.R., BURGES, A.R.: Radiologic management of pelvic ring fractures: systematic radiographic diagnosis. Urban & Schwarzenberg, Baltimore, 1987

Apophysenabrißfrakturen am Becken

E. E. Scheller • A. Meißner • R. Rahmanzadeh

Zusammenfassung
Unfallmechanismus, Befund und Röntgenbilder von 19 jugendlichen Patienten mit Apophysenfrakturen wurden analysiert und nach im Durchschnitt 4,2 Jahren nachuntersucht. Mit 2,5% sind es die seltensten Typen der Beckenfrakturen, die Unfälle ereignen sich bei sportlicher Betätigung. Bei keinem Patienten ist ein Sturz oder ein direktes Trauma Ursache der Apophysenläsion. Am häufigsten ist die Verletzung der Apophyse der Spina iliaca anterior inferior gewesen.
Auch entsprechend der internationalen Literatur (FERNBACH et al. [1981], STEINHÄUSER et al. [1983], KHOURY [1985], ZILKENS et al. [1985]) unterstreichen die sehr guten Langzeitergebnisse unserer Patienten eindeutig das Plädoyer für eine konservative Therapie mit kurzfristiger Bettruhe und dann Vollbelastung.
Nur einige Autoren berichten über Refixierung der Beckenapophysen bei starker Dislokation (SCHWÖBEL et al. [1985], Sennerich et al. [1987]).

Einleitung
Apophysenfrakturen am Becken ereignen sich typischerweise im Jugendalter. Apophysen sind sekundäre Ossifikationszentren von Wirbelsäule, Becken und Extremitäten und Ursprung oder Ansatz von Muskeln und Sehnen. Sie stehen unter dynamischer, nicht aber unter statischer Belastung. Die Hauptaufgabe der Apophysen besteht in der Kraftübertragung auf das Skelett, kurz vor Abschluß der Pubertät kommt es durch hormonelle Einflüsse zu einem Elastizitätsverlust des Apophysenknorpels (SENNERICH et al. [1986]).

Die Frakturen der Beckenschaufel sind nahezu ausschließlich auf direkte Gewalteinwirkung zurückzuführen, während es sich bei den Apophysenabrißfrakturen offenbar um ein Mißverhältnis zwischen Belastungstoleranz und erhöhter Beanspruchung im Bereich des Wachstumsknorpels handelt (ZILKENS et al. [1985]).

Die Apophysenkerne treten im Röntgenbild in der Regel zu Beginn des zweiten Lebensjahrzehntes auf. Die knöcherne Verbindung mit dem Zentralskelett ist 10 bis 15 Jahre später abgeschlossen (SCHWÖBEL et al. [1985]).

Im Bereich des Beckens sind hauptsächlich vier Apophysen verletzungsgefährdet:
- die Apophyse der Spina iliaca anterior inferior mit Abriß des Musculus rectus femoris und des Musculus iliacus;
- die Apophyse der Spina iliaca anterior superior mit Abriß des Musculus sartorius und dem Musculus tensor fasciae latae;
- die Apophyse des Tuber ossis ischii mit Abriß der ischiocruralen Muskulatur (Musculus semitendinosus, semimembranosus und Musculus biceps femoris);
- die Apophyse des Beckenkammes, Abriß der seitlichen Bauchmuskulatur.

Am häufigsten und unter allen Apophysenläsionen am längsten bekannt ist der Abriß des vorderen unteren Darmbeinstachels. Die Verletzung wurde bereits 1893 von

Whitelock als "Sprinters fracture" beschrieben (SENNERICH et al. [1987]).
In der vorliegenden Arbeit werden Abrißfrakturen von Apophysen des Beckens beschrieben, die Ergebnisse der klinischen Nachkontrollen dargestellt und die therapeutischen Maßnahmen diskutiert.

Material und Methode
In einem 16-Jahreszeitraum sind in unserer Klinik 725 Patienten mit Beckenfrakturen behandelt worden. 2,5% der Patienten (n = 19) hatten eine Apophysenabrißfraktur. Es handelt sich bei allen Patienten um Jugendliche im Alter zwischen 11 und 17 Jahren, wobei das männliche Geschlecht deutlich überwiegt.
Die Patienten sind ambulant oder stationär behandelt worden. Sie sind 1,5 bis 7,8 Jahre nach dem Unfall nachkontrolliert worden. Die Befragung erfolgt über den Unfallhergang, die sportlichen Aktivitäten vor und nach dem Unfall sowie über die zurückgebliebenen Beschwerden. Die Patienten sind klinisch untersucht worden und die Frakturheilung in der Regel durch eine Röntgenaufnahme der betroffenen Apophyse dokumentiert.

Ergebnisse
13 Patienten haben einen Abriß der Spina iliaca anterior inferior gehabt, die anderen sind deutlich seltener gewesen. Verletzungsdisponiert für die Spina-Abrisse sind vor allem Kurzstreckenläufe sowie Ausweichmanöver beim Fußball, Judo und Bodybuilding.
Seltener beobachteten wir Abrisse der Sitzbein- und Beckenkammapophyse, an der die ischiocrurale Muskulatur, die Musculi quadratus femoris und adductor magnus entspringen. Verletzungsdisponierend sind die kraftvolle Beugung im Hüftgelenk bei gestrecktem Knie oder die plötzliche Abduktion des Beines wie beim Springen, Grätschen und Spagat.
Die klinische Untersuchung ergab eher uncharakteristische Befunde. Neben lokaler Druckschmerzhaftigkeit fanden wir umschriebene Schwellung und Hämatomverfärbung.
In jedem Fall sind durch Kontraktion und passive Überstreckung der entsprechenden Muskeln Schmerzen an der verletzten Apophyse auszulösen. Häufig kommt es zu Fehlinterpretationen als "Muskelriß" oder "Leistenzerrung".
Neben der klinischen Untersuchung haben wir zur Bestätigung der Diagnose und Festlegung der weiteren Therapie Röntgenaufnahmen angefertigt. Für die Ausrisse des Tuber ossis ischii ist nur eine Beckenübersicht erforderlich gewesen, bei Spina-Abrissen zusätzlich noch Ala-Aufnahmen. Alle in unserer Behandlung befindlichen Patienten mit Apophysenabrißfrakturen wurden konservativ behandelt.
Die Therapie bestand in Bettruhe mit 45°-Winkelstellung des Hüftgelenkes für 14 Tage (bei Spina-Abrissen), dann Vollbelastung und nach 4 bis 6 Wochen Aufnahme der normalen sportlichen Tätigkeiten. Bei Abrissen der Darmbeinstachel mit großen dislozierten Fragmenten und bei Leistungssportlern wird im Einzelfall eine operative Versorgung durch Zugschraube oder Zuggurtung beschrieben (SCHWÖBEL et al. [1985], und SENNERICH et al. [1987]).
Bei den Nachkontrollen von 10 Patienten 1,5 bis 7,8 Jahre nach dem Unfallereignis waren alle Patienten vollständig beschwerdefrei und sportlich aktiv. Es bestanden keine Beinlängendifferenzen oder Muskelatrophien. Röntgenologisch war die Apophyse mit einem breiten Kallus mit dem Becken verschmolzen (Abb. 1).

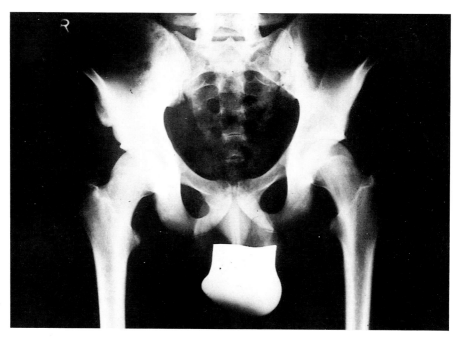

Abb. 1: Beckenübersichtsaufnahme eines 14jährigen Jungen bei Zustand nach Abrißfraktur der Spina iliaca anterior inferior durch einen Kurzstreckenlauf. Die Röntgenaufnahme des Beckens 18 Monate nach dem Unfallereignis zeigt, daß die Apophyse der Spina iliaca anterior inferior mit einem breiten Kallus am Becken verschmolzen ist.

Literatur

(1) FERNBACH, S.K., WILKINSON, R.H.: Avulsion Injuries of the Pelvis and Proximal Femur. American Roentgen Ray Society 137, 581-584, September 1981

(2) KHOURY, M.B., KIRKS, D.R., MARTINEZ, S., APPLE, J.: Bilateral Avulsion Fractures of the Anterior Superior Iliac Spines in Sprinters. Skeletal Radiol. 13, 65-67, 1985

(3) SCHWÖBEL, M.G.: Apophysenfrakturen bei Jugendlichen. Chirurg 56, 699-704, 1985

(4) SENNERICH, T.H., KUROCK, W.: Apophysenverletzungen an Becken und Tibia beim jugendlichen Sportler. Z. Kinderchir. 42, 184-186, 1987

(5) STEINHÄUSER, J.: Verlaufsformen von Sehnenansatzverletzungen der Apophysen am Becken und proximalen Femurende. Orthop. Praxis 1/83, 4-11, 1983

(6) ZILKENS, K.W., DEFRAIN, W.: Apophysen-Abrißfrakturen bei Jugendlichen. Akt. Traumatol. 15, 260-263, 1985

Beckenfrakturen im Kindesalter

S. Hofmann von Kap-herr

Zwischen 1970 und 1991 wurden in der kinderchirurgischen Universitätsklinik Mainz 128 Beckenfrakturen bei Kindern im Alter bis zu 14 Jahren beobachtet. Sie waren kombiniert entsprechend der Häufigkeit mit Extremitätenbrüchen, Schädel-Hirn-Trauma, Thorax-, Abdominal- und Urogenitalverletzungen. Das Verletzungsmuster der Beckenfrakturen zeigte am häufigsten vordere Ringbrüche. Es folgen Kantenabbrüche und Schwerstverletzungen. Die Altersaufschlüsselung und Geschlechtsverteilung entspricht der allgemeinen Unfallstatistik.

Als Unfallursache war am häufigsten das Anfahrtrauma als Fußgänger, gefolgt vom Überrolltrauma, das mit 22 Fällen bereits an zweiter Stelle liegt. In 12 Fällen war die Beckenfraktur beim Überrolltrauma mit schwersten lokalen Begleitverletzungen kombiniert. In 8 Fällen fand sich ein instabiler Beckenring.

Nur zweimal wurde eine schwere traumatische Nervenschädigung beobachtet, von denen sich eine vollständig zurückbildete.

Die Therapie der Beckenfraktur im Kindesalter ist in der Regel konservativ. Die eigentliche Problematik unter den Beckenfrakturen stellt die Sprengung des hinteren Beckenringes mit Cranialverschiebung einer Beckenseite dar. Acht Kinder wurden aus diesem Grunde behandelt, dabei zeigte sich, daß die besten Ergebnisse die operative Behandlung bringt, die heute die Therapie der Wahl darstellt. Die Fixation erfolgt bei kleinen Kindern mit Spickdrähten, bei größeren Kindern mit der Rekoplatte, der äußere Spanner darf erst bei größeren Jugendlichen eingesetzt werden.

Von 128 behandelten Kindern mußten nur 5 operiert werden. Als Negativergebnisse verblieben bei drei Fällen Beckenschiefstand bei früherer konservativer Behandlung der Schaufelausrisse. Alle Restschäden liegen somit mehr als 12 Jahre zurück. Zwei Todesfälle waren aufgrund des schweren Polytraumas zu beklagen und standen nicht in direktem Zusammenhang mit dem Beckentrauma.

Behandlungsstrategie und Ergebnisse bei 180 Beckenfrakturen

A.-M. Weinberg • H. Reilmann • T. Wachtel

Zusammenfassung

Die Behandlung schwerer Beckenfrakturen unterliegt einem definierten Behandlungsablauf, wobei die chirurgische Blutstillung sowie die Rekonstruktion des Beckenringes den Behandlungserfolg gewährleisten. Trotz guter radiologischer Ergebnisse verbleiben bei ca. 20% der Patienten funktionelle Beschwerden, oftmals kombiniert mit neurologischen Störungen, die zu einer verringerten Aktivität im täglichen Leben führen.

Die Behandlungsstrategie der Beckenfrakturen hängt von der Schwere des Traumas und dem Grad der Instabilität der Beckenverletzung ab (Tab. 1) (TILE 1988).
Typ-A Frakturen sind stabile Verletzungen und werden konservativ frühfunktionell behandelt und nur in Ausnahmefällen operativ versorgt.

B- und C-Verletzungen des Beckens sind dagegen instabile Verletzungen, die eine erweiterte Diagnostik und eine gezielte Behandlungsstrategie erfordern.
Die Blutstillung hat in der primären Behandlungsphase Priorität. Beckenzwinge oder Fixateur externe stellen geeignete Maßnahmen dar, durch Ruhigstellung und gegebenenfalls durch Kompression der Fragmente Blutstillung zu erreichen. Im Rahmen der erweiterten Diagnostik gehören Inlet- und Outlet-Aufnahmen sowie das CT zu den Standardverfahren (GANZ 1991).
In der Phase der verzögerten Primärversorgung erfolgt, wenn möglich, die definitive Stabilisation der Beckenfraktur, wobei in unserer Klinik der internen Osteosynthese der Vorzug gegeben wird (TSCHERNE 1987):
Bei Typ-B-Verletzung ist die Verplattung der Symphyse meist ausreichend, bei allen

Tab. 1: Behandlungsstrategie der Beckenfrakturen

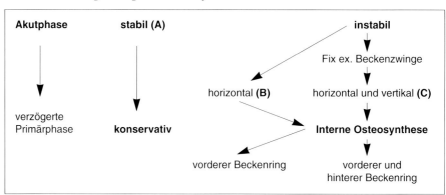

C-Verletzungen ist die ventrale als auch dorsale Osteosynthese indiziert, wobei bei der Versorgung des hinteren Beckenringes die ventrale Plattenosteosynthese angestrebt wird.

Zwischen 6/1989 und 6/1992 wurden an der Unfallchirurgischen Klinik Braunschweig 180 Frakturen im Rahmen der multizentrischen Studie der Arbeitsgemeinschaft Becken der DGU und der AO-International erfaßt und nachuntersucht (WEINBERG 1992). Gleichzeitig fand eine spezielle Nachuntersuchung zur Beurteilung der Kraft, Ausdauer und Funktion an medizinischen Trainingsgeräten statt.

Insgesamt entfielen auf die Typ-A-Verletzungen 67,7% (A1 = 9, A2 = 106, A3 = 6), Typ B 10,5% (B1 = 6, B2 = 10, B3 = 2) und auf Typ C 22,7% (C1 = 17, C2 = 6, C3 = 18).

Die A-Frakturen betrafen überwiegend alte Patienten mit einem Durchschnittsalter von 69,8 Jahren. In Gruppe A lag der PTS bei 22,4 ± 10,1 Punkten. Alle Patienten dieser Frakturklassifikation wurden konservativ frühfunktionell behandelt. Insgesamt verstarben 2 Patienten, wobei die Todesursache auf die Multimorbidität dieser Patientengruppe zurückgeführt werden konnte.

Die Typ B-Frakturen gingen in 83,3% mit Mehrfachverletzungen einher. Das Durchschnittsalter betrug im Mittel 48,2 Jahre. Der PTS lag bei 27,8 ± 14,7 Punkten. In 22% der Fälle wurde eine operative Stabilisierung durchgeführt. In dieser Klassifikationsgruppe verstarb ein Patient an den Folgen einer fulminanten Lungenembolie.

Auf die Frakturklassifikation Typ-C entfielen 41 Patienten, davon waren 28 Männer und 13 Frauen. Das Durchschnittsalter betrug 40,5 Jahre. In zwei Fällen bestand eine isolierte komplexe Verletzung des Beckens, in allen anderen Fällen waren die Patienten polytraumatisiert. Der durchschnittliche PTS betrug 43,5 ±15,4 Punkte. In dieser Gruppe verstarben 8 Patienten, wobei in drei Fällen die Schwere der Beckenverletzung für den Tod verantwortlich gemacht werden konnte. Insgesamt wurden 64,8% der Patienten dieser Behandlungsgruppe operativ stabilisiert. Komplikationen fanden sich bei insgesamt 12 Patienten (20,3%) (Hämatom [1], Embolie [1], Weichteilinfekt oberflächlich [2], ARDS [4/3 überlebt], MOV [3]).

Bei 19 Patienten lag gleichzeitig eine Acetabulumfraktur vor, die in 12 Fällen operativ stabilisiert wurde.

Die Nachuntersuchung erfolgte im Mittel nach 14,3 ± 3,1 Monaten. Drei Patienten gaben Blasenentleerungsstörungen an (7,3%), weitere zwei Patienten Störungen bei sexueller Aktivität (4,8%). Verbliebene Nervenläsionen fanden sich bei 17% der Fälle. Pseudarthrosen wurden nicht gesehen. Bei 3 Patienten kam es bei gleichzeitig vorliegender Acetabulumfraktur zu Bildung von heterotopen Ossifikationen (7,3%) (Tab. 2).

Tab. 2: Komplikationen (n = 59)

Hämatom	1	
Thrombose	0	
Embolie	1	
Weichteilinfekt	2	
Implantatbruch	0	
MOV	3	
ARDS	5	
überlebt	4	
Gesamt	**12**	(20,3%)
verstorben	**5**	(8,4%)

Um die Leistungsfähigkeit im täglichen Leben zu beurteilen, wurde der Kanofsky-Index herangezogen. Dieser lag im Durchschnitt bei 80,7% bei allen nachuntersuchten Patienten; dieser subjektive Bewertungsscore wurde in Relation zu einem objektiven Muskelfunktionstest an medizinischen Trainingsgeräten gesetzt. Bei Vorliegen einer freien passiven und aktiven Beweglichkeit zeigte sich eine signifikante Übereinstimmung der objektiv erhobenen

Bewertungskriterien zu den subjektiven Empfindungen des Patienten bezogen auf Schmerzen und verringerter Aktivität im täglichen Leben (Tab. 3).

Tab. 3: Ergebnisse der Nachuntersuchung (n = 41)

Blasenentleerungsstörungen	3
sexuelle Aktivität eingeschränkt	2
Nervenläsionen	7
Pseudarthrosen	0
heterotope Ossifikationen	3

Literatur

(1) GANZ, R., KRUSHELL, R.J., JAKOB, R.P., KÜFFER, J.: The antishock pelvic clamp. Clin. Orthop 267, 71-78, 1991
(2) TILE, M.: Pelvic ring fractures. Should they be fixed. J. Bone Joint Surg. (Br) 70, 1-12, 1988
(3) TSCHERNE, H., REGEL, G., STURM, J.A., FRIEDL, H.P.: Schweregrad und Prioritäten bei Mehrfachverletzungen. Chirurg 58, 631-640, 1987
(4) WEINBERG, A.M., REILMANN, H.: Die Arbeitsgruppe Becken in der DGU und der deutschen Sektion der AO-International. Orthopäde 21, 449-452, 1992

Behandlungsergebnisse bei instabilen Beckenringverletzungen im Wandel der Zeiten und Therapiemethoden

W. Otto • H.-D. Wöllenweber

Zusammenfassung
Die Tatsache, daß nach konservativer Behandlung instabiler Beckenringfrakturen teilweise Spätbeschwerden das Gesamtergebnis langfristig belastet haben und die konservative Behandlung eine Immobilisierung im Bett über 6-12 Wochen teilweise mit Beckenkompressionsverband im gekreuzten Handtuch erforderlich machte, hat dazu geführt, daß in der Klinik für Unfall- und Wiederherstellungschirurgie der Martin-Luther-Universität Halle/Wittenberg ab 1987 schrittweise und ab 1990 sehr konsequent die operative Stabilisierung der Beckenringverletzungen durchgeführt wurde. Dadurch wurde eine hohe funktionelle Stabilität erreicht und eine zügige knöcherne Konsolidierung gesichert. Neben Komfortgewinn für den Patienten und erheblicher Pflegeerleichterung wurde wenig Metall eingesetzt, um auf eine spätere Metallentfernung verzichten zu können.

Zur Behandlung der Beckenrandfrakturen und der stabilen Beckenringbrüche kommt mehrheitlich konservative Behandlung durch kurzzeitige Imobilisation im Bett bis zur Schmerzlinderung und frühe funktionelle und statische Mobilisation zur Anwendung. Bei den instabilen Verletzungstypen, also den rein ligamentären und/oder chondralen "Sprengungen" von Iliosacralfugen oder der Symphysis pubis und den Zwei- bis Mehrfachfrakturen des Beckenringes, besonders jenen vom Malgaigne-Typ (Kombination von vorderer und hinterer Beckenringverletzung gleichseitig oder gekreuzt), hängt das Ergebnis ab von Repositionserfolg und/oder der sicheren und genügend lange dauernden Retention. Die nicht knöchernen Verletzungen sind bedroht von permanenter totaler oder partieller Instabilität, wenn nicht eine knöcherne Fusion des Beckenringes erreicht wird. Die konservative Therapie besteht bei solchen instabilen Verletzungsfolgen im Dauerzug an einem oder auch an beiden Beinen, in aller Regel kombiniert mit dem "gekreuzten Handtuch-" oder "Beckenkompressionsverband" über 6-12 Wochen. Operative Behandlungsmöglichkeiten in Form von Drahtcerclagen und später Plattenosteosynthesen wurden schon in den 60er Jahren zur Behandlung der Symphysensprengungen herangezogen.

Nachfolgend bzw. parallel dazu wurden die Schrauben- und Plattenosteosynthesen des Azetabulum entwickelt und standardisiert. Vor allem die dabei erreichten guten Ergebnisse führten schließlich zur Ausweitung der Indikation von Schrauben- und Plattenosteosynthesen auf den gesamten Beckenring. Der Fixateur externe hat sich dagegen als endgültige Osteosyntheseform bisher nicht vergleichbar bewährt. Ist doch mit seiner Anwendung eine Reihe typischer Probleme, Komplikationen und Mißerfolge verbunden. Initial und kurzzeitig temporär kann er jedoch im Rahmen der Erstbehandlung von polytraumatisierten Patienten hilfreich sein.

An unserer Klinik kamen mit deutlich steigender Frequenz in der Zeit vom 1. 1. 1970 - 31. 5. 93 insgesamt 152 Beckenfrakturen (ausgenommen die isolierten Verletzungen des Azetabulum) zur Behandlung (Tab. 1). Darunter waren 13 Beckenrand- und 139 -ringbrüche. Von letzteren waren wiederum ca. 1/3 (n = 43) als instabil einzustufen.

Tab. 1: Übersicht über Beckenverletzungen und ihre Behandlung im Krankengut der Chirurgischen bzw. Unfallchirurgischen Universitätsklinik Halle vom 1. 1.1970 bis 31. 5. 1993

	Gesamt	davon nach dem 1.1.1990
Patientenzahl	152	46
instabile Verletzungsformen	43	17
operativ behandelt	22	13
mit Fixateur externe	4	0
mit Schrauben und Platten	19	13
Lebensalter: 8 - 88 Jahre		
Ø = 38,4 Jahre		

Etwa bis zum Jahr 1985 erfolgte die Behandlung auch der instabilen Beckenbrüche ganz überwiegend konservativ im Sinne BÖHLERS. Bleibende Beckenringdeformitäten, fortbestehende Beckenluxationen und chondro-ligamentäre Instabilitäten mit z.T. erheblichen Störungen der funktionellen und statischen Mechanik mußten nicht selten in Kauf genommen werden.

Grob disloziierte Symphysenrupturen und die azetabulären Teilverletzungen waren dagegen schon seit etwa 1975 vorzugsweise Gegenstand von Schrauben- und Plattenosteosynthesen. Der Fixateur externe hatte und hat für uns seine guten Indikationen bei den sogenannten "Open-book-Verletzungen", vor allem wenn vorn knöcherne Verletzungen mit ihrer guten Heilungstendenz vorliegen. Immer wieder erzwingen jedoch frühe Auslockerungen über Weichteil- und Schraubenkanal-Infekte oder Schraubenausbrüche die frühe Entfernung des Fixationssystems und lassen dann den Wechsel auf interne Osteosynthesen oft nicht zu. Aufwendige Konstruktionen können zudem Lagerung und Pflege nicht unerheblich erschweren. Deshalb erfolgte auch bei uns etwa seit 1987 schrittweise und ab 1990 sehr konsequent die Einführung der internen direkten Stabilisierung der Beckenringverletzungen durch Schrauben und Platten. Rekonstruktionsplatten und die 3,5 mm Corticalisschraube, die auch in großen Längen lieferbar ist, haben hier die Möglichkeiten der Wiederherstellung geradezu revolutioniert. Anzustreben ist dabei die möglichst exakte Rekonstruktion des gesamten Beckenringes in einer operativen Sitzung. Damit erreicht man eine hohe funktionelle Stabilität und sichert eine zügige knöcherne Konsolidierung. Seit 1990 haben wir solche komplexen rekonstruktiven Eingriffe 13 mal ausgeführt, individuell dem Verletzungstyp angepaßt.

Neben dem Komfortgewinn für den Patienten und der erheblichen Pflegeerleichterung betrachten wir den recht geringen Materialeinsatz ohne Notwendigkeit zur späteren Metallentfernung als wichtige Vorteile dieser Methode (Tab. 2). Die frühzeitige komplexe stabile Versorgung instabiler Beckenringverletzungen mittels interner Schrauben- und Plattenosteosynthesen hat sich in unserer Hand gut bewährt. Komplikationen sind insgesamt selten. Wir können ihre Anwendung daher sehr empfehlen.

Tab. 2: Vorteile der einzeitigen komplexen internen Osteosynthese von Beckenringverletzungen

- einfache Lagerung
- standardisierte Zugänge
- anatomische Rekonstruktion der tragenden Strukturen (funktioneller Ringschluß!)
- geringer Materialeinsatz
- niedrige Komplikationsrate
- hohe primäre (Funktions-) Stabilität
- rasche knöcherne Konsolidierung mit sicherem Kraftschluß Bein - Becken - Wirbelsäule
- Materialentfernung nicht erforderlich.

Spätergebnisse nach konservativer Behandlung von Beckenfrakturen

B. Kreklau • A. Meißner • R. Rahmanzadeh

Zusammenfassung
Posttraumatische präarthrotische Deformitäten im sakroiliakalen Bereich nach instabilen Beckenfrakturen waren in der eigenen Untersuchung überwiegend bei den Verletzten zu finden, deren Hauptbeschwerden sakroiliakal und lumbosakral lokalisiert waren, wobei es sich hier in der Regel um Typ B- und C-Verletzte handelte. Unter der Überlegung, diese präarthrotischen Veränderungen besser beseitigen zu können, werden in den letzten Jahren instabile Beckenverletzungen in der eigenen Abteilung zunehmend operativ versorgt. Inwieweit hierdurch eine Verbesserung der Ergebnisse erreicht werden kann, muß abgewartet werden, da entsprechende Spätergebnisse gegenwärtig nicht vorliegen.

Einleitung
Die Frage, ob Frakturen des Beckens zur Verbesserung der Behandlungsergebnisse einer operativen Therapie bedürfen, führte in den vergangenen Jahren zur Erarbeitung verschiedener Klassifikationsschemata mit entsprechenden Indikationsvorgaben zur operativen Therapie (MÜLLER 1991, PENNAL 1980, TILE 1988, POHLEMANN 1992, ISLER 1990). Die Klassifikation der AO in Anlehnung an TILE unterscheidet drei Hauptkategorien (A, B, C), die ihrerseits jeweils in drei Subkategorien unterteilt sind.
In der vorliegenden Arbeit wurde diese Einteilung zugrunde gelegt. Von besonderem Interesse waren die Behandlungsergebnisse bei Typ B- und C-Verletzungen, da gerade bei diesen Frakturtypen vielfach die Operationsindikation gesehen wird (EULER 1992, MÜLLER 1991, SERAFI 1992). Desweiteren interessierte, ob eine Abhängigkeit der konservativen Therapieergebnisse vom Frakturtyp und dem Grad der Instabilität besteht, worin die Ursachen für schlechte Ergebnisse begründet sind und wie sie zu bewerten sind (SEILER 1992, ISLER 1990).

Ergebnisse
Von 1976 bis 1987 wurden in unserer Abteilung 243 Patienten mit knöchernen und ligamentären Verletzungen des Beckens behandelt. Die Altersververteilung lag zwischen 5 und 95 Jahren. Das Durchschnittsalter betrug 47,4 Jahre.
Die Letalität lag in unserem Gesamtkollektiv bei 16,4%. Es handelte sich überwiegend um polytraumatisierte Patienten (POHLEMANN 1992, RIEGER 1991).
Hauptursache waren an erster Stelle der hypovolämisch-hämorrhagische Schock, gefolgt vom Schädel-Hirn-Trauma, Sepsis sowie Multiorganversagen. Bei der Geschlechtsverteilung ergab sich ein Frauenanteil von 54,8%. Der Männeranteil lag bei 45,2%. Die dem Trauma zugrundeliegende Unfallart war an erster Stelle bei 46,9% der Patienten der Verkehrsunfall. Es folgte der Freizeit- und Sportunfall mit 24,1%, gefolgt vom Suizid mit 16,1% und schließlich der Arbeitsunfall mit 12,9% (siehe Tabelle 1).
Nachuntersucht wurden 114 Patienten, was einer Quote von 46,9% entspricht.

Tab: 1: Unfallartenverteilung

Verkehrsunfall	46,9 %
Sport- u. Freizeitunfall	24,1%
Suizid	16,1 %
Arbeitsunfall	12,9 %

Der Nachuntersuchungszeitraum lag im Durchschnitt bei 7,1 Jahren. Das kürzeste Intervall betrug 13 Monate, der längste Zeitraum lag bei 13,2 Jahren.
Die Beckenverletzungen wurden nach dem Klassifikationsschema der AO eingeteilt. Es konnten 68 Typ A-Verletzte, 20 Typ B-Verletzte, sowie 26 Patienten mit Typ C-Frakturen nachuntersucht werden.
Von den nicht nachuntersuchten 129 Patienten waren 42% verzogen, 30% verstorben und 28% lehnten die Untersuchung ab. Die klinischen Untersuchungskriterien bestanden aus Sakroiliakalspreiztest, Kompressionstest, Palpation, Mennell-Test, Beinlängenmessung, Beckenstand und Gangbild. Alle Patienten wurden geröngt. CT-Untersuchungen wurden selektiv durchgeführt.
Von 114 Patienten waren 66 beschwerdefrei, was 57,8% entspricht.

Subjektive Beschwerden und klinische Symptome fanden sich bei den Typ A-Frakturen in 25% aller Fälle, bei Typ B-Verletzungen in 55% und bei Typ C-Verletzten in 77% aller Fälle.
Die Typ A-Verletzten wurden mittels einfacher Lagerung für maximal zwei Wochen behandelt.
Die Typ B- und C-Verletzten wurden ebenfalls gelagert, jedoch mit längeren Immobilisationsphasen in Abhängigkeit vom klinischen und Röntgenkontrollbefund.
In 13 Fällen wurde in den Anfangsjahren die Beckenschwebe bei entsprechenden "Open Book"-Verletzungen eingesetzt.
Die Beckenschwebe als Therapieform wurde in den letzten Jahren gänzlich verlassen.
Die subjektiven Beschwerden sowie die klinische Untersuchung ergaben insbesondere bei den instabilen Beckenverletzungen hauptsächlich iliosakrale und lumbosakrale Beschwerden.
Es fand sich eine deutliche Korrelation mit posttraumatischen Degenerationen im Röntgenbefund. Die Veränderungen fanden sich bevorzugt im Bereich der Iliosakralgelenke (Abb. 1).

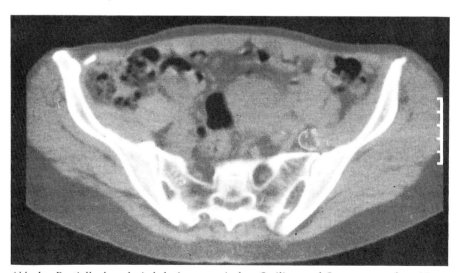

Abb. 1a: Partielle dorsale Ankylosierung zwischen Os ilium und Os sacrum rechtsseitig.

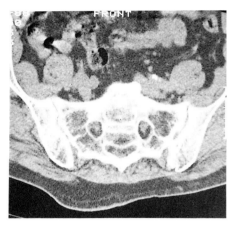

Abb. 1b: Präarthrotische Deformitäten der linksseitigen Iliosakralfuge.

Diskussion

Die eigenen Spätergebnisse nach konservativer Behandlung von Beckenfrakturen haben gezeigt, daß Beschwerden und klinische Befunde mit zunehmender Instabilität der Beckenverletzung schlechter wurden (POHLEMANN 1992, BERNER 1982, BROWNER 1987). Gelegentlich war die Differenzierung der Symptome schwierig, besonders bei vorbestehenden degenerativen Veränderungen wie LWS-Syndrom oder Coxarthrose mit Lumbalgien, Leisten- oder Hüftschmerzen (MAJEED 1989). In Anbetracht des Durchschnittsalters unseres Gesamtkollektivs von 47,4 Jahren waren solche Symptome nicht selten und standen gerade bei den Typ A-Frakturen oftmals im Vordergrund. Bei den Typ B- und noch auffälliger bei den Typ C-Frakturen projizierten sich die Beschwerden überwiegend auf das betroffene Iliosakralgelenk (EULER 1992, FAILINGER 1992). Röntgenologische Äquivalente waren häufig posttraumatische Degenerationen in diesem Bereich (ROMMENS 1992).

Literatur

(1) BERNER, W., OESTERN, H.J., SORGE, J.: Ligamentäre Beckenringverletzungen, Behandlung und Spätergebnisse. Unfallheilkunde 85, 377-387, 1982
(2) BROWNER, B., COLE, J., GRAHAM, J., BONDURANT, F., NUNCHUCK-BURNS, S., COLTER, H.: Delayed posterior internal fixation of unstable pelvic fractures. J. Trauma 27, 998-1006, 1987
(3) EULER, E., KRUEGER, P., BETZ, A., SCHWEIBERER, L.: Beckenringfrakturen - müssen sie stabilisiert werden? Unfallchirurg 95, 174-180, 1992
(4) FAILINGER, M.S., MC GANITY, P.L.J.: Unstable fractures of the pelvic ring. J. Bone Joint Surg. (Am) 74-A, 781-791, 1992
(5) ISLER, B., GANZ, R.: Klassifikation der Beckenringverletzung. Unfallchirurg 93, 289-302, 1990
(6) MÜLLER, M.E., ALLGÖWER, M., SCHNEIDER, R., WILLENEGGER, M.: Manual of internal fixation. Springer, Berlin - Heidelberg - New York, 3. Edition, 1992
(7) MAJEED, S.A.: Grading the outcome of pelvic fractures. J. Bone Joint Surg. (Br) 71-B, 304-306, 1989
(8) PENNAL, G., TILE, M., WADDEL, J., GARSIDE, II.: Pelvic disruption: assessment and classification. Clin. Orthop. 151, 12-21, 1980
(9) POHLEMANN, T., GÄNSSLEN, A., KIESSLING, B., BOSCH, U., HAAS, N., TSCHERNE, H.: Indikationsstellungen und Osteosynthesetechniken am Beckenring. Unfallchirurg 95, 197-209, 1992
(10) RIEGER, H., PENNIG, D., BRUG, E., BÜNTE, H., KRINGS, W.: Beckenringverletzung und Bauchtrauma. Unfallchirurg 94, 110-115, 1991
(11) ROMMENS, P.M., GIELEN, J., BROOS, P.L.: Die Bedeutung der CT für Diagnostik und Therapie der Frakturen des Beckenrings. Unfallchirurg 95, 168-173, 1992
(12) SEILER, H.: Zeitpunkt der Osteosynthese bei Beckenringverletzungen: Vor- und Nachteile der frühzeitigen operativen Versorgung. Unfallchirurg 95, 181-184, 1992
(13) SERAFI, A., VIELSÄCKER, H., MÜLLER, K.W.: Anwendbarkeit der Klassifikation der Beckenringfrakturen nach Isler und Ganz im klinischen Alltag. Akt. Traumatol. 22, 197-202, 1992
(14) TILE, M.: Pelvic ring fractures: should they be fixed? J. Bone Joint Surg. (Br) 70-B, 1-12, 1988

Funktionelle Ergebnisse nach operativer Behandlung von 76 Beckenringverletzungen vom Typ B oder C

P. Schoonooghe • P.M. Rommens • P. de Boodt • P.L. Broos

Zusammenfassung

Zwischen 1987 und 1991 wurden 105 Beckenringfrakturen vom Typ B und C operativ versorgt. 76 Patienten konnten in einer retrospektiven Studie erfaßt und nachuntersucht werden, darunter 43 Männer und 33 Frauen mit einem Durchschnittsalter von 38 Jahren und einem mittleren Nachuntersuchungszeitraum von 20 Monaten. 43 Patienten zeigten Typ B Frakturen, 33 Patienten Typ C Frakturen. Die Akutversorgung und Reduktion der Frakturen geschah durch Beckenringfixateuranlage, in Fällen mit Indikation zur Notfallaparotomie wurden Plattenosteosynthesen durchgeführt. Die Unfallletalität wird mit 5-10% beziffert, das funktionelle Ergebnis war nach Typ B Frakturen signifikant besser als nach Typ C Frakturen.

Introduction

The pelvic ring is the largest and strongest osseous and ligamentar complex of the human body and can only be disrupted by high energy forces. It follows that most patients with pelvic ring injuries are severely injured and many polytraumatized patients have pelvic ring injuries. The main complication of unstable pelvic ring fractures are life threatening bleeding, open fracture, genito-urinary and neurological lesions (8). Early stabilisation contributes to reduce the early mortality due to massive bleeding and reduces in a significant way delayed mortality and morbidity (1, 3, 4, 7, 14). The acute reduction of the fracture can best be done by an external fixator. In our Department one six millimeter pin is placed in each hemipelvis in a fourty-five degree oblique direction from the inferior anterior iliac spine to the upper part of the greater notch. Both pins are connected with a bridged half-frame. Other constructions have their pins in the iliac wings. Their stability seems to be equal or even less than the fixator with the pins in the acetabular roof. Only when immediate laparotomy for intra-abdominal or urological lesions is necessary a ventral plate fixation should be done (5, 12). In more stable hemodynamic conditions or after stabilisation of the shock the type of the definitive semi-elective or second operative treatment will depend on the classification of the fracture, the personality of the patient, the type and localisation of the soft-tissue lesions and the operative skills of the surgical team (2, 13).

Materials and methods

Between January 1987 and December 1991, 105 patients with type B and type C pelvic ring lesions have been treated operatively in our department. 58 men and 47 women were involved. Their average age was 41.2 years, their average ISS 32.8. In the peri-operative period 13 patients died. Eight deaths or 7.6% were pelvic trauma related deaths. Their average age was 65.5 years, their average ISS 49.9 (Cfr. table 1). Seventy-six of the remaining patients could be reviewed after a mean time of 20.7 months. Fourty-three patients were men and 33 women. There average age was 38, the average ISS 31.1 (cfr. table 2).

Table 1: Operative treatment

January 1978 - December 1991	
n = 105	(men n = 58; women n = 47)
average age	41,2 years (13,4-86,9)
average ISS	32,8 (14-66)
peri-operative mortality	n = 13 (12,3%)
pelvic trauma related death	8 (7,6%)
craniocerebral trauma	4 (3,8%)
pulmonary embolism	1 (0,9%)
late mortality (unrelated)	n = 2 (1,9%)

Table 2: Retrospective study

January 1978 - December 1991			
n = 76	(men n = 43; women n = 33)		
average age	38,0 years (13,4 - 82)		
average ISS	31,1 (14 - 57)		
average follow up	20,7 months		
type of fracture			
B-type		**C-type**	
B1	21	C1	23
B2	11	C2	5
B3	11	C3	5
Total	43	Total	33
average ISS 28,8		average ISS 34,1	

In the functional evaluation we looked for the walking capacity, the walking aid, the hip mobility, the pain intensity and pain frequency, the muscle force, the working and the sports capacity. Forty-three fractures belonged to the B-type and 33 to the C-type lesions. The average ISS of the B-group was 28.8, that of the C-group 34.1. Seven patients with B-type fractures had associated intrapelvic lesions and 4 diaphragmatic ruptures. Nine patients of the C-type group had intrapelvic lesions and also 4 diaphragmatic ruptures. Urethral ruptures occurred more frequently than bladder ruptures or other soft tissue lesions. In B-type pelvic fractures 9.3% had associated neurological deficit, in C-type fractures 24.2% (cfr. table 3). Primary osteosynthesis was performed in all patients within the first day, ranging from an external fixation alone to plate and screws ventrally and dorsally. In about half of the patients an external fixator alone was inserted. A second operation was performed in 13.9% of the B-type fractures and in 42.4% of the C-type lesions. These secondary operative procedures were performed after an average of 11 and 13 days. Mostly the external fixator was removed and replaced by plate and screws ventrally or it was enhanced by a dorsal stabilisation (6, 9, 10, 11) (Figure 1a-c). 78.1% of the B-type fractures had excellent or good functional end results and 57.6% of the C-type fractures. Only 2 patients of the whole group showed bad functional end results (cfr. table 3).

Table 3: Unstable pelvic ring lesions

	Retrospective study (n = 76)			
	Type B (n = 43)		Type C (n = 33)	
ISS	28,8		34,1	
intrapelvic lesions	7	(16,3%)	9	(27,2%)
neurological lesions	4	(9,3%)	8	(24,2%)
second operation	6	(13,9%)	14	(42,4%)
functional end results				
excellent	23	(53,5%)	7	(21,2%)
good	11	(25,6%)	12	(36,4%)
moderate	9	(20,9%)	12	(36,4%)
poor	-		2	(6,1%)

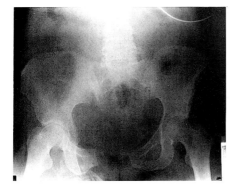
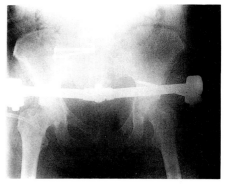
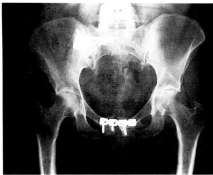

Figure 1: 60 year-old female with type C1-pelvic ring fracture after motor car accident.
a) Diastasis of the symphysis pubis and luxation of the right sacro-iliacal joint (SIJ); b) Primary stabilisation with a ventral external fixator and transsacral screw osteosynthesis of the right SIJ; c) Radiogram after definitive stabilisation: the external fixator has been removed and an internal plate fixation of the symphysis pubis performed.

Conclusion

The management of unstable pelvic ring lesions remains a challenge for the trauma team from the admission of the patient until his revalidation and reintegration in the society. The pelvic trauma related mortality is situated between 5 and 10% and the functional outcome of the B-type lesions is significantly better than that of the C-type lesions. This functional outcome is not exclusively dependent on the degree of symmetry and stability of the healed pelvic ring but also on the associated musculo-skeletal lesions in the lumbosacral region and on the lesions of the surrounding soft tissues and nerves.

References

(1) BROOS, P.L., STAPPAERTS, K., LUITEN, E.J., GRUWEZ, J.A.: The importance of early internal fixation in multiply injured patients to prevent late death due to sepsis. Injury, 18, 235-237, 1987

(2) BURGESS, A., EASTRIDGE, B.J., YOUNG, W.R., ELLISON, T.S., ELLISON, S. JR., POKA, A., BATHON, G.H., BRUMBACK, R.J.: Pelvic ring disruptions: effective classification system and treatment protocol. J. Trauma 30, 848-856, 1990

(3) HESP, W.L., VAN DER WERKEN, G., KEUNEN, R.W., GORIS, R.J.: Early open reduction and internal fixation of the pelvic ring: results of treatment in relation to the severity of injury. Neth. J. Surg. 37, 148-152, 1985

(4) JOHNSON, K.A., CADAMI, A., SEIBERT, G.B.: Incidence of adult respiratory distress syndrome in patients with multiple musculoskeletal injuries: effect of early stabilisation of fractures. J. Trauma, 125, 375-384, 1985
(5) MATTA, J.M., SAUCEDO, T.: Internal fixation of pelvic ring fractures. Clin. Orthop. 242, 83-97, 1989
(6) KELLAM, J.F., MC. MURTHY, R.Y., PALEY, D., TILE, M.: The unstable pelvic fracture. Operative treatment. Orthop. Clin. North Am. 18, 25-41, 1987
(7) LATENSER, B.A., GENTILELLO, L.M.: Improved outcome with early fixation of skeletally unstable pelvic fractures. J. Trauma. 31, 28-31, 1991
(8) PERRY, J.F.: Pelvic open fractures, Clin. Orthop. 151, 41-45, 1980
(9) POHLEMANN, T., GÄNSSLEN, A., KIESSLING, B., HAAS, N., TSCHERNE, H.: Indikationsstellung und Osteosynthesetechniken am Beckenring. Unfallchirurg 95, 197-209, 1992
(10) ROMMENS, P., HARWIG, T., WISSING, H., SCHMIT-NEUERBURG, K.P.: Diagnosis and treatment of unstable fractures of the pelvic ring. Acta chir. Belg. 86, 352-359, 1986
(11) ROMMENS, P.M., BROOS, P.L.: Fixatie van sacrumfracturen door middel van sacrale stangen. Traumatol. Rev. 2, 55-58, 1992
(12) ROMMENS, P.M., VANDERSCHOT, P.M., BROOS, P.L.: Therapeutic strategy in pelvic ring trauma. Jeur. 5, 126-133, 1992
(13) TILE, M.: Pelvic ring fractures: should they be fixed? J. Bone Joint Surg. 70B, 1-12, 1988
(14) TILE, M., PENNAL, G.: Pelvic disruption: principles of management, Clin. Orthop. 151, 56-64, 1980

Die iliosakrale Verschraubung zur Behandlung instabiler dorsaler Beckenringverletzungen
- Indikation, Operationstechnik und Nachuntersuchungsergebnisse -

K. M. Stürmer • J. Hanke • P. Schöttes

Zusammenfassung
Bei dorsalen Beckenringverletzungen vom Typ-B und Typ-C nach AO wird nach eventueller ventraler und dorsaler Reposition die iliosacrale Verschraubung in das Korpus von S-1 mit 2-3 Spongiosaschrauben 6,5 mm vorgestellt. Diese Verschraubung ist übungsstabil und meist sogar teilbelastbar. Es wird über die Ergebnisse von 50 nach im Mittel 35,3 Monaten nachuntersuchten Patienten mit 61 Verschraubungen (11x doppelseitig) berichtet, die mit 25 gleichartigen Patienten nach konservativer Therapie verglichen werden. Eine neurologische Komplikation trat nur bei 1 von 61 Verschraubungen (1,6%) auf und war nach Schraubenwechsel reversibel. Die Reposition gelang in 74% der Fälle anatomisch gegenüber nur 56% bei konservativer Behandlung. Schmerzfrei waren 66% gegenüber 44%, bei Trümmerbrüchen 32% gegenüber 13%. Subjektiv zufrieden waren 89% gegenüber 29%.

Fragestellung
Die Probleme der iliosacralen Frakturen und kompletten Sprengungen der Fuge betreffen in der Akutphase die protrahierte Blutung und das daraus resultierende Schockgeschehen, die notwendige Reposition, die möglichen neurologischen Begleitschäden und das Problem der Stabilität zur besseren Pflege und zur Mobilisation des Patienten.
Im weiteren Verlauf stellt sich die Frage, ob diese Frakturen überhaupt heilen, inwieweit knöcherne Defekte verbleiben, wie die Fuge verheilt, wie der Bandapparat verheilt und daraus resultierend, ob der Patient, wie bei nicht operativer Behandlung in der Mehrzahl der Fälle üblich, an chronischen Schmerzen bei Belastung oder sogar in Ruhe leidet (SIMPSON et al. 1987, TILE 1988, MATTA und SAUCEDO 1989, EULER et al. 1992). Die erste iliosacrale Verschraubung wurde von LEHMANN bereits 1934 publiziert.

Fallbeispiel 1
Eine 43jährige Patientin kam 3 Jahre nach einer wahrscheinlich rotationsinstabilen Beckenringfraktur vom Typ B mit chronischen Ruheschmerzen im Rahmen einer Behandlungsfehlerklage in unsere Begutachtung. Man konnte im Computertomogramm eine transsacrale Pseudarthrose mit Beteiligung der ehemaligen Iliosacralfuge erkennen.
Wir haben die Patientin nicht nur begutachtet, sondern die Pseudarthrose durch iliosacrale Verschraubung unter Kompression gesetzt. Sie hat nach 2 Wochen die Klinik beschwerdefrei unter Teilbelastung der rechten Seite verlassen und ist bis auf eine gewisse Wetterfühligkeit dauerhaft schmerzfrei geblieben.
Es gibt also tatsächlich Pseudarthrosen des Os sacrum mit instabilitätsbedingten Schmerzen.

Fraktureinteilung und Patienten
Von 99 Patienten mit instabiler Beckenringfraktur aus den Jahren 1982 - 1989 haben

wir 25 Patienten von 38 nach konservativer Therapie und 50 von 61 nach iliosacraler Verschraubung innerhalb eines Intervalls von im Mittel 35,3 Monaten nachuntersucht. Das Durchschnittsalter lag bei 35,1 Jahren. Die Frakturen betrafen in der Mehrzahl den Typ B nach AO (MÜLLER et al. 1991), aber auch einen hohen Anteil von C-Frakturen (Tab. 1).

Zur besseren Differenzierung der lokalen Verletzungstypen haben wir eine eigene Klassifikation getroffen, die ausschließlich im CT vorgenommen werden kann:

Typ I   = Reine Fugensprengung   10
Typ II = Einfache Frakturform   45
Typ III = Mehrfragment-/
          Trümmerfraktur   35

Die konservativ und operativ behandelten Patienten waren hinsichtlich der AO-Klassifikation und der eigenen Einteilung zum lokalen Verletzungstyp gleichmäßig verteilt und vergleichbar.

Die Symmetrie des Beckens konnte voll wiederhergestellt werden und die Patientin erreichte nach 8 Wochen schmerzfreie Vollbelastung.

Die Nachuntersuchung nach 3 Jahren ergab bleibende Beschwerdefreiheit.

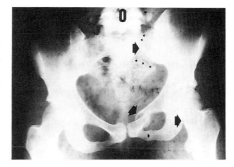

Abb. 1a

Tab. 1: Verteilung der Patienten nach der AO-Klassifikation der Beckenringverletzungen

Stabil	A-1	0
	A-2	2
Rotationsinstabil	B-1	8
	B-2	40
	B-3	17
Vertikal instabil	C-1	9
	C-2	8
	C-3	6
Summe klassifizierter Patienten		90

Fallbeispiel 2 (Abb. 1)
Eine 25jährige Patientin mit vertikal instabiler Fraktur C2 nach AO und Typ III nach der eigenen Klassifikation sowie begleitender Schenkelhalsfraktur links haben wir primär reponiert und mit 2 iliosacralen Schrauben in das Corpus von S-1 stabilisiert.

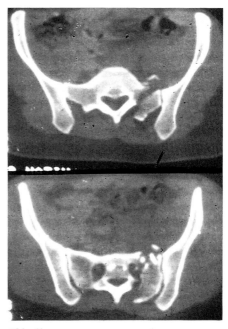

Abb. 1b
Abb. 1 a + b: Vertikal instabile Beckenringfraktur (AO Typ C-2) mit Trümmerzone (eigener Typ-III).

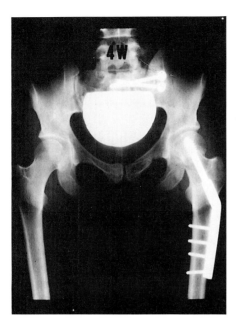

Abb. 1c: 4 Wochen nach primärer Reposition und iliosacraler Verschraubung.

Operationstechnik

Bei starker ventraler Dislokation und damit gegebener Indikation auch für die ventrale Osteosynthese (s.u.) sollte diese zuerst durchgeführt werden, weil unsere Erfahrung gezeigt hat, daß die Repositionsergebnisse besser sind als bei der umgekehrten Reihenfolge, wie sie von MATTA und SAUCEDO (1989) bevorzugt wird.

Die eigentliche iliosacrale Verschraubung erfolgt in Bauchlage auf einem röntgendurchlässigen Tisch und dem Wirbelsäulenkissen. Der Bildverstärker muß um mindestens 30° nach cranial und caudal schwenkbar sein, um die Inlet- und Outlet-Aufnahme nach PENNAL anfertigen zu können. Nach bogenförmiger Incision wird die Glutaealmuskulatur an der hinteren Darmbeinschaufel abgeschoben, bis die Incisura ischiadica getastet werden kann.

Die Reposition erfolgt durch Zug am Bein und einer Schanz-Schraube im hinteren Os ilium, mit der die Rotation in allen Ebenen dirigiert werden kann. Bei starker Dislokation und weit klaffender Fraktur mit Trümmerzone empfiehlt sich das Einbringen von je einer Schanz-Schraube in beide hinteren Beckenkämme und die Verwendung des Müller-Distraktors. Mit dem Distraktor kann die Fraktur zunächst etwas aus Distanz gebracht werden und es können Koagel und Knochenfragmente entfernt werden. Auch eine gezielte Blutstillung und die Inspektion und Schonung der Nervenstrukturen ist in der Tiefe möglich. Anschließend kann mit dem Müller-Distraktor in allen Ebenen reponiert und die Fraktur vorsichtig (!) komprimiert werden.

Nach erfolgter Reposition wird lateral der tastbaren Crista iliaca in der Mitte zwischen dem Darmbeinkamm und der Incisura ischiadica mit dem 3,2mm Bohrer senkrecht zur Oberfläche des Os ilium in Richtung auf das Corpus von S-1 nach vorne vorgebohrt (BROWNER et al. 1987). Empfehlenswert ist eine oszillierende Bohrmaschine. Wichtig ist das tastende Vorbohren, wobei nach Passieren der Frakturzone immer solider Knochen vor dem Bohrer sein muß. Keinesfalls darf Gewinde geschnitten werden!

Es werden 2-3 Spongiosaschrauben 6,5mm mit Unterlegscheiben eingebracht (MÜLLER et al. 1991). Die Gewindegänge müssen sicher jenseits der Frakturlinie im Corpus von S-1 liegen, wo in der Regel lange Gewindegänge möglich sind. Die Schraubenlänge beträgt zwischen 70 und 100mm Länge. Wichtiger als die a.p.-Aufnahme ist zur Überprüfung der Schraubenlage die seitliche Durchleuchtung (Abb. 2), wo man sicherstellen kann, daß die Schrauben:

1. im Corpus von S-1 liegen,
2. im vorderen cranialen Anteil von S-1 liegen,
3. nicht im Bandscheibenraum L5/S1 liegen,

4. nicht vorne aus dem Corpus von S-1 herausragen und
5. nicht zu weit dorsal in Richtung Spinalkanal liegen.

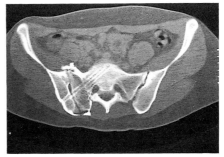

Abb. 3b: Ergebnis nach 13 Monaten. Ausheilung der Fraktur mit Ankylose des Iliosacralgelenkes. Darstellung der exakten Schraubenlage bei vollem Erhalt des Kanals von S-1.

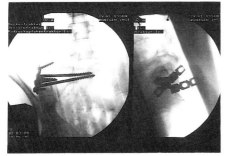

Abb. 2: Intraoperative Bildverstärkerdarstellung bei iliosacraler Verschraubung mit begleitender Plattenosteosynthese des Os ilium.

Nur wenn die Schrauben unbestechlich fest ziehen, darf man sicher sein, daß sie richtig liegen. Jede nur zweifelhaft fassende Schraube muß ausgewechselt werden. Bei Trümmerzonen sollte nicht zu stark komprimiert werden, um eine Einengung der Nervenkanäle zu vermeiden (Abb. 3).

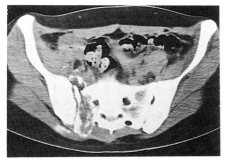

Abb. 3a: CT bei axial verschobener C-2-Fraktur mit Trümmerzone (Typ-III).

Nachuntersuchungsergebnisse

Die Nachuntersuchung bei den in der Mehrzahl polytraumatisierten Patienten konzentrierte sich im wesentlichen auf die Schmerzsymptomatik, die Funktion des Beckenrings und der angrenzenden Gelenke sowie auf eine eingehende neurologische Untersuchung. Die subjektive Einordnung durch die Patienten bezog sich streng auf die Beckenverletzung. Hinzu kam eine Röntgenuntersuchung in 3 Ebenen sowie bei allen Patienten, die Schmerzen oder neurologische Ausfälle angaben, eine CT-Untersuchung.

Hinsichtlich der Schmerzfreiheit ergab sich bei den operativ behandelten Patienten, insbesondere bei den schweren Verletzungstypen III ein deutlich besseres Ergebnis als nach konservativer Behandlung (Tab. 2).

Subjektiv zufrieden waren bei diesen Typ-III-Verletzungen nach iliosacraler Verschraubung 89% der Patienten gegenüber nur 29% nach konservativer Therapie. Lokale Komplikationen wie Blutungen, Hämatome oder Infektionen traten nicht auf. Analysiert man die iliosacrale Schmerzsympto-

Tab. 2: Nachuntersuchungs-Ergebnisse der iliosacralen Verschraubung (N = 75)

Therapieverfahren	operativ (50)	konservativ (25)
Reposition anatomisch	74 %	56 %
Schmerzfrei (alle Patienten)	66 %	44 %
Schmerzfrei (Typ-III)	32 %	13 %
Subjektiv zufrieden (Typ-III)	89 %	29 %
Sexuelle Störungen	26 %	20 %
Lokale Komplikationen	0 %	-
Schrauben-irritation S-1	1 = 2 %	-

matik weiter, so fand sich im Computertomogramm, daß alle 7 Patienten mit einer Arthrose des Iliosacralgelenkes zur Gruppe der Patienten mit Schmerzen in Ruhe oder bei leichter Belastung gehörten. Kam es dagegen zur spontanen Ankylose des Iliosacralgelenkes, so waren nach Verschraubung 74% dieser Patienten schmerzfrei, nach konservativer Behandlung 50%.

Neurologische Ausfälle der Patienten gingen in der überwiegenden Mehrzahl auf Begleitverletzungen wie Acetabulumfrakturen, Wirbelfrakturen und distale lokale Schädigungen des N. peronaeus zurück. Eine im CT nachweisbare Forameneinengung konnte bei Typ-III-Frakturen nach operativer Behandlung nur bei 3 von 19 Patienten mit Peronaeusparese (17%) und nach konservativer Behandlung bei 2 von 9 Patienten (24%) beobachtet werden. Sexuelle Störungen fanden sich bei 18 Patienten, davon 11 mit Frakturen vom Schweregrad Typ-III; nach operativer Behandlung bei 13 von 50 (26%) und nach konservativer Behandlung bei 5 von 25 (20%) der Patienten/-innen.

Von den 50 Patienten mit iliosacraler Verschraubung waren bei 11 Patienten beidseitige Verschraubungen durchgeführt worden. In der Summe handelte es sich um 61 iliosacrale Verschraubungen mit insgesamt 176 Schrauben. Wir beobachteten röntgenologisch und im Computertomogramm bei 3 der 61 Verschraubungen (4,9%) eine Schraubenfehllage im Foramen von S-1. Hierbei traten jedoch nur bei einer einzigen Patientin neurologische Ausfälle mit Sensibilitätsstörungen an der Fußsohle, einschießenden Schmerzen und einer Peronaeusschwäche auf (1/61=1,6%). Bezieht man dies auf sämtliche Schrauben, so handelt es sich um eine Schraube von 176 = 0,6%. Diese fehlliegende Schraube, die von einem Oberarzt eingebracht worden war, der diesen Eingriff zum erstenmal alleine durchführte, haben wir am nächsten Tag sofort gewechselt und die neurologischen Ausfälle bildeten sich innerhalb von 3 Wochen komplett und dauerhaft zurück.

Zusätzliche ventrale Osteosynthese

Die Indikation zur zusätzlichen ventralen Osteosynthese stellen wir relativ großzügig, besonders nachdem wir eine ventrale Pseudarthrose des Schambeinastes mit sehr unangenehmer Schmerzsymptomatik beobachtet haben.

Bei den Typ-B-Frakturen ist die Indikation zur zusätzlichen ventralen Osteosynthese bei Dislokation der Symphyse oder knöcherner Dislokation der Schambeinäste von mehr als 1 bis 1,5 cm gegeben.

Bei den Typ-C-Frakturen sollte die ventrale Stabilisierung die Regel sein, weil nur so eine optimale Wiederherstellung der Beckensymmetrie und damit der gesamten Körperstatik gelingt und die funktionelle Stabilität des gesamten Beckenringes, speziell in der Phase der Frühmobilisierung, erhöht wird.

Bei erst sekundär diagnostizierter ventraler Instabilität sollte mit der notwendigen ventralen Osteosynthese nicht zu lange gewartet werden.

Nachbehandlung

In der Nachbehandlung kann man reine Fugensprengungen und einfache Bruchtypen ohne Trümmerzone bei sicherer Schraubenlage sofort bis zur Schmerzgrenze belasten lassen. Ansonsten führen wir eine Entlastung an Unterarmgehstützen mit Abrollen des Fußes für 2-4 Wochen durch, danach schrittweise Steigerung bis zur Vollbelastung, die in der Regel nach 8 Wochen bis zur Schmerzgrenze erlaubt werden kann.

Leistungssport ist nach etwa 6 Monaten bei isolierten Beckenverletzungen möglich, die Metallentfernung sollte nach 6 bis 12 Monaten erfolgen.

Risiken

Entgegen den in der Literatur oft verbreiteten Bedenken gegen die iliosacrale Verschraubung hat sich gezeigt, daß selbst bei relativ großzügiger Indikationsstellung die befürchteten neurologischen Komplikationen (PATTEE et al. 1986, TILE 1988, KRUEGER et al. 1989, POHLEMANN und TSCHERNE 1992) nicht auftraten. Allerdings wurde die Operation nur von 3 Operateuren vorgenommen, die auf diese Weise viel Erfahrung sammeln konnten.

Die CT-Nachuntersuchung hat bei einigen Patienten gezeigt, daß im Foramen S-1 offensichtlich genügend Platz für den Nerven und die Schraube ist, ohne daß neurologische Komplikationen auftreten, vorausgesetzt, das Gewinde liegt jenseits sicher im Corpus von S-1. Gefährlich ist nur die zu weit dorsale Schraubenlage am Eintritt des Nerven in das Foramen oder gar im Spinalkanal.

Auch die befürchtete Überkompression einer Trümmerzone mit Verlegung des Foramen (TILE 1988) spielt in der Praxis bei entsprechender Vorsicht keine Rolle. Vielmehr kommt es eher nach konservativer Therapie durch instabilitätsbedingte Knochenbildung zu Forameneinengungen.

Schlußfolgerungen

Zusammenfassend ist die iliosacrale Verschraubung eine empfehlenswerte Operationsmethode bei instabilen Beckenringverletzungen:

- Der operative Zugang ist technisch einfach.
- Die intraoperativen Repositionsmöglichkeiten sind vielfältig und effektiv.
- Die direkte Verschraubung garantiert eine effektive retroperitoneale Blutstillung.
- Die Osteosynthese ist sehr stabil, erleichtert die Pflege und erlaubt in jedem Fall die Frühmobilisation.
- Die langfristige Schmerzsymptomatik ist im Vergleich zum konservativen Vorgehen, speziell bei den schweren Frakturen Typ III, eindeutig geringer.
- Die operationsbedingten neurologischen Risiken sind gering.

Es muß allerdings beachtet werden, daß die iliosacrale Verschraubung eine Operation für erfahrene Operateure mit sehr gutem dreidimensionalen anatomischen Vorstellungsvermögen ist, und daß man sich präoperativ immer wieder die räumliche Anordnung der anatomischen Becken-Strukturen - am besten anhand eines Skelettmodells - einprägen sollte.

Literatur

(1) BROWNER, B.D., COLE, J.D., GRAHAM, J.M., BONDURANT, F. J., NUNCHUK-BURNS, S.K., COLTER, H.B.: Delayed posterior internal fixation of unstable pelvic fractures. J. Trauma 27, 998-1006, 1987

(2) EULER, E., KRUEGER, P., BETZ, A., SCHWEIBERER, L.: Beckenringfrakturen - müssen sie stabilisiert werden? Unfallchirurg 95, 174-180, 1992

(3) KRUEGER, P., HARTGE, S., EULER, E., SCHWEIBERER, L.: Wandel und Fortschritte in der operativen Behandlung von Frakturen des Beckenringes und des Acetabulums. Orthopäde 18, 171-179, 1989

(4) LEHMANN, J.: Luxation einer Beckenhälfte. Zentralbl. Chir. 37, 2149, 1934
(5) MATTA, J.M., SAUCEDO, T.: Internal fixation of pelvic ring fractures. Clin. Orthop. Rel. Res. 241, 83-97, 1989
(6) MÜLLER, ME., ALLGÖWER, M., SCHNEIDER, R., WILLENEGGER, H.: Pelvis Manual of Internal Fixation, 3rd. Edition. Springer Verlag, 485-500, 1991
(7) PATTEE, G., BOHLMAMM, H., MC AFFEE, P.C.: Compression of a sacral nerve as complication of screw fixation of the sacroiliac joint. J. Bone Jt. Surg. 68-A, 769-771, 1986
(8) POHLEMANN, T., TSCHERNE, H.: Indikation zur chirurgischen Therapie von Sacrumfrakturen. Chirurg 63, 884-896, 1992
(9) SIMPSON, L.A., WADDEL, J.P., LEIGHTON, R.K., KELLAM, J.F., TILE, M.: Anterior approach and stabilisation of the disrupted sacroiliac joint. J. Trauma 27, 1332-1339, 1987
(10) TILE, M.: Pelvic ring fractures: should they be fixed? J. Bone Jt. Surg. 70-B, 1-12, 1988

Iliosacralfugensprengung - Ventrale oder dorsale Stabilisierung?

R. L. Ketterl • W. Köstler • A. Leitner • W. Wittwer

Zusammenfassung

Iliosacralfugensprengungen sollten nach unseren Erfahrungen über einen ventralen Zugang und nicht von dorsal stabilisiert werden.
Die Vorteile der ventralen Versorgung dabei sind die direkte Sicht auf das Iliosacralgelenk, geringere Verletzungshäufigkeit des Plexus lumbosacralis und damit die geringere Komplikationsrate. Außerdem ist der Zeitaufwand geringer, da aufwendiges Röntgen entfällt. Die Operation kann in Rückenlage durchgeführt werden, so daß ein Umlagern bei Stabilisierung einer Beckenringfraktur sowohl am ventralen als auch am dorsalen Beckenring entfällt.

Einleitung

Sprengungen der Iliosacralfuge sind wie alle Beckenringverletzungen Ausdruck eines schweren Traumas. Ein hoher Anteil dieser Patienten ist polytraumatisiert und zeigt zudem Begleitverletzung im Beckenbereich.
Neben einem Verblutungsschock in der Frühphase dieser Verletzungen sind im weiteren Verlauf komplikative Verläufe durch die Ausbildung einer Sepsis, eines Multiorganversagens oder eines ARDS möglich (BURGESS 1990, MORENO 1986, MUCHA 1984).
Funktionelle Einschränkungen, z.B. durch Fehlstellungen, neurologischen Defiziten und Pseudarthrosen, sind als Spätschäden bei diesen Patienten nicht selten zu finden (BERNER 1982, BROWNER 1987, PENNAL 1980, WEIS 1984).

In der Versorgung instabiler Beckenringfrakturen hat sich die offene Reposition und interne Stabilisierung durchgesetzt (BERNER 1982, BROWNER 1987, EULER 1992, GOLDSTEIN 1986, MATTA 1989, TILE 1988).
Zur Stabilisierung einer transiliosacralen Instabilität werden entweder die ventrale Plattenosteosynthese oder die dorsale Schraubenosteosynthese angegeben.
Die Analyse unseres Krankengutes mit operativer Stabilisierung einer Iliosacralfugensprengung sollte beide Verfahren bewerten.

Patienten und Methodik

Im Zeitraum 1990 bis 1992 wurden 28 Patienten (9 Frauen, 19 Männer, Durchschnittsalter 29 Jahre) mit Sprengung der Iliosacralfuge operativ versorgt. Bei 11 Patienten lag eine beidseitige Verletzung vor. Eine ventrale Stabilisierung mit 2 3,5 mm DC-Platten (2 und 3 Loch) erfolgte bei 18 Patienten (in 6 Fällen bds.), wobei eine Identifizierung der Nervenwurzel L 5 immer angestrebt wurde. Eine dorsale Verschraubung führten wir bei 8 Pat. (2 Pat. bds.) und eine operative Versorgung mit Gewindestangen von dorsal bei 2 Patienten mit ISG-Verletzung bds. durch. Bei einem Patienten wurde eine Kombination von ventraler Plattenosteosynthese und dorsaler Schraubenosteosynthese durchgeführt (Tab. 1).
Die ventrale Versorgung erfolgt über einen anterolateralen Zugang in Rückenlage. Nach subperiostaler Präparation bis zum Iliosacralgelenk wird der M. iliacus unter Schonung der Nervenwurzel L 5 des Plexus

Tab. 1: Verschiedene Operationsverfahren bei 28 Patienten mit Sprengung der Iliosacralfuge

Operationsverfahren	n	%
ventrale Versorgung (zwei 3,5mm DCP)		
- einseitig	12	42,9
- zweiseitig	6	21,4
dorsale Versorgung (zwei 6,5mm Spongiosaschrauben)		
- einseitig	5	17,9
- zweiseitig	2	7,1
dorsale Versorgung (zwei USIS-Gewindestangen)	2	7,1
Kombination ventral und dorsal	1	3,6
Gesamt	28	100,0

lumbosacralis nach medial verdrängt. Nach Reposition des Iliosacralgelenkes wird unter direkter Sicht eine Stabilisierung mit zwei 3,5mm DC-Platten durchgeführt. Es kommen 2 bzw. 3-Loch DC-Platten zur Anwendung.

Die dorsale Versorgung wird über einen dorsolateralen Zugang in Bauchlage durchgeführt. Es werden nach subperiostaler Präparation zur Stabilisierung entweder zwei 6,5mm Spongiosaschrauben oder zwei Gewindestangen (USIS) eingebracht.

- Schraubenplazierung: Markieren der Schraubenlage mit einem Kirschnerdraht. Die Drahtlage wird mittels Bildwandler kontrolliert. Aufbohren mit kanüliertem Bohrer und Plazierung der Hohlschrauben über den noch liegenden Kirschnerdraht.
- Gewindestangenplazierung: Beidseitiges Aufbohren für die Stangenplazierung am hinteren Beckenkamm. Einfädeln der Gewindestangen und Kompression über die lateralen Fixierungsschrauben.

Ergebnisse

Die durchschnittliche Operationsdauer war für den ventralen Zugang um 10 Minuten kürzer im Vergleich zur dorsalen Stabilisierung. An operationsbedingten Komplikationen, wie Infektion, Hämatom oder Nervenläsion, fanden wir höhere Prozentsätze in der Gruppe mit dorsaler Versorgung (Abb. 1).

Einen weiteren Hinweis für den Vorteil der ventralen Verplattung der Iliosacralfuge ergibt sich aus einem kürzeren Krankenhausaufenthalt und aus einer kürzeren Arbeitsunfähigkeit im Vergleich zur dorsalen Versorgung (Abb. 1).

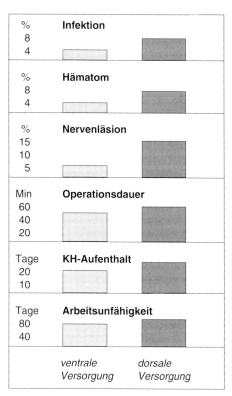

Abb. 1: Ergebnisse und Komplikationen bei 28 Patienten mit Sprengung der Iliosacralfuge (25 ventrale Versorgungen; 14 dorsale Versorgungen).

Die funktionellen Spätresultate waren für beide Untersuchungsgruppen nicht entscheidend verschieden, wenn auch in der Gruppe mit ventraler Verplattung in der Tendenz bessere Ergebnisse erkennbar sind (Abb 2).

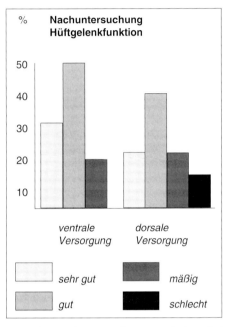

Abb. 2: *Nachuntersuchungsergebnisse bei 25 Patienten mit ventraler (n = 16) und dorsaler (n = 9) Versorgung einer Iliosacralfugensprengung.*

Diskussion

Die Wahl eines ventralen oder dorsalen Zugangsweges zur operativen Stabilisierung einer Iliosacralfugensprengung ist einerseits von der Erfahrung des Operateurs und andererseits von möglichen Begleitverletzungen der in der Regel Mehrfachverletzten und von Zusatzverletzungen am Becken abhängig.

Aufgrund der aufgezeigten Ergebnisse bevorzugen wir zur Stabilisierung der transiliosacralen Instabilität die ventrale Verplattung über einen anterolateralen Zugang unter Schonung der Nervenwurzel L 5. Dieses Vorgehen wird auch von anderen Autoren favorisiert (POHLEMANN 1992, SCHMIDT-NEUERBURG 1986).

Komplikationen fanden sich in geringerer Anzahl bei den Patienten mit vorderem Zugang. Die bessere Übersichtlichkeit sowie der geringere Zeitaufwand durch Wegfall aufwendiger Röntgenmanöver sind wesentliche Gründe für die Reduktion von Komplikationen.

Vorteile der ventralen Versorgung sind:
• direkte Sicht auf das Iliosacralgelenk;
• geringere Verletzungshäufigkeit des Plexus lumbosacralis;
• geringerer Zeitaufwand (aufwendiges Röntgen entfällt);
• Operation in Rückenlage (Umlagern nicht erforderlich).

Literatur

(1) BERNER, W., OESTERN, H.-J., SORGE, J.: Ligamentäre Beckenringverletzungen, Behandlung und Spätergebnisse. Unfallheilkunde 85, 377-387, 1982

(2) BROWNER, B., COLE, J., GRAHAM, J., BONDURANT, F., NUNCHUCK-BURNS, S., COLTER, H.: Delayed posterior internal fixation of unstable pelvic fractures. J. Trauma 27, 998-1006, 1987

(3) BURGESS, A., EASTRIDGE, B., YOUNG, J., ELLISON, T., ELLISON, P., POKA, A.: Pelvic ring disruptions: effective classification systems and treatment protocols. J. Trauma 30, 848-856, 1990

(4) EULER, P., KRÜGER, P., BETZ, A., SCHWEIBERER, L.: Beckenringfrakturen - müssen sie stabilisiert werden? Unfallchirurg 95, 174-180, 1992

(5) GOLDSTEIN, A., PHILLIPS, T., SCLAFANI, S., SCALEA, T., DUNCAN, A., GOLDSTEIN, J.: Early open reduction and internal fixation of the disrupted pelvic ring. J. Trauma 26, 325-333, 1986

(6) MATTA, J., SAUCEDO, T.: Internal fixation of pelvic ring fractures. Clin. Orthop. 242, 83-97, 1989

(7) MORENO, C., MOORE, E., ROSENBERGER, A., CLEVELAND, H.: Hemorrhage associated with major pelvic fracture: a multispecially challenge. J. Trauma 26, 987-994, 1986

(8) MUCHA, P., FARNELL, M.: Analysis of pelvic fracture management. J. Trauma 24, 379-386, 1984

(9) PENNAL, G., MASSIAH, K.: Nonuion and delayed union of fractures of the pelvis. Clin. Orthop. 151, 124-129, 1980

(10) POHLEMANN, T., GÄNSSLEN, A., KIESSLING, B., BOSCH, U., HAAS, N., TSCHERNE, H.: Indikationsstellung und Osteosynthesetechniken am Beckenring. Unfallchirurg 95, 197-209, 1992

(11) SCHMIT-NEUERBURG, K., HARTWIG, T.: Osteosyntheseverfahren am dorsalen Beckenring - Plattentechnik. Hefte Unfallheilkunde 181, 566-579, 1986

(12) TILE, M.: Pelvic ring fractures: should they be fixed? J. Bone Joint Surg. (Br.) 70, 1-12, 1988

(13) WEIS, E.: Subtile neurological injuries in pelvic fractures. J. Trauma 24, 983-985, 1984

Die notfallmäßige Fixateur-externe-Stabilisierung der Beckenringfraktur mit Implantation der Schanz-Schrauben supraacetabulär

F. E. Neudeck • L. Olivier • U. Obertacke • K.-P. Schmit-Neuerburg

Zusammenfassung

Wir sehen in der primären Stabilisierung der instabilen Beckenfrakturen mit dem Fixateur externe nur eine temporäre Maßnahme. Sobald es der Zustand des Patienten erlaubt, nach Möglichkeit zwischen dem 8. und 14. Tag, wird je nach Frakturtyp die ventrale, dorsale oder kombinierte interne Stabilisierung durchgeführt. Dabei bevorzugen wir ventral die Osteosynthese mit Rekonstruktionsplatten und dorsal die iliosacrale Verschraubung mit zwei bis drei 6,5 mm Spongiosaschrauben. Nur zwei Patienten wurden mit dem Fixateur externe am Becken ausbehandelt, ein zweieinhalbjähriges Kind sowie eine polytraumatisierte Patientin, deren Allgemeinzustand einen Verfahrenswechsel nicht zuließ.

Einleitung

Komplexe Beckenverletzungen im Rahmen des Polytraumas sind neben den Blutungen aus parenchymatösen Organen und den Gefäßen Hauptursache für den hämorrhagisch-traumatischen Schock. Hauptblutungsquelle sind der spongiöse Knochen des Beckens und des Sakrums, der sakrale Venenplexus sowie die rupturierten Glutealgefäße, die Vasa pudenda und obturatoria.
Die zur Zeit gebräuchlichste Klassifikation von Beckenringverletzungen der AO (MÜLLER 1990) orientiert sich in wesentlichen Punkten an der Einteilung von TILE (1988). Sie unterscheidet zwischen den stabilen (Typ A), den rotationsinstabilen, jedoch vertikal stabilen (Typ B) sowie den rotations- und vertikal instabilen Frakturen (Typ C).
Während die stabilen und die instabilen Beckenfrakturen ohne Dislokation primär nicht operativ versorgt werden, müssen die rotations- und/oder vertikal instabilen Frakturen Typ B und C der AO-Klassifikation mit Dislokation notfallmäßg stabilisiert werden. Ziel der Stabilisierung ist die Reposition und die Komprimierung des frakturierten spongiösen Knochens zur Blutstillung.
Zur primären operativen Therapie der Beckenfrakturen beim Polytrauma eignet sich insbesondere der Fixateur externe. Die Beckenzwinge nach GANZ stellt eine Alternative dar (GANZ 1991).
In der Literatur sind die verschiedensten Formen der Fixateur-externe-Montagen angegeben. Meist werden die Schanz-Schrauben durch die Cristae iliacae in den ventralen Anteil der Beckenschaufeln eingebracht (SLÄTIS 1975, MÜLLER 1990). MAERS 1980 brachte Schanz-Schrauben durch die Beckenschaufeln von ventral nach dorsal ein und versuchte durch zusätzliche dorsale Konstruktionen die Stabilität der Montage zu erhöhen. Eine ähnliche Konstruktion beschreibt VÉSCEI (1988).
Diese Konstruktionen stellen jedoch eine erhebliche Beeinträchtigung für den Patienten dar und erfordern die Lagerung auf einer Spezialmatratze. Mit diesen dorsalen Zusatzmontagen ist die Pflege des Patienten auf der Intensivstation erschwert bis unmöglich.

HAVEMANN empfahl bereits 1982 bei der Fixateur-externe-Montage die Implantation je einer Schanz-Schraube links und rechts von lateral in die Beckenschaufel unmittelbar supraacetabulär in die breite Spongiosazone des Pfannendachmassivs.

Die vorliegende Arbeit hat zum Ziel, die Technik, Einsatzmöglichkeiten und Ergebnisse der notfallmäßigen supraacetabulären Fixateur-externe-Montage am Becken darzulegen.

Operationstechnik

Unter BV-Kontrolle wird nach Querincision der Haut, ca. einen Querfinger oberhalb der Gelenkfläche, eine lange Schanz-Schraube in einem ca. 30° Winkel von ventro-lateral supraacetabulär in das Tuberculum ilicum eingebracht und die Spitze bis zur Linea terminalis eingedreht. Eine zweite Schanz-Schraube wird ca. 4-5 cm dorsal der Spina iliaca anterior superior links und rechts in die breiteste Stelle der Crista iliaca eingedreht. Mit dem aufgesetzten Bohrfutter wird mit Hilfe der vier Schanz-Schrauben die dislozierte Beckenfraktur reponiert.

Über eine zeltförmige Rohrkonstruktion, mit Hilfe von Universalgelenken oder Rohr-zu-Rohr-Backen, werden die beiden Beckenschaufeln ventral miteinander verbunden und das Repositionsergebnis fixiert. Zusätzlich erfolgt eine triangelartige Verstrebung der zeltförmigen Rohrkonstruktion zur Verstärkung der dorsalen Kompression und Sicherung der Rotationsstabilität. Eine weitere Verstrebung der beiden Zeltkonstruktionen untereinander sichert zusätzlich die vertikale Stabilität (Abb. 1).

Die Fixateur externe Konstruktion muß so gewählt werden, daß auch bei Oberkörperhochlagerung auf der Intensivstation keine Einengung des aufgrund der Darmatonie und Volumensubstitution distenten Abdomens erfolgt. Eine Laparotomie oder Relaparotomie kann bei liegendem Fixateur externe problemlos erfolgen (Abb. 2).

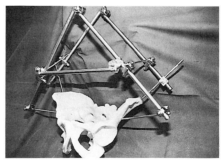

Abb. 1: *Fixateur-externe-Montage am Beckenmodell mit supraacetabulär implantierten Schanz-Schrauben und zeltartiger Rohrkonstruktion mit triangelförmiger Zusatzverstrebung.*

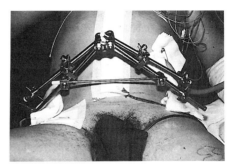

Abb. 2: *Stabilisierung einer Beckenringfraktur (Typ C) beim Polytrauma mit Laparotomie.*

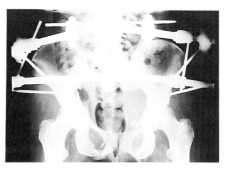

Abb. 3: *Röntgenaufnahme nach Beckenstabilisierung. Deutlich sichtbar die Lage der Schanz-Schrauben supraacetabulär im Tuberculum ilicum.*

Ergebnisse

Von 1975 bis 1992 behandelten wir 1067 schwer- und mehrfach Verletzte mit einem ISS > 17 Punkte. 241 Patienten hatten eine Beckenringverletzung, dabei fanden sich 92 stabile und 149 instabile Beckenfrakturen. Bei 45 Patienten wurde primär die Indikation zur Fixateur-externe-Stabilisierung der instabilen, dislozierten Beckenfraktur gestellt, bei 9 Polytraumatisierten wurde primär eine interne Osteosynthese durchgeführt.

Vergleicht man das Gesamtkollektiv von 1067 Polytraumatisierten mit den Patienten, die primär mit einem Fixateur externe nach Beckenfraktur stabilisiert wurden, so war der ISS mit 33,8 gegenüber 25,5 deutlich höher und die Intensivbehandlung der Patienten mit Beckenfixateur durchschnittlich über 2 Tage länger. 24,4% der Patienten mit instabilen Beckenfrakturen verstarben gegenüber nur 18,2% im Gesamtkollektiv.

Diskussion

Aufgrund der verbesserten Biomechanik sind wir mit Havemann der Überzeugung, daß die supraacetabulär eingebrachten Schanz-Schrauben die Stabilität der Fixateur-externe-Montage nach instabilen Beckenfrakturen verbessert. Insbesondere läßt sich die dislozierte Fraktur gut reponieren und die dorsale Kompression wesentlich erhöhen.

Vergleicht man die verschiedenen Konstruktionsformen des Fixateur externe am Becken mit Einbringung der Schanz-Schrauben durch die Cristae iliacae mit der von uns gewählten Montage mit supraacetabulär implantierten Schanz-Schrauben, so ergeben sich folgende Vorteile:

a) die Spongiosa ist im Pfannendachmassiv sehr breit und hart;
b) das Schraubengewinde findet supraacetabulär einen wesentlich besseren Halt als in der dünnen Spongiosa der ventro-lateralen Beckenschaufel;
c) die Plazierung der Schanz-Schrauben ist einfach und sicher;
d) insbesondere für die dorsale Kompression ist der Kraftfluß verbessert.

Diese zeltförmige Rohrkonstruktion des Fixateur externe am Becken mit supraacetabulär eingebrachten Schanz-Schrauben erfüllt alle Anforderungen, die an eine notfallmäßige primäre Stabilisierung der dislozierten Beckenfraktur gestellt werden (Abb. 3):

1. externe Stabilisierung zur Blutstillung unter Vermeidung der offenen Revision des Retroperitonealraumes;
2. ventrale und dorsale Kompression durch günstigen Angriffspunkt der Schanz-Schrauben;
3. Stabilisierung der vertikalen und rotativen Stabilität durch zusätzliche Versteifung der Konstruktion;
4. Verhinderung einer Einengung des distenten Abdomens auch bei Oberkörperhochlagerung;
5. Pflegeerleichterung auf der Intensivstation.

Literatur

(1) GANZ, R., KRUSHELL, R.J., JAKOB, R.P., KÜFFER, J.: The antishock pelvic clamp. Clin. Orthop. 267, 71-78, 1991
(2) HAVEMANN, D., SCHROEDER, L.: Behandlung von Beckenringfrakturen mit Fixateur externe. Akt. Traumatol. 12, 83-85, 1982
(3) MEARS, D.C., FREDDIE, H.: Modern concepts of external skeletal fixation of the pelvis. Clin. Orthop. 151, 65-72, 1980
(4) MÜLLER, M.E., ALLGÖWER, M., SCHNEIDER, R., WILLENEGER, H.: Manual of internal fixation; 3rd Edition. Springer-Verlag Berlin, Heidelberg, New York, London, Paris, Tokyo, 1990
(5) SLÄTIS, P., KARAHARJU, E.: External fixation of the pelvic girdle with a trapezoid compression frame. Injury 7, 53-56, 1975
(6) TILE, M.: Pelvic ring fractures: should they be fixed? J. Bone Joint Surg. 70-B, 1-12, 1988
(7) VESCEI, V.: Ergebnisse der biomechanischen Untersuchungen verschiedener F.-e.-Montagen am Becken. Akt. Traumatol. 18, 261-264, 1988

Der Fixateur externe bei der Behandlung von Beckenringverletzungen
- Indikationen und Ergebnisse -

W. Braun • K. Kundel • M. Wiedemann • A. Rüter

Zusammenfassung

Vor allem bei schweren Beckenringverletzungen hat die Verwendung des Fixateurs externe in den vergangenen Jahren zunehmend Verbreitung gefunden. Im Rahmen einer multizentrischen Studie (11 Kliniken, 57 dokumentierte Fälle) zeigte sich, daß bei 9 Patienten wegen Instabilität oder unbefriedigendem Repositionsergebnis ein Verfahrenswechsel notwendig wurde. Bei 17 Patienten betrug die röntgenologisch nachgewiesene Frakturdislokation > 1 cm, 2 Patienten konnten die verletzte Beckenhälfte nicht schmerzfrei belasten. Daher sollte der Fixateur externe nicht als Standardvorgehen bei unkomplizierten Beckenringverletzungen zur Anwendung kommen, sondern auf Beckenringverletzungen mit Weichteil- und Sterilitätsproblemen beschränkt werden.

Einleitung

Die Verwendung des Fixateur externe bei ossären und ligamentären Beckenringverletzungen hat, wie die Literatur belegt (3, 4, 6, 7, 8, 9, 13, 14, 15), in den letzten 15 Jahren zunehmend Verbreitung gefunden. Eine der Ursachen hierfür ist die zunehmende Zahl schwerer Beckenringverletzungen (11, 16) - teilweise mit erheblichen Weichteil- und Blutungskomplikationen (10) - die mit dem Fixateur externe unter Notfallbedingungen schnell stabilisiert werden können (14). Weitere Gründe liegen in der geringen Invasivität der Methode (4), gerade in Hinsicht auf die z.Z. im Trend liegenden "biologischen" Osteosyntheseverfahren, sowie in den oft unbefriedigenden Ergebnissen der konservativen Behandlung instabiler Beckenringverletzungen (6). Die zur Stabilisierung des Beckenrings angegebenen Montageformen mit unterschiedlichen Fixateur-Systemen (RAOUL-HOFFMANN, AO, Wagner-Apparat) sind vielfältig (9, 13, 14), zeigen jedoch in der letzten Zeit eine Tendenz, die weg von den einfachen ventralen Verfahren mit Verankerung der Schanzschrauben in den cristae iliacae, und hin zu den komplexeren Verfahren mit Krafteinleitung im supraacetabulären Beckenanteil und verbesserter Kompression auf vorderen und hinteren Beckenring führt (4).

Material und Methode

Um die Leistungsfähigkeit dieser Osteosynthesetechnik an einem größeren Krankengut beurteilen zu können, wurden die in der Deutschen Sektion der AO zusammengeschlossenen Kliniken angeschrieben. Von 25 Häusern gingen Antworten ein, davon konnten 13 Kliniken keine Fälle ausweisen, teils aus Mangel an operierten Beckenringverletzungen, teils, weil der Fixateur externe unter dieser Indikation nicht angewendet wurde. Eine weitere Klinik mit ausgedehnter Erfahrung in dieser Methode bereitete eine eigene Publikation vor, so daß uns diese Fälle nicht zur Verfügung standen. Insgesamt beteiligten sich also 11 Kliniken an der Sammelarbeit; von diesen wurden 62 Patienten mit Beckenringverletzungen und Fixateur externe-Behandlung angegeben. 57

dieser Fälle wurden anhand eines von uns ausgegebenen Fragebogens dokumentiert.
Die allgemeinen epidemiologischen Daten zu Alter, Geschlecht und Unfallart zeigt Tabelle 1.

Tab. 1: Krankengut

Gesamtzahl an Becken-F.e.:		N = 57
Geschlecht:	m = 36	w = 21
Alter:	31 J.i.M.	(15 - 83 J.)
Unfallart:	Verkehr	N = 46
	Arbeit	N = 8
	Sonstige	N = 3

50 (87%) der Beckenringverletzungen ließen sich nach der Klassifikation von MÜLLER-FÄRBER 1984 (7) als instabile Beckenringverletzungen (Typ 3), 7 (13%) als dislozierte, inkomplette Beckenringverletzungen (Typ 2) klassifizieren. Nur 10 Patienten wiesen isolierte Beckenringverletzungen auf, bei 47 Patienten ereignete sich die Beckenringfraktur im Rahmen eines Polytraumas. Entsprechend hoch war die Zahl der Mitverletzungen, am Becken hauptsächlich an Urethra, Acetabulum und Blase, außerhalb des Beckens an den Extremitäten, gefolgt von Schädel und Abdomen.
Die Verteilung im einzelnen ist in Tabelle 2 zusammengefaßt.

Tab. 2: Begleitverletzungen

Begleitverletzungen			
	N		N
Becken	35	Sonstige	47
Urethra	14	Extremitäten	37
Acetabulum	13	Schädel	16
Blase	11	Abdomen	16
Damm	2	Thorax	11
Gefäße	3	Wirbelsäule	5
Nerven	2		

Bei 31 (54%) der 57 Verletzten erfolgte die Versorgung mit dem Fixateur externe am Unfalltag, bei weiteren 8 Patienten im Laufe der ersten Woche. In 15 Fällen wurde die Fixateur externe-Stabilisierung im Laufe der zweiten und dritten Woche durchgeführt, bei den restlichen 3 in der vierten Woche und später.
In 50 Fällen erfolgte die Stabilisierung ausschließlich durch den Fixateur externe, bei 4 Patienten darüber hinaus durch eine zusätzliche interne Osteosynthese am dorsalen Beckenring, bei je einem Verletzten an der Symphyse, der Beckenschaufel und dem Schambein.
Die angegebenen Indikationen, die zur Fixateur externe-Versorgung der Beckenringfraktur führten, zeigt Tabelle 3.

Tab. 3: Indikation zum Becken-fixateur externe

Indikation	N
Kurzer Eingriff beim Polytrauma	24
Notfalleingriff zur Schockbeherrschung	11
Weichteilsituation nach abd. Notfalleingriff	10
Vorbestehende Weichteilsituation	3
Instabilität/Dislokation nach kons. Behandlung	7
Mehrfragmentverletzung	1
Ausriß einer Symphysenplatte	1

Ergebnisse
Die Nachbeobachtung der Ausheilungsergebnisse zeigte, daß 7 Patienten an den Folgen der Beckenringfraktur im Rahmen einer Mehrfachverletzung verstarben, 3 Verletzte wurden aus dem zunächst versorgenden Krankenhaus verlegt, wobei der weitere Verlauf nicht bekannt war, so daß nunmehr 47 bekannte Verläufe und Endergebnisse resultierten. Von diesen wurde in 9 Fällen sekundär vom Fixateur externe auf andere Osteosyntheseverfahren gewechselt, wäh-

rend bei 38 Patienten der Fixateur externe bis zur Ausheilung der Beckenringverletzung belassen wurde.

Dabei ergab sich eine durchschnittliche Verweildauer der äußeren Montage von 7,5 (4-13) Wochen.

Als Grund für den Verfahrenswechsel wurde 5mal eine Instabilität des Fixateurs, 2mal ein unbefriedigendes Repositionsergebnis angeführt, 2mal lagen keine Angaben vor.

In 4 Fällen wurde eine vorhandene Symphysenruptur sekundär durch Plattenosteosynthese stabilisiert, zweimal wurde eine Platten- bzw. Schraubenosteosynthese der hinteren Ringanteile vorgenommen, bei drei Patienten diese Verfahren miteinander kombiniert.

Zusätzlich zu diesen Umsteigern, bei denen die primäre Fixateur externe-Versorgung zugunsten einer internen Stabilisierung verlassen wurde, mußte 1 mal der Fixateur nachreponiert und einmal bei liegendem Fixateur eine Zuggurtung der Symphyse vorgenommen werden (siehe Tabelle 4).

Tab. 4: Verfahrenswechsel nach Becken-Fixateur externe

Verfahren	N
Nachreposition	1
F.e. + zus. Zuggurtung Symphyse	1
Interne Osteosynthese ventraler BR*)	4
Interne Osteosynthese dorsaler BR*)	2
Interne Osteosynthese ventraler und dorsaler BR*)	3
*) BR: Beckenring	

An Komplikationen fanden sich bei den 47 Patienten mit bekanntem Verlauf 7 Pintrack-Infekte der Schanzschrauben, sowie 2 Montageinstabilitäten, ohne daß sich daraus eine operative Konsequenz ergab. Hämatome, Nervenläsionen - v.a. des N. cutaneus femoris lateralis - wurden ebensowenig beschrieben wie abdominelle Verletzungen bei der Anlage des Fixateur externe.

Die Analyse der röntgenologisch erreichten Ergebnisse zeigte bei 15 der ausgewerteten Patientenunterlagen anatomische Beckenverhältnisse.

Ebenfalls in 15 Fällen zeigte sich eine Dislokation von Beckenringanteilen in vertikaler oder horizontaler Richtung bis zu 1 cm, bei 17 Verletzten waren solche Fehlstellungen von über 1 cm nachzuweisen, davon bei 4 Patienten ein deutliches "vertical shearing" der verletzten Beckenhälfte.

In jeder dieser Gruppe fanden sich 3 Beckenringverletzungen, bei denen das ursprüngliche Osteosyntheseverfahren mit dem Fixateur externe zugunsten einer internen Stabilisierung aufgegeben worden war.

45 von 47 Patienten erreichten als Endergebnis eine schmerzfreie und subjektiv stabile Belastbarkeit des Beckens, davon 7 nach Methodenwechsel; 2 Patienten konnten die verletzte Beckenseite nicht schmerzfrei voll belasten.

Davon war in einem Fall eine korrigierende Beckenosteotomie durchgeführt worden.

Die genaue Aufschlüsselung der Zahlen zum radiologisch und klinisch erreichten Endergebnis zeigt Tabelle 5.

Tab. 5: Radiologisch und klinisch erreichter Endzustand

Radiol. Endzustand nach BR-Fraktur und Fixateur externe	N
Anatomisch	15
Dislokation < 1 cm	15
Dislokation > 1 cm	17
Klinischer Endzustand nach BR-Fraktur und Fixateur externe	N
Belastungsstabil u. schmerzfrei	45
Nicht belastungsstabil, Schmerzen	2

Diskussion

Unter Kenntnis der vorliegenden Ergebnisse und der Erfolge der internen Stabilisierung von Beckenringverletzungen (9, 10, 11, 12) muß vor allem die Indikation zur Fixateur externe-Versorgung dieser Verletzungen diskutiert werden.

Stabilisierungen der Symphyse durch Platte oder Zuggurtung sind heute ein risikoarmer Standardeingriff (2), der eine exakte Wiederherstellung der anatomischen Verhältnisse erlaubt. Dasselbe gilt für die Osteosynthese am hinteren Beckenring (10): neben den Vorteilen der exakten Fragmentreposition ist die subjektive Behinderung des Patienten durch interne Osteosyntheseverfahren ungleich geringer als durch den Fixateur externe, so daß für die ventral instabilen und noch mehr für die ventral und dorsal instabilen Beckenringverletzungen [Typ 2 und Typ 3 nach MÜLLER-FÄRBER (1984) (10)] ohne Begleitkomplikationen die äußere Fixation nicht indiziert erscheint.

Die Frage, inwieweit sich retroperitoneale Blutungen aus den präsacralen Venenplexus durch einen Schluß des Beckenringes unter Kompression allein verringern oder stillen lassen, ist nicht sicher geklärt: Offensichtlich erleichtert jedoch die Stabilisierung des Beckens die Thrombenbildung und -adhärenz (1). Aus diesem Grunde kann bei schweren retroperitonealen Blutungen die notfallmäßige Stabilisierung mit dem Fixateur externe als rascher und wenig invasiver Eingriff notwendig und sinnvoll sein.

Eine weitere gute Indikation für die Stabilisierung einer Beckenringverletzung mit dem Fixateur externe ergibt sich im Rahmen einer gleichzeitig durchgeführten Versorgung von traumatisch eröffneten, kontaminierten Hohlorganen wie Colon oder Rectum, während gleichzeitig mit der Beckenstabilisierung durchgeführte urologische Eingriffe bei vorliegender Blasenruptur keine Kontraindikation zur internen Osteosynthese darstellen. Dagegen kann bei sekundären Eingriffen am Beckenring - Stunden und Tage nach einer Übernähung einer Blasenruptur und Drainage des prävesicalen Raumes - eine bakterielle Kontamination im Zugangsweg nicht ausgeschlossen werden, so daß sich nun eine innere Stabilisierung verbietet und der Becken-Fixateur externe nun zum Verfahren der Wahl wird.

Eine weitere Indikation zur externen Fixation ist schließlich auch dann gegeben, wenn im geplanten Zugangsweg für die innere Stabilisierung einer Beckenringverletzung ungünstige Weichteilverhältnisse, wie ausgedehnte Hautkontusionen, Wundeiterungen u.ä. vorliegen.

Zusammengefaßt läßt sich feststellen, daß eine Osteosynthesetechnik, die in einem Viertel der Fälle zu einem späteren Methodenwechsel zwingt und bei einem Drittel der Fälle postoperative Dislokationen im Beckenring von mehr als 1 cm hinterläßt, nicht als Standardvorgehen bei unkomplizierten Beckenringverletzungen empfohlen werden kann.

Beim Vorliegen schwerer retroperitonealer Blutungen im Gefolge von Zerreißungen der hinteren Ringanteile scheint die Beckenzwinge nach GANZ (1991) (5) Vorteile gegenüber dem Fixateur externe zu haben, v.a. deshalb, weil sie im Notfall schnell und aufwandslos anzubringen ist, und - im Vergleich zum Fixateur externe - ihre Kompression fast ausschließlich in den hinteren Beckenanteilen entfaltet.

Dagegen besitzt der Fixateur externe - u.U. kombiniert mit dorsalen internen Osteosyntheseverfahren - eine gute Indikation, wenn die zu stabilisierende Beckenringverletzung ventral primär oder sekundär mit Weichteil- und Sterilitätsproblemen vergesellschaftet ist.

Literatur

(1) CRYER, H.M., MILLER, F.B., EVERS, B.M., ROUBEN, L.R., SELIGSON, D.L.: Pelvic fracture classification: Correlation with hemorrhage. J. Trauma 24, 876, 1988

(2) ECKE, H.: Die operative Reposition und Fixation der Symphyse. Unfallchirurgie 4, 239, 1978

(3) EGBERS, H.J., HAVEMANN, D., SCHROEDER, L.: Vor- und Nachteile der Externen Fixation bei Beckenfrakturen. Langenbecks Arch. Chir. 361, 781, 1983

(4) EGBERS, H.J., DRAIJER, F., HAVEMANN, D., ZENKER, W.: Stabilisierung des Beckenringes mit Fixateur externe. Orthopäde 21, 363, 1992

(5) GANZ, R., KRUSHELL, R.J., JAKOB, R.P., KÜFFER, J.: The Antishock Pelvic Clamp. Clin. Orthop. 267, 71, 1991

(6) GUNTERBERG, B., GOLDI, I., SLÄTIS, P.: Fixation of pelvic fractures and dislocations. Acta Orthop. Scand. 49/3, 278, 1987

(7) MEARS, D.C., FU, F.H.: Modern concepts of external skeletal fixation in the pelvis. Clin. Orthop. 151, 65, 1980

(8) MEARS, D.C., FU, F.H.: External fixation in pelvic fractures. Orthop. Clin. North. Am. 11/3 465, 1986

(9) MÜLLER, K.H., MÜLLER-FÄRBER, J.: Die Osteosynthese mit dem Fixateur externe am Becken. Arch. Orthop. Trauma Surg. 92, 273, 1978

(10) MÜLLER-FÄRBER, J., MÜLLER, K.H.: Die verschiedenen Formen der instabilen Beckenringverletzungen und ihre Behandlung. Unfallheilkd. 82, 309, 1984

(11) POHLEMANN, T., KIESSLING, B., GÄNSSLEN, A., BOSCH, U., TSCHEME, H.: Standardisierte Osteosynthesetechniken am Beckenring. Orthopäde 21, 373, 1992

(12) POIGENFÜRST, J.: Beckenringbrüche und ihre Behandlung. Unfallheilkd. 82, 309, 1979

(13) SLÄTIS, P., KARAHARJU, E.: External fixation of unstable pelvic fractures with a trapezoid compression frame. J. Bone Joint Surg. 63, 291, 1981

(14) VECSEI, V., KUDERNA, H.: Therapie und Ergebnisse bei Beckenfrakturen unter Verwendung des Fixateur externe. Hefte Unfallheilkd. 140, 129, 1979

(15) WILD, J., HANSON, G.W., TULLOS, H.S.: Unstable fractures of the pelvis treated by external fixation. J. Bone Joint Surg. 64, 1010, 1982

(16) ZWANK, L., SCHWEIBERER, L.: Beckenfrakturen im Rahmen des Polytrauma. Unfallheilkd. 82, 320, 1979

Harnröhren- und Blasenläsionen bei Beckenringverletzungen: Korrelation zum Frakturtyp?

G. Bauer • R. Petreconi • P. Esch • W. Bürk • J. Krauß

Zusammenfassung
Von 311 zwischen 1978-1992 behandelten Patienten mit Beckenringfraktur hatten 12 Patienten (10 Männer, 2 Frauen) (3,9%) eine Harnröhrenverletzung und 14 Patienten (8 Männer, 6 Frauen) (4,5%) eine Blasenverletzung erlitten. Diese traten in 3/4 der Fälle bei Typ C-Beckenverletzungen auf. Hierbei waren bei 25% der Typ C-Beckenverletzungen eine urologische Begleitverletzung zu finden. Aufgrund der hohen Mortalität dieser Begleitverletzungen sowie den möglichen Spätfolgen (Störungen der Blasenfunktion: Harninkontinenz, Harnröhrenstenose, Potenzstörungen) kommt der rechtzeitigen Diagnosestellung und Therapie eine entscheidende Rolle zu.

Einleitung
Die Häufigkeit von Blasen- und/oder Harnröhrenverletzungen bei Beckenfrakturen wird in der Literatur mit 0,5-25% angegeben (BANDHAUER 1989, EID 1982, HESP 1985, KANE 1975, LUTZEYER 1983). Während bei Männern die Harnröhrenverletzungen überwiegen, sind es bei Frauen die Blasenverletzungen (LUTZEYER 1983, TILE 1984).
Der Nachweis von Harnröhren- und/oder Blasenverletzungen und die rechtzeitige Therapie sind zum einen auf Grund des hohen Mortalitätsrisikos (36%), zum anderen für die Erhaltung der Potenz und Miktion von entscheidender Bedeutung (BANDHAUER 1989, EID 1982, KAISER 1965).
Aus diesem Grund haben wir überprüft, ob Harnröhren- und/oder Blasenverletzungen vermehrt bei bestimmten Typen von Beckenringverletzungen auftreten, so daß bereits die Diagnose einer bestimmten Beckenringverletzung an diese Verletzungen denken läßt.

Material und Methode
Von 1978-1992 wurden an der Universitätsklinik Ulm 311 Patienten mit Beckenringverletzungen stationär behandelt. Die Erfassung dieser Verletzungen erfolgte von 1978-1983 (n = 113) retrospektiv und von 1984 an (n = 198) prospektiv. Neben der Auswertung der Krankenunterlagen erfolgten regelmäßige klinische und radiologische Nachuntersuchungen.
Von den 311 Patienten waren 166 (53,4%) männlichen und 145 (46,6%) weiblichen Geschlechts mit einem Altersdurchschnitt von 38,3 Jahren (2-92 Jahre). Häufigste Unfallursachen waren Verkehrsunfälle (n = 210/67,5%), gefolgt von häuslichen Unfällen (n = 43/13,8%).
Die Beckenringverletzungen wurden nach M. TILE klassifiziert. Am häufigsten traten Typ A-Verletzungen auf (n = 147/47%), gefolgt von Typ C-Verletzungen (n = 95/30,5%) und Typ B-Verletzungen (n = 39/12,5%).
Begleitverletzungen wurden bei 276 (88,7%) Patienten gefunden, wobei vor allem Schädelverletzungen (n = 148/47,6%), Verletzungen der unteren (n = 129/41,5%) und der oberen Extremität (n = 110/35,4%) auftraten (Abb. 1).

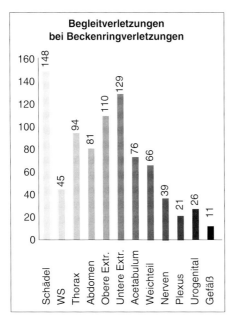

Abb. 1: Begleitverletzungen bei 311 stationär behandelten Patienten mit Beckenringverletzungen.

Die Verteilung der Frakturtypen zeigte bei den Patienten mit Harnröhrenverletzung 9 (75%) Typ C- und 3 (25%) Typ A-Verletzungen. Bei den Patienten mit Blasenverletzungen wurden 10 (72%) Typ C-Verletzungen, 2 (14%) Typ B-Verletzungen und 2 (14%) Typ A-Verletzungen gefunden (Tab. 1).

Tab. 1: Frakturmuster bei 26 Patienten mit Verletzungen der Harnröhre bzw. der Harnblase

Zusammenhang zwischen Frakturtyp und Harnröhren- und/oder Blasenverletzung		
Frakturtyp	Harnröhren-verletzungen	Blasen-verletzungen
A A 2.2	3	2
B B 1.3	0	1
B 2.2	0	1
C C 1.1	1	1
C 1.2	3	2
C 1.3	1	2
C 3	4	5
Summe	12	14

Ergebnisse

Von den 311 Patienten mit Beckenringverletzungen hatten 26 Patienten (8,4%) eine Verletzung von Harnröhre oder Blase. 12 mal (3,9%) war die Harnröhre und 14 mal (4,5%) die Blase betroffen.
Das Durchschnittsalter dieser Patienten lag bei 33,4 Jahren (9-72 Jahre) und damit 5 Jahre unter dem Gesamtdurchschnitt.
Von den 12 Patienten mit Harnröhrenverletzung waren 10 männlichen und 2 weiblichen Geschlechts, von den 14 Patienten mit Blasenverletzung 8 männlichen und 6 weiblichen Geschlechts.
9 mal handelte es sich um eine komplette und 3 mal um eine inkomplette Ruptur der Harnröhre. Die Verletzungen der Blase lagen 8 mal extraperitoneal und 6 mal intraperitoneal.

Diskussion

Beckenfrakturen haben eine hohe Inzidenz von urologischen Frühkomplikationen. So fand EID 1982 bei 186 konsekutiv erfaßten Beckenfrakturen in 47% solche Verletzungen, wobei es sich in 83% um weniger schwerwiegende Komplikationen wie Urinverhalt und Hämaturie handelte. Er konnte einen eindeutigen Zusammenhang zwischen Schwere der Beckenfraktur und Schwere der Urogenitalverletzungen feststellen.
Unsere Ergebnisse bestätigen dies, denn während im Gesamtkollektiv der Anteil der schweren Typ C-Verletzungen nach TILE ca. 30% betrug, hatten 75% der Patienten mit Harnröhrenverletzung und 72% der Patienten mit Blasenverletzung eine Typ C-Verletzung des Beckenringes. Sowohl bei den Verletzungen der Harnröhre, als auch

der Harnblase überwog die schwerste Form der knöchernen Beckenringverletzung, der C3 Typ (4/12, bzw. 5/14).

Nach unseren Ergebnissen muß also bei jedem 4. Patienten mit einer Typ C-Verletzung des Beckenringes mit einer schwerwiegenden Begleitverletzung des unteren Urogenitaltraktes - Harnröhrenverletzung, Blasenverletzung - gerechnet werden. Auf Grund der Tatsache eines Mortalitätsrisikos von 36% und möglichen Spätfolgen, wie Störungen der Blasenfunktion (Harnröhrenstenose, Harninkontinenz) und der Potenz (Verletzung der Arteria pudenda/Nervus pudendus) kommt der rechtzeitigen Diagnosestellung und Therapie eine entscheidende Rolle zu (BANDHAUER 1989, EID 1982, KAISER 1965).

Diese sollte bereits am Unfallort einsetzen: Bei klinischem Verdacht auf eine Beckenfraktur und Blut am Meatus darf kein Dauerkatheter (DK) gelegt werden, da das Ausmaß einer bestehenden Harnröhrenverletzung verstärkt werden könnte. Besteht ein Blasenhochstand (durch Tamponade, Harnverhalt), sollte ein DK gelegt werden. Zeigt sich dabei eine Makrohämaturie, muß diese in der Klinik weiter abgeklärt werden. In der Klinik haben wir zwei verschiedene Ausgangssituationen für eine strukturierte Diagnostik: Es liegt bereits ein DK, bzw. es liegt kein DK. In Abbildung 2 und 3 ist das weitere Vorgehen dargestellt. Die Sonographie und das CT sind in der Akut-Diagnostik von untergeordneter Bedeutung (BRANDHAUER 1989).

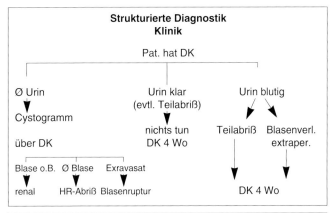

Abb. 2: Diagnostik in der Klinik bei liegendem DK.

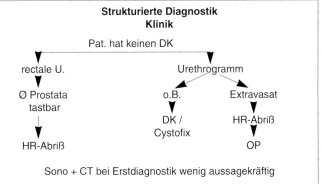

Abb. 3: Diagnostik in der Klinik, wenn noch kein DK liegt.

Literatur

(1) BANDHAUER, K., HASSLER, H.: Die Verletzungen der Urogenitalorgane. Chirurg 60, 649-656, 1989
(2) EID, A.M., HAMADA, G.: Early Urinary Complications of Fractures of the Pelvis. Arch. Orthop. Trauma Surg. 100, 99-106, 1982
(3) HESP, W.L.E.M., VAN DER WERKEN, C., KEUNEN, R.W.M, GORIS, R.J.A.: Unstable fractures and dislocation of the pelvic ring - Results of treatment in relation to the severity of injury. The Netherlands Journal of Surgery 37-5, 148-152, 1985
(4) KAISER, T.F., FARROW, F.C.: Injury of the bladder and prostatomembraneous urethra associated with fractures of the bony pelvis. Surg. Gynecol. Obset 120, 99-112, 1965
(5) KANE, W.J.: Fractures of the pelvis. In: C.A. Rockwood, D.P. Green (eds.): Fractures. J.B. Lippincott CO; Philadelphia Toronto, 905-1011, 1975
(6) LUTZEYER, W.: Harnröhren- und Blasenverletzungen. Langenbecks Arch. Chir. 361, 197-203, 1983

Besteht ein Einfluß des Operationszeitpunktes auf die Prognose begleitender Plexusverletzungen bei Beckenringfrakturen?

P. M. Esch • W. Bürk • B. J. Böttger • J. Krauß • G. Bauer • L. Kinzl

Einleitung

Durch Zunahme der Rasanztraumata und Zunahme überlebender Polytraumatisierter haben in den letzten Jahren Zahl und Verletzungsschwere der klinisch behandelten Beckenringfrakturen zugenommen. In ca. 70% der Fälle handelt es sich um Folgen eines Verkehrsunfalles, bei fast 40% des Patientengutes um komplexe Beckenringfrakturen mit hinterer Instabilität (Typ C nach TILE).
60-80% der Patienten mit komplexen Beckenverletzungen sind polytraumatisiert (BOSCH et al., 1992; McCOY et al., 1989). Auch Verletzungen des Plexus lumbosacralis werden dabei zunehmend beobachtet, so daß die Häufigkeit begleitender traumatischer Beinplexusverletzungen heute eine Größenordnung von ca. 10-15% (TILE, 1984) erreicht hat. In älterer Literatur ist sie noch mit 0,5-2,2% (PELTIER, 1965; SCHERZER, 1975) angegeben.
Jeder 4.-5. Patient mit einer Typ C-Fraktur hat eine begleitende Beinplexusläsion. Die Früherkennung neurologischer Defizite beim intubierten Polytraumatisierten kann problematisch sein. Über deren weitere Verlaufsprognose gibt es in der Literatur kaum Hinweise, insbesondere nicht über den Einfluß einer frühzeitigen operativen Versorgung.

Pathoanatomie

Die wichtigsten Nervenstrukturen des Plexus lumbosacralis (L1-S3) sind in Abbildung 1 dargestellt. Pathomechanisch ist es leicht verständlich, warum dorsale Instabilitäten, insbesondere transforaminale Sacrumlängsfrakturen, zu den von HUITINNEN und SLÄTIS (1972) autoptisch belegten Verletzungsmustern führen (Abb. 2) und bevorzugt Ausfälle der Höhen L4 bis S1 verursachen. Motorisch ist dabei die Funktion der Hüftstrecker, Kniebeuger, Kniestrecker und Fußheber besonders betroffen.
Die mechanischen Ursachen des traumatischen Plexusschadens sind Ruptur, Traktion und Kompression (durch verschobene Fragmente bzw. Hämatome, Kallusdruck und sekundäre Fibrose), wobei der Traktionsmechanismus am häufigsten ist.
Die klinisch-neurologischen Schädigungsfolgen lassen sich in prognostischer, struktureller, klinisch-funktioneller und qualitativer Hinsicht unterscheiden. Sie bestehen in einer Kombination reversibler und/oder irreversibler Schäden, je nach Zahl der beteiligten Nervenstrukturen und der Art ihrer jeweiligen strukturellen Verletzung (Neurotmesis, Axonotmesis oder Neurapraxie).
Der klinische Befund kann dabei von geringfügigen Störungen bis zum vollkommenen Verlust der motorischen und sensiblen Funktionen sowie Störungen der Blasenentleerung und der Sexualfunktion reichen (RÄF, 1966).

Patientengut und Methode

1. Gesamtkollektiv (n = 311)
In unserer Klinik wurden von 1978 bis 10/92 311 Beckenverletzungen stationär be-

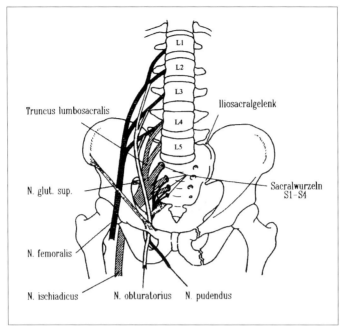

Abb. 1: Pathoanatomie Beckenringverletzungen: wichtigste Nervenstrukturen des Plexus lumbosacralis (L1-S3). (Modifiziert nach CONWAY, 1988).

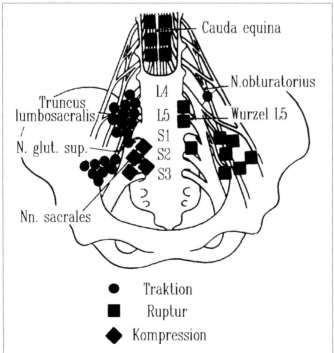

Abb. 2: Verletzungsmuster des Plexus lumbosacralis bei hinterer Beckenringinstabilität. 40 Läsionen bei 22 Autopsien (HUITINNEN und SLÄTIS, 1972).

handelt. Der Altersdurchschnitt betrug 38,5 Jahre, die Häufigkeit der Verletzungstypen entsprechend der Klassifikation nach PENNAL und TILE (1980): Typ A (56,9%), Typ B (12,5%), Typ C (30,5%). Häufigste Unfallquelle war der Verkehrsunfall mit 67,5%. Die Letalität der Gesamtgruppe betrug 8,4%. 276 Patienten (88,7%) hatten 777 Begleitverletzungen, wobei Verletzungen an Schädel (n = 148), unteren (n = 129) und oberen Extremitäten (n = 110) am häufigsten waren. Die Häufigkeit der begleitenden Nervenverletzungen betrug 39 von 311 (12,5%), die der reinen Plexusverletzungen 21 von 311 (6,8%). 22% aller Typ C-Verletzungen hatten eine begleitende Läsion des Plexus lumbosacralis.

2. Kollektiv der Plexusverletzten (n = 21)

Die Plexusverletzten (n = 21) waren im Altersdurchschnitt (28,6 Jahre; 16-53 Jahre) 10 Jahre jünger als das Gesamtkollektiv. Alle Patienten waren polytraumatisiert.
Der Straßenverkehr (62%), und hier das Motorrad (33%), waren die häufigste Unfallquelle. 90% der Patienten (n = 19) hatten eine Typ C-Verletzung. 18 Patienten wurden operativ, 3 konservativ behandelt.

3. Konzept der operativen Frühversorgung

Eine retrospektive Studie in unserer Klinik (1978-1983) hatte eine Plexusschädigung in 8% des Kollektivs (n = 113) ergeben, wobei zum Nachuntersuchungszeitpunkt (3,5 Jahre) in keinem Fall eine Restitution des Plexusschadens eingetreten war.
Auf Grund dieser Tatsache und der Problematik der Früherkennung eines begleitenden Plexusschadens beim Polytraumatisierten hatten wir daraufhin unser therapeutisches Konzept in einer sich anschließenden prospektiven Studie (1984-10/1992; n = 198) mit dem Ziel geändert, Typ C-Verletzungen, auch ohne pathologischen Neurobefund, so frühzeitig wie möglich (innerhalb der ersten 2 Tage), operativ zu stabilisieren.

4. Prospektive Frühoperation und Nachuntersuchung Plexusverletzter

Seit 1984 konnte daher aus dem Kollektiv der Plexusverletzten (n = 21) eine Gruppe Früh- (n = 12) und Spätoperierter (n = 9), zu denen auch 3 konservativ (Fixateur) behandelte Patienten gehörten, unterschieden werden.
4 Patienten hatten begleitende Azetabulumfrakturen (je 2 pro Gruppe). Die Stabilisierung des hinteren Beckenringes erfolgte 14mal über einen direkten dorsalen und 5mal über einen ilioinguinalen Zugang.
Einer kontinuierlichen Nachuntersuchung standen 19 Patienten zur Verfügung.
Die klinischen, radiologischen und neurologischen Nachuntersuchungen erfolgten 1, 4, 8 und z. T. bis zu 15 Jahre nach Unfall.
Der Medianwert des operativen Versorgungszeitpunktes für Frühoperierte und Spätoperierte betrug 1 (0-2) bzw. 8 (6-28) Tage.
Die neurologische Untersuchung umfaßte die Prüfung der Sensibilität (incl. Tiefensensibilität) und Motorik der vom Plexus lumbosacralis innervierten Areale bzw. Muskeln. Erstbefunde mußten, da oft eingeschränkte Beurteilbarkeit vorlag (Polytrauma, intubierter Patient, verminderte Kooperation, eingeschränkte Kraft- und Reflexprüfung bei begleitenden Extremitätenfrakturen und überlagerter Schmerzsymptomatik) durch engmaschige Untersuchungen verifiziert werden. Besondere Beachtung galt bei der Erstuntersuchung der Erfassung von Störungen der Blase und des Analsphincters sowie der Sensibilität der Perianalregion.
Elektrophysiologische Untersuchungen (NLG, SEP, EMG) erfolgten bedarfsweise zusätzlich, um subklinische Störungen zu erfassen.
Differentialdiagnostisch waren isolierte Läsionen peripherer Nerven (hier vor allem der N. ischiadicus und N. femoralis, z.B. bei begleitender Azetabulumfraktur) abzugrenzen.

5. Klassifikation des sog. individuellen motorischen Gesamtschadens

Da aus klinischer Erfahrung schwerere Ausgangsbefunde grundsätzlich auch längere Verlaufszeiten bis zu ihrer Restitution benötigen (Ausnahme: primär irreversibler Schaden), schien es sinnvoll, den Grad des motorischen Ausgangsschadens und weiterer Verlaufsbefunde für jeden einzelnen Patienten in Absolutwerten zu beschreiben, um dadurch eine arithmetische Auswertung zu ermöglichen.

Unsere Klassifikation des motorischen Nervenschadens erfolgte nach einem hier erstmals vorgestellten Schema, das auf der klinisch gebräuchlichen Einstufung der motorischen Kraftgrade (von 0/5 bis 5/5) basiert, wobei ein Defizit um 1/5 einem motorischen Schaden von 20% gleichgesetzt wird. Demnach entsprechen 5/5 (normale Kraft) einem Schaden von 0% und beispielsweise 3/5 einem motorischen Schaden von 40%. Pro Patient wurden jeweils 6 motorische Funktionsgruppen (Hüftbeuger, -strecker, Kniebeuger, -strecker, Fußheber, -senker) dokumentiert und nach o. g. Schema ein Durchschnittswert errechnet, der den "individuellen motorischen Gesamtschaden" eines jeden Patienten in Prozent repräsentiert.

Zur Beschreibung des weiteren zeitlichen Verlaufs der motorischen Defizite in Früh- und Spätoperiertengruppe wurden Medianwerte der jeweiligen Gruppe zu den Untersuchungszeitpunkten (0, 1, 4 und 8 Jahre) ermittelt.

Ergebnisse

Im nachuntersuchten Kollektiv (n = 19) hatten 18 Patientienten (95%) eine Typ-C-Verletzung, (1mal mit bilateraler dorsaler Instabilität) mit hohem Anteil an Sacrumlängsfrakturen (n = 15; 79%). Bei 4 Patienten (je 2 in Früh- und Spätoperiertengruppe) bestand eine begleitende Azetabulumfraktur. L4- und L5-Querfortsatzbrüche wurden in 5 Fällen (26,9%) beobachtet.

Aufgrund der neurologischen Befunderhebung ließen sich bei den 19 Patienten insgesamt 91 primäre Läsionen den Segmenten L1-S5 zuordnen. 53% der Läsionen betrafen die Segmente L4 - S1. Dies entsprach motorisch vor allem Defizite im Bereich der Hüftstrecker, Kniebeuger und -strecker sowie Fußheber. In 4 Fällen bestanden primär Blasen- und Analsphinkterstörungen (davon 3 reversibel) und in 2 Fällen (je 1 in Früh- und Spätoperiertengruppe) erektile Dysfunktion. In einem Fall konnte intraoperativ ein S2-Wurzelausriß dokumentiert werden.

Sensible (schwere/leichte) Ausfälle zeigten sich stets mit motorischen (schweren/leichten) Ausfällen kombiniert. Gleiches galt auch fast ausnahmslos für den weiteren zeitlichen Verlauf der Befundbesserung. Auf eine eingehendere Darstellung wurde in dieser Arbeit bewußt verzichtet.

Abbildung 3 zeigt den zeitlichen Verlauf der individuellen motorischen Defizite (Medianwerte) für Früh- und Spätoperiertengruppe. Da wir bei den Frühoperierte n icht in allen Fällen über 8-Jahres-Nachuntersuchungsergebnisse verfügten, haben wir zur Berechnung zum Teil den 4-Jahreswert verwendet.

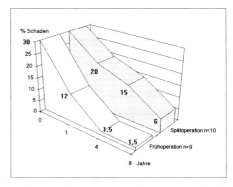

Abb. 3: Medianer Verlauf motorischer Defizite nach Früh- und Spätoperation (1978-1992) für n = 19 nachuntersuchte Patienten.

Ausgehend vom gleichen Ausgangsschaden (30%), erreichten die Frühoperierten (n = 9) bereits nach 1 Jahr ein Niveau, das die Spätoperierten einschließlich konservativ Behandelten (n = 10) erst nach 4 und mehr Jahren erreichten. Entsprechendes gilt auch für das zeitliche Auftreten von Restitutionen. Nach 8 Jahren erscheinen die Ergebnisse weitgehend ähnlich.

Nach 1 Jahr betrug der Median des Restschadens bei Früh-(Spät)operierten 11,5% (20%), nach 4 Jahren 1,5% (15%). Die Zahl der Patienten mit nachweisbaren neurologischen Defiziten betrug für Früh-(Spät)operierte nach 1 Jahr 50% (100%), nach 4 Jahren 37,5% (80%), nach 8 Jahren 37,5% (50%). Dies bedeutet, daß bei Spätoperierten der Endzustand nach 4 Jahren noch nicht erreicht war.

1 Jahr nach Trauma ziegten Frühoperierte bereits 4 völlige Restitutionen und 1 motorische Restitution mit sensiblem Restdefizit.

Die Vergleichsgruppe hatte nach 4 Jahren noch keine Restitution aufzuweisen. Dennoch kam es auch hier, jedoch erst 5-6 Jahre nach Trauma, zu Restitutionen: 3mal vollständig, 2mal mit sensiblem Restdefizit.

Diskussion
Durch Zunahme der Rasanztraumata und Zunahme überlebender Polytraumatisierter haben in den letzten Jahren Zahl und Verletzungsschwere der stationär behandelten Beckenringfrakturen zugenommen. Auch Verletzungen der Nerven und hier insbesondere des Plexus lumbosacralis werden dabei zunehmend beobachtet, so daß die Häufigkeit begleitender traumatischer Beinplexusverletzungen heute eine Größenordnung von ca. 10-15% (TILE, 1984) erreicht hat. In älterer Literatur ist sie noch mit 0,5-2,2% (PELTIER, 1965; SCHERZER, 1975) angegeben. Höhere Inzidenzraten sind interpretationsbedürftig und werden bei selektiertem Krankengut (46%; HUITINNEN 1972) und zum Teil prospektiver Miterfassung subklinischer Läsionen mittels EMG (33%: MAJEED 1992; 64%: WEIS 1984) oder SSEP (47%: VRAHAS 1992) beoobachtet.

Jeder 4.-5. Patient mit einer Typ C-Verletzung hat eine begleitende Beinplexusläsion. Eine sichere Korrelation der Schwere zwischen Nervenschaden und knöcherner Verletzung ist bisher nicht nachgewiesen und wird diskrepant beurteilt (HUITINNEN 1972, GOLDSTEIN 1986, MAJEED 1992).

Sicherlich hat die neue Klassifikation der Beckenverletzungen (PENNAL und TILE 1980) zu einem besseren biomechanischen Verständnis beigetragen, aus welchem heraus auch das pathomechanische Verständnis für Auftreten, Häufigkeit und mechanische Ursache des begleitenden Plexusschadens gewachsen ist.

Die Früherkennung neurologischer Defizite beim intubierten Polytraumatisierten ist oft nicht möglich, da andere, z.T. vitalbedrohliche Probleme im Vordergrund stehen (WEIS 1984), so daß viele neurologische Defizite oft erst zeitlich verzögert, oder im Falle subklinischer Läsionen, überhaupt nicht erkannt werden, da Schmerzen, Begleitfrakturen oder Intubation eine zuverlässige Bestimmung der Kraftgrade und Prüfung der Sensibilität nicht erlauben. Eine routinemäßige EMG-Untersuchung ist vom Grad der Aussagekraft in der Regel erst ab 3 Wochen nach Trauma von praktischem Nutzen, eine Myelografie mit Fehlinterpretationen vermeintlicher Wurzelausrisse (Pseudomeningocelen) behaftet.

Eine weitere Schwierigkeit - der mangelnden Vergleichbarkeit von Zahlenangaben - besteht darin, daß 1. in der einschlägigen Literatur zwischen reinem Plexusschaden und anderen neurologischen Defiziten nicht differenziert wird und 2. Verlaufsergebnisse neurologischer Defizite oft auf der Grundlage von Durchschnittswerten stark variierender Nachuntersuchungszeitpunkte (z.B. 1,3 bis 7 Jahre) gebildet werden und 3. Ausfälle, wie auch immer sie erhoben und doku-

mentiert werden, nicht vergleichbar definiert oder klassifiziert sind.
Die Besserung neurologischer Defizite bei Beckenverletzungen, denen strukturell Neurapraxie, Axonotmesis oder Neurotmesis (SEDDON 1943) zugrunde liegen können, wird in der Literatur sehr unterschiedlich angegeben: LAM (1936) berichtete über eine gute Remissionstendenz der neurologischen Defizite seines Kollektivs, BONNIN (1945) über 50% vollständige Restitutionen. FROMAN und STEIN (1967) fanden bei 5 von 10 Patienten Zeichen neurologischer Besserung, in drei anderen Studien wurden keine Restitutionen (PATTERSON, 1961; RÄF, 1966; HUITINNEN 1972) beobachtet. MAJEED (1992) berichtete über 19 operativ versorgte und nachuntersuchte (1,3 bis 7 Jahre) Patienten, wobei 7 vollständige Restitutionen (37%) bei leichten Ausgangsschäden, jedoch keine einzige bei schweren Ausgangsschäden auftraten. Bei den übrigen 12 Patienten (63%) trat eine Befundbesserung ein.
All dies führt letztlich zu dem Eindruck, daß keine gesicherten Ergebnisse vorliegen und hinsichtlich prognostischer Aussagen noch große Unsicherheit herrscht. In der neurologischen Begutachtung wird im allgemeinen der nach 4 Jahren erreichte Zustand als Dauerzustand angesehen.
Über die weitere Verlaufsprognose gibt es in der Literatur kaum Hinweise, insbesondere nicht über den Einfluß einer frühzeitigen operativen Versorgung. Beschrieb TROJAN (1979) die damalige Situation bezüglich der Beckenringverletzungen noch: "eine operative Revision im Frühstadium wird kaum jemals durchgeführt ...", so hatte er zumindest für die Frühversorgung von Azetabulumfrakturen bereits die Erkenntnis: "Mit der Frühoperation wird die beste Gewähr für die Wiederherstellung der Nervenfunktion gegeben. Da die Prognose der Lähmung allerdings auch von der primären Schädigung des Nervens abhängt, ist es nicht verwunderlich, daß in verschiedenen Statistiken auch nach frühoperierten Fällen Dauerlähmungen zurückbleiben. Die Ergebnisse der frühoperierten Fälle sind jedenfalls wesentlich besser als die der verspätet operierten Fälle. Trotzdem sieht man überraschenderweise auch nach verspäteten Operationen erhebliche Besserungen der Nervenfunktion."

Zwischenzeitlich ist es zu einem Wandel der Therapie bei Beckenringverletzten gekommen. Nicht aus neurologischen, sondern aus anderen prognoseverbessernden Gründen wird mehr und mehr der operativen Frühversorgung ein Vorzug eingeräumt: Vorteile geringeren Blutverlustes, geringerer postoperativer Komplikationsraten, geringerer Hospitalisierungsdauer und niedrigerer Letalität (GOLDSTEIN 1986, MEEK 1981, LATENSER 1991). Frühzeitige Versorgung bedeutet innerhalb der ersten 2-3 Tage. Außerdem nehmen die technischen Schwierigkeiten eines Repositionsmanövers ab dem 3. Tag zu (BROWNER 1987) und damit auch das Risiko einer iatrogenen Plexusschädigung (PENNAL und TILE 1980).
In unserem Krankengut mit einem Anteil von 30,5% C-Frakturen zeigten 22% der Typ C-Verletzten eine begleitende Plexusläsion. Unter dem Konzept der Frühoperation traten neurologische Besserungen und Restitutionen früher und häufiger auf als bei verspäteter Operation bzw. konservativer Behandlung. Chronische Restschäden waren ebenfalls seltener, obgleich auch nach verspäteter Operation oder konservativer Behandlung z.T. erhebliche Besserungen, auch noch nach 4 Jahren, aufgetreten waren. Die Inzidenz primär festgestellter Plexusläsionen im eigenen Krankengut ist in den letzten 10 Jahren von 8% auf 6% rückläufig, obgleich alle anderen Begleitverletzungen zum Teil drastische Anstiege aufweisen. Möglicherweise ist diese Beobachtung dadurch zu erklären, daß bei frühzeitiger interner Stabilisierung weniger neurologische Defizite evident werden.

Unsere Ergebnisse entsprechen den bereits von TROJAN (1979) bezüglich der Frühversorgung von Azetabulumfrakturen gewonnenen Erkenntnissen und lassen sich nach unserer Einschätzung auch auf begleitende Plexusläsionen bei Beckenringverletzungen anwenden. Die praktische Konsequenz aus unseren gegenwärtigen Ergebnissen lautet: Die frühzeitige interne Stabilisierung von Typ C-Verletzungen (innerhalb der ersten 2 Tage) sollte angestrebt werden, auch wenn primär ein neurologisches Defizit nicht evident ist.

Literatur

(1) BARNETT, I.I.G., CONOLLY E.S.: Lumbosacral nerve root avulsion: Report of a case of the literature. J. Trauma 15, 532-535, 1975
(2) BONNIN, J.G.: Sacral fractures and injuries to the cauda equina. J. Bone Joint Surg. 27, 113-127, 1945
(3) BOSCH, U., POHLEMANN, T., HAAS, N., TSCHERNE, H.: Klassifikation und Management des komplexen Beckentraumas. Unfallchirurg. 95, 189, 1992
(4) BROWNER, B.D., COLE, J.D., GRAHAM, J.M. et al.: Delayed posterior internal fixation of unstable pelvic fractures. J. Trauma 27, 998-1006, 1987
(5) COLES, C.C., MILLER, K.D. JR.: Traumatic avulsion of lumbar nerve roots. South Med. J. 71, 334-335, 1978
(6) CONWAY, R.R., HUBBELL, S.L.: Electromyographic Abnormalities in Neurologic Injury Associated with Pelvic Fracture: Case Reports and Literature Review. Arch. Phys. Med. Rehabil. 69 (7), 539-541, 1988
(7) DEWEY, P., BROWN, P.S.H.: Fracture dislocation of the lumbosacral spine with cauda equina lesion. J. Bone Joint Surg. (Br.) 50 B, 635-638, 1968
(8) ELLISON, M., TIMBERLAKE, G.A., KERSTEIN, M.D.: Impotence following pelvic fracture. Journal of trauma 28 (5), 695-696, 1988
(9) FINNEY, L.A., WULFMAN, W.A.: Traumatic intradural lumbar nerve root avulsion with associated traction injury to the common peroneal nerve. AJR 84, 952-957, 1960
(10) FROMAN, C., STEIN, A.: Complicated crushing injuries of the pelvis. J. Bone Joint Surg. 49B, 24-32, 1967
(11) GOLDSTEIN, A., PHILLIPS, T., SCLAFANI, S.J.A., SCALCA, T., DUNCAN, A., GOLDSTEIN, J., PANETTA, T., SHAFTAN, G.: Early open reduction and internal fixation of the disruptes pelvic ring. J. Trauma 26, 325-333, 1986
(12) GOODELL, C.L.: Neurological deficits associated with pelvic fractures. J. Neurosurg. 24, 837-842, 1966
(13) HARRIS, W.R, RATHBURN, J., WORTZMANN, G., HUMPHREY, J.G.: Avulsion of the lumbar roots complicating fracture of the pelvis. J. Bone Joint Surg. 55A, 1436-1442, 1973
(14) HUITINNEN, V.M, SLÄTIS, P.: Nerve injury in double vertical pelvic fractures. Acta Chir. Scand. 138, 571-575, 1972
(15) HUITINNEN, V.M.: Lumbosacral nerve injury in fracture of the pelvis. Postmortem radiographic and pathoanatomical study. Acta chir. scand. Suppl. 429, 1-43, 1972
(16) IKEDA, K., WADA, E., KODAMA, N.: Traction injury of the lumbosacral spinal nerve roots. Report of a case. Spine 16 (3) 368-371, 1991
(17) KOLAWOLE, T.W., HAWASS, N.D., SCHAHEEN, M.A. et al.: Lumbosacral plexus avulsion injury: clinical, myelographic and computerised tomographic features. J. Trauma. 28, 840, 1988
(18) LAM, C.R.: Nerve injury in fractures of the pelvis. Am. Surg. 104, 945-951, 1936
(19) LATENSER, B.A., GENTILELLO, L.M., TARVER, A.A., THALGOTT, J.S., BATDORF, J.W.: Improved outcome with early fixation of skeletally unstable pelvic fractures. J. Trauma 31, 1, 28-31, 1991
(20) MAJEED, S.A.: Neurologic deficits in major pelvic injuries. Clin. Orthop. 282, 222-228, 1992
(21) MC COY, G.F., JOHNSTONE, R.A., KENWRIGHT, K.: Biomechanical aspects of hip injuries in road traffic accidents. J. orthop. Trauma 3, 118, 1989
(22) MEEK, R., VIVODA, E., CRICHTON, A.: A comparison of mortality in patients with multiple injuries according to method of fracture treatment. J. Bone Joint Surg. 63B, 456, 1981
(23) MUMENTHALER, M., SCHLIACK, H.: Läsionen peripherer Nerven. Thieme, Stuttgart, 1973
(24) PATTERSON, F.P, MORTON, K.S.: Neurologic complications of fractures and dislocations of the pelvis. Surg. Gynecol. Obstet 112, 702-706, 1961
(25) PAYNE, R.F., THOMSON, J.L.: Myelography in lumbosacral plexus injury. Br. J. Radiol. 42, 840, 1969

(26) PELTIER, L.F.: Complications associated with fractures of the pelvis. J. Bone Joint Surg. 47A, 1060-1069, 1965
(27) PENNAL, G.F., TILE, M., WADDELL, J.P. et al.: Pelvic disruption: Assessment and classification. Clin. Orthop. 151, 12-21, 1980
(28) POHLEMANN, T., GÄNSSLEN A., KIESSLING, B., BOSCH, U., TSCHERNE, H.: Indikationsstellung und Osteosynthesetechniken am Beckenring. Unfallchirurg. 95, 197, 1992
(29) POIGENFÜRST, J.: Beckenbrüche. In: Spezielle Frakturen- und Luxationslehre. Nigst, H. (Hrsg.). Tieme, Stuttgart, 141-228, 1972
(30) RÄF, L.: Double vertical fractures of the pelvis. Acta chir. Scand 131, 298-305, 1966
(31) SCHERZER, E., KUDERNA, H.: Nervenläsionen bei Beckenfrakturen. Hefte Unfallheilk. 124, 218, 1975
(32) SCHMIDEK, H.H., SMITH, D.A., KRISTIANSEN, T.K.: Sacral fractures. Neurosurgery 15 (5), 735-746, 1984
(33) SEDDON, H.O.: Three types of nerve injury. Brain 66, 237, 1943
(34) SIDHU, J.S., DHILLON, M.K.: Lumbosacral Plexus avulsion with pelvic fractures. Br. J. Accident Surg. 22 (2), 156-158, 1991
(35) SLÄTIS, P., HUITINNEN, V.M.: Double vertical fractures of the pelvis. A. report on 163 patients. Acta Chir. Scand. 138, 799, 1972
(36) STÖHR, M., SCHUMM, F., BAUER, H.L., ECK, T.: Nervenläsionen beim totalen Hüftgelenkersatz und anderen ...
(37) TILE, M.: Fractures of the pelvis and acetabulum. Baltimore, Williams & Wilkins, 1984
(38) TILE, M.: Pelvic ring fractures: should they be fixed? J. Bone Joint Surg. (Br) 70, 1, 1988
(39) TROJAN, E.: Gefäß- und Nervenverletzungen bei Frakturen und Luxationen im Beckenbereich. Hefte Unfallheilk. 140, 44-48, 1979
(40) TSCHERNE, H., POHLEMANN, T.: Moderne Techniken bei Beckenringfrakturen einschließlich Acetabulumfrakturen. Langenbecks Arch. Surg. Suppl. Kongreßbericht, 491, 1991
(41) VRAHAS, M., GORDON, R.G., MEARS, D.C., KRIEGER, D., SCLABASSI, R.J.: Intraoperative Somatosensory Evoked Potential Monitoring of Pelvic and Acetabular Fractures. J. Orthop. Trauma Vol. 6, Nr. 1, 50-58, 1992
(42) WARD, E.F., TOMASIN, J., VAN DER GRIEND, R.A.: Open reduction and internal fixation of vertical shear pelvic fractures. J. Trauma 27, 291, 1987
(43) WEIS, E.B. JR.: Subtile neurological injuries in pelvic fractures. J. Trauma 24, 983-985, 1984

Die Therapie des schweren Weichteilschadens im Behandlungskonzept von Beckenringverletzungen

V. Heppert • H. Winkler • P. Hochstein • A. Wentzensen

Zusammenfassung

Im Behandlungskonzept von Beckenringverletzungen, die ja meist mehrfachverletzte bzw. polytraumatisierte Patienten erleiden, steht die Blutstillung an erster Stelle. Hierzu zählen die sofortige Laparotomie bei intraabdominellen Verletzungen, die primäre Stabilisierung der Beckenfrakturen und der anderen vorliegenden Extremitätenfrakturen, insbesondere der langen Röhrenknochen. Darmverletzungen und Blasenrupturen sind ebenfalls umgehend zu versorgen, um die Sepsisgefahr zu minimieren.

Die Weichteilverletzungen sind grundsätzlich in der Priorität bezüglich der Dringlichkeit der Versorgung zweitrangig. Bei offenen Verletzungen mit freiliegendem Knochen, die sich nicht durch Naht verschließen lassen, gelten die allgemein gültigen traumatologischen Richtlinien. Hier ist der Verschluß innerhalb von 5 - 7 Tagen nach dem Trauma anzustreben. Zu diesem Zeitpunkt ist das Ausmaß der Nekrose sicher beurteilbar und am Knochen noch kein irreversibler Schaden gesetzt. Die geschlossenen Kontusionen werden häufig unterschätzt, bergen aber ein immenses Gefahrenpotential in sich. Sie sind sorgfältig anhand des klinischen Verlaufes zu kontrollieren. Im Falle ausgeprägter Hämatombildung sollte frühzeitig revidiert und operativ ausgeräumt werden, um die potentielle Infektgefahr zu minimieren. Bei Demarkation oder beginnenden Infektzeichen sind diese umgehend mit plastisch-chirurgischen Maßnahmen zu sanieren. In der Regel reichen hierfür lokale Lappenplastiken.

Einleitung

Zahlreiche biomechanische Untersuchungen der letzten Zeit haben gezeigt, daß instabile Beckenverletzungen nur durch hohe Energieeinwirkung verursacht werden können (McCoy 1989). Die Folgen dieser Gewalteinwirkung manifestieren sich natürlich nicht nur an ligamentären und knöchernen Beckenstrukturen, sondern auch an den umgebenden Weichteilen. Großflächige Decollements der Haut sind einerseits mitverantwortlich für den hohen intravasalen Blutverlust der Primärphase und somit für das Schockgeschehen, andererseits droht insbesondere bei offenen Weichteilschäden die gefürchtete Beckenosteomyelitis in der Sekundärphase des Verletzungsgeschehens.

Patientengut

In der Zeit vom 1.1.1988 - 31.12.1992 wurden in unserer Klinik 45 Patienten wegen Beckenringverletzungen operativ behandelt. Patienten, die im Beckenbereich nur Acetabulumfrakturen erlitten hatten, wurden nicht mitgerechnet. Ursächlich waren für die erlittenen Verletzungen bei allen Patienten Hochrasanztraumen verantwortlich gewesen. In zwölf Fällen handelte es sich um Autounfälle, achtmal um Motorradunfälle. Elf Patienten waren aus großer Höhe abgestürzt, sieben von herabstürzenden Lasten eingeklemmt worden. Sieben Patienten hatten im Straßenverkehr ein Überrolltrauma erlitten.

Nur acht Patienten hatten eine isolierte Beckenringverletzung erlitten. Entsprechend dem Hannoveraner-Polytraumaschlüssel (PTS) fanden sich 18 mal ein PTS Grad II, 14 mal Grad III und 5 mal Grad IV. Der durchschnittliche PTS war 28 (TSCHERNE 1987).

Insgesamt fanden sich 92 weitere Frakturen bei diesem Patientenkollektiv. 13 hatten ein I. bzw. II. gradiges Schädelhirntrauma erlitten, welches in 6 Fällen mit Schädelfrakturen kombiniert war. Neben 17 Thoraxverletzungen fanden sich 28 intraabdominale Verletzungen, die bei 14 Patienten eine Laparotomie erforderlich machten.

Betrachtet man nun das Kollektiv der Patienten, die zusätzlich Weichteilverletzungen im Beckenbereich erlitten haben, so zeigt sich, daß diese ausschließlich durch Motorradunfälle (2) bzw. Überrolltraumen (5) bedingt waren. Dies bedeutet, daß in diesen Fällen maximale Scherkräfte aufs Becken eingewirkt haben. Alle sieben Patienten waren polytraumatisiert (Abb. 1). Der durchschnittliche PTS lag bei 39.

Kreislaufstabilisierung waren bei diesem Kollektiv 10 bis 91 (!) Blutkonserven bei der Primärversorgung erforderlich gewesen.

Sechs dieser Patienten kamen nach dem Unfall primär in unsere Behandlung, einer wurde uns am darauffolgenden Tag zugewiesen. Bei diesem Patienten waren die in Tabelle 1 dargestellten Aufnahmebefunde nicht rekonstruierbar gewesen. Im Durchschnitt trafen sie 80 min nach dem Unfall in unserer Klinik ein. Drei Patienten mußten bei sistierender Kreislauffunktion ohne weitere Diagnostik unmittelbar nach Einlieferung in den Operationssaal gebracht werden. Bei operativ nicht kontrollierbarer Blutung im Beckenbereich wurde in zwei Fällen eine Embolisation der zuführenden Gefäße vorgenommen.

Die definitive Versorgung der entstandenen Weichteildefekte wurde in fünf Fällen innerhalb von vier Wochen nach dem erlittenen Trauma vorgenommen.

Tab. 1: Aufnahmebefunde

Pat.	RR	HB	EK	PTS
m, 19j	n.m.	4,9	12	III
m, 16j	n.m.	3,9	35	IV
m, 17j	60/40	4,6	17	III
m, 53j	n.m.	5,1	91	III
m, 30j	?	?	?	III
m, 61j	70/45	8	11	III
w, 36j	80/55	8,5	10	III

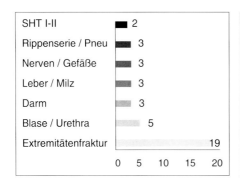

Abb. 1: Begleitverletzungen der 7 Patienten.

Wie Tabelle 1 zeigt, befanden sich alle zum Aufnahmezeitpunkt im Kreislaufschock, dreimal war ein Blutdruck nicht meßbar gewesen. Der Hämoglobinwert war bei sechs Patienten - unter Berücksichtigung des Alters - im lebensbedrohenden Bereich. Zur

Bei einem Patienten wurde die Weichteilsanierung primär, bei einem anderen erst nach vier Monaten durchgeführt. Zur Anwendung kamen als alleinige Maßnahme Spalthauttransplantate in zwei Fällen. Bei fünf Patienten wurden Muskellappenplastiken sowie Hauttransplantationen durchgeführt. Hierfür wurde der Musculus sartorius (3x) und der Musculus gluteus max. (2x) verwandt. Ein Patient erhielt zwei Muskelplastiken.

Der Sartorius wurde in allen Fällen proximal gestielt präpariert, die beiden proximalen Gefäße wurden erhalten (WINKLER 1991). Zweimal wurde dieser Muskel in die Leistenregion verlagert und transplantiert. Einmal wurde er zur Infektsanierung einer purulenten Taschenbildung über einer plattenosteosynthetisch versorgten Symphysenruptur verwandt. Der Gluteus max. wurde in einem Fall als Insellappen an der Arteria glut. sup. gestielt und nach lateral über einen Beckenschaufeldefekt geschwenkt. Im Fall einer infizierten Taschenbildung über dem Os sacrum wurde er beidseits am Ursprung abgelöst und - ähnlich der VY-Plastik im Rahmen der Dekubitalversorgung - über dem Sacrum miteinander vernäht. Bei vollständiger Hautavulsion der linken Beckenhälfte wurde unter anderem der Gluteus mit Spalthaut transplantiert.

Bei einem 16jährigen Patienten, als Sozius von einem LKW überrollt, der neben einer komplexen Beckenverletzung eine viertgradige Oberschenkelfraktur links mit offener Luxation des Hüftgelenkes, eine drittgradig offene Oberschenkelfraktur rechts, Unterschenkelfraktur beidseits, einen Pneumothorax, gedeckte Milzruptur, Blasenruptur, Harnröhren- und Rektumabriß erlitten hatte, mußte bei sistierender Kreislauffunktion und fulminanter diffuser Blutung notfallmäßig das rechte Bein im Oberschenkelbereich amputiert werden. Linksseitig wurde eine Hüftexartikulation vorgenommen. Bei linksseitig guten dorsalen Oberschenkelweichteilen ließ sich nach Filettierung der ausgedehnte Weichteildefekt damit primär verschließen. Im Anschluß wurden die abdominellen und urologischen Verletzungen versorgt. Der Patient überlebte die schweren Verletzungen.

Ergebnisse

Lediglich in einem Fall konnte der resultierende Weichteildefekt nur durch Spalthauttransplantation zur Ausheilung gebracht werden.

Bei einem 61jährigen Patienten nach Überrolltrauma mit ausgedehntem Weichteildefekt im gesamten dorsalen Beckenbereich konnte, bedingt durch die erlittene Verletzungsschwere (komplexe bds. Beckenfraktur, Oberschenkelfraktur links, drittgradig offene Unterschenkelfraktur links, OSG Fraktur rechts, Fußwurzelfrakturen rechts, Pfählungsverletzung des Rektums, Harnröhrenabriß sowie eine vorbestehende cardiale und pulmonale Insuffizienz) eine definitive Versorgung nicht erzielt werden. Hier wäre eine Sanierung nur mittels freiem Latissimustransfer zu erzielen gewesen. Zu keinem Zeitpunkt des Aufenthaltes fand sich bei desolater pulmonaler und cardialer Funktion hierfür Operabilität. Er verstarb im septischen Schockgeschehen.

Bei den fünf mit Muskellappenplastiken versorgten Patienten kam es zur komplikationslosen Ausheilung der Weichteildefekte. Rezidivierende Infekte oder Zeichen der Beckenosteomyelitis fanden wir nicht. Lappennekrosen traten nicht in Erscheinung.

Von den insgesamt 45 Patienten verstarben zwei. Aus der Untergruppe derer mit zusätzlichem Weichteilschaden verstarb ein Patient, dessen Verlauf oben dargestellt wurde.

Diskussion

Bedingt durch die erlittenen Rasanztraumen ist die überwiegende Mehrzahl der Patienten mit Beckenringverletzungen mehrfachverletzt, etwa 30% sind polytraumatisiert (FAILINGER 1992). Die einwirkende massive Gewalt durch den erlittenen Unfall, in unserem Krankengut ausschließlich Hochrasanz- und Überrolltraumen, wirkt natürlich nicht nur auf die knöchernen Strukturen, sondern traumatisiert auch die umgebenden Weichteile erheblich. Überraschenderweise sind, von oberflächlichen Hautdefekten abgesehen, die ausgedehnten Defekte seltene Ereignisse. Dies mag an der im Vergleich zum Unterschenkel erheblich widerstandsfähigeren Hautkonsistenz liegen. Zusätzlich sind die überwiegenden Anteile des Beckens von einem ausgedehnten Muskelpolster schützend umhüllt. Die in der Literatur angegebenen Zahlen bis 66% begleitender Weichteilschäden können wir anhand unseres Patientengutes nicht nachweisen (BOSCH 1992). Bei Patienten mit schweren Beckenringverletzungen und insbesondere beim Mehrfachverletzten ist die häufigste Todesursache in der Frühphase die massive Blutung (BOSCH 1992). Hier können Blutungen insbesondere aus dem venösen Sakralplexus (WITSCHGER 1992), aber auch durch seltene Abrisse der im Becken verlaufenden arteriellen Gefäße (EVERS 1989), (GILLILAND 1982) zum raschen irreversiblen Schockgeschehen führen. Bekanntermaßen ist bei instabilen Beckenverletzungen der Blutverlust dreimal höher als bei stabilen (TILE 1987). Die primäre operative Stabilisierung der Beckenringverletzungen dient in dieser Phase im wesentlichen der Blutstillung.

Die Haut im Beckenbereich ist außerordentlich gut vaskularisiert. Bei den meist vorliegenden großflächigen Decollementverletzungen kann es zur Ruptur von Gefäßen (Glutealgefäße, epigastrische Gefäße, Circumflexa ilium sup. et. prof., Vasa pudenda et obturatoria) und zu ausgedehnten Hämatombildungen im Subcutanbereich kommen. Hierdurch kann ein erheblicher zusätzlicher Blutverlust entstehen, der durch chirurgische Maßnahmen nicht verhindert werden kann und das Schockgeschehen verstärkt. Auch in unserem Patientengut zeigte sich, daß sich die 7 Patienten mit resultierendem Weichteilschaden zum Aufnahmezeitpunkt in desolater Kreislauffunktion befanden. Hier unterschieden sie sich deutlich von den 38 Patienten, bei denen keine Weichteilprobleme auftraten.

Sowohl durch primär offene Verletzungen als auch durch jede operative Intervention wird eine primär geschlossene Wunde zur potentiellen Infektquelle. Bekannt ist die erhöhte Infektrate sowohl retroperitonealer als auch subcutaner Hämatome (BOSCH 1992). Im subcutanen Decollementbereich kann sich eine mögliche Keiminokulation bei optimalem Nährboden durch die anatomischen Gegebenheiten und die zusätzlich durch den Unfall entstandenen Gewebezerreißungen mit Zerstörung der natürlichen Compartements (POHLEMANN 1992) rasch in die Tiefe ausdehnen. Ausgedehnte infizierte Taschen- und Höhlenbildungen sind die Folge bis hin zur gefürchteten Beckenosteomyelitis. Leider ist der beginnende Infekt beim polytraumatisierten Patienten mit erheblicher Weichteilquetschung im Beckenbereich weder klinisch noch laborchemisch sicher zu erfassen. So verwundert es nicht, daß das septische Geschehen bei den Todesursachen in der Sekundärphase dominiert (TSCHERNE 1987, TILE 1988).

Bei primär offenen Verletzungen mit Weichteildefekt und freiliegendem Knochen kommt es neben der direkten Keimbesiedlung zusätzlich durch Austrocknen des Knochens zur Nekrose. Der Infektverlauf ist vorprogrammiert, wenn nicht eine einwandfreie Weichteildeckung erzielt werden kann. Anhand der traumatologischen Erfahrung gilt hier eine Frist von 5 - 7 Tagen als Standard.

Zur Prävention und Therapie dieser Infektverläufe haben sich Lappenplastiken außerordentlich bewährt. Sie garantieren eine optimale Sauerstoffversorgung und einen schnelleren Abtransport toxischer Substanzen. Hohlräume, die der Infektausbreitung neue Dimensionen eröffnen können, lassen sich durch Muskellappen ausfüllen und heilen in der Regel, bei richtiger Indikation und frühzeitiger korrekter Ausführung, aus. Fast alle resultierenden Defekte im Beckenbereich lassen sich mit regionalen Muskellappen (Tab. 2) verschließen. Da eine Vielzahl dieser Muskeln synergistische Funktion haben, sind die resultierenden Ausfälle zu vernachlässigen.

Tab. 2: Lokale Lappen zur Defektdeckung im Beckenbereich

Lappentyp	Indikation	Vorteil	Nachteil
Tensor fascia lata	ubiquitär	einfach, sehr sicher	Cave bei OS-Fraktur
Biceps femoris	Sitzbeinbereich	VY-Plastik	kleine Defekte
Gracilis	Perinealbereich	einfach, sicher	kleine Defekte
Sartorius	Symphyse, Hüftgelenk	30 cm Radius	segment. Versorg.
Gluteus max.	dorsales Becken	als Insellappen großer Radius	Konturveränderungen
freie Lappen	ubiquitär	große Defekte	großer OP-Aufwand

Literatur

(1) BOSCH, U., POHLEMANN, T., TSCHERNE, H.: Strategie bei der Primärversorgung von Beckenverletzungen. Orthopäde 21, 385-392, 1992

(2) WITSCHGER, P., HEINI, P., GANZ, R: Beckenzwinge zur Schockbekämpfung bei hinteren Beckenringverletzungen. Orthopäde 21, 393-399, 1992

(3) EVERS, B.M., CRYER, H.M., MILLER, F.B.: Pelvic fracture hemorrhage. Priorities in management. Arch. Surg. 124, 422-424

(4) GILLILAND, M.D., WARD, R.E., BARTON, R.M., MILLER, P.W., DUKE, J.H.: Factors affecting mortality in pelvic fractures. J. Trauma 22, 691-693

(5) MCCOY, G.F., JOHNSTONE, R.A., KENWRIGHT, K.: Biomechanical aspects of pelvic and hip injuries in road traffic accidents. J. Orthop. Trauma 3, 118-123, 1989

(6) FAILINGER, M.S., MCGANITY, P.L.J.: Unstable fractures of the pelvic ring. J. Bone Joint Surg. (Am) 74, 781-791, 1992

(7) POHLEMANN, T., GÄNSSLEN, A., KIESSLING, B., BOSCH, U., HAAS N., TSCHERNE, H.: Indikationsstellung und Osteosynthesetechnik am Beckenring. Unfallchirurg 95, 197-207, 1992

(8) TILE, M.: Pelvic ring fractures: Should they be fixed? J. Bone Joint Surg. (Br) 70, 1-12, 1988

(9) TSCHERNE, H., REGEL, G., STURM, J.A., FRIEDL, H.P.: Schweregrad und Prioritäten bei Mehrfachverletzten. Chirurg 58, 631-640, 1987

(10) TILE, M.: Fractures of the pelvis. In: Schatzker, J., Tile, M. (Hrsg.): The rationale of operative fracture care. Springer, Berlin, Heidelberg, New York, 133, 1987

(11) WINKLER, H., WENTZENSEN, A.: Sartorius Muskellappenplastik bei Weichteildefekten am Becken. Hefte zur Unfallheilkunde 220, 107, 1991

Zur operativen Therapie von primären Knochentumoren des Beckens

W. Mutschler

Zusammenfassung
Ziel der Behandlung von Tumoren ist die vollständige Entfernung des Tumors. Dies wird im allgemeinen bei benignen und niedrig malignen Tumoren erreicht, bei höher malignen Formen kann wegen der häufig vorliegenden Infiltration der umgebenden Gewebe ein erforderlicher Sicherheitsabstand bei der Resektion oft nicht erreicht werden, sodaß in mehr als einem Drittel der Fälle Rezidive auftreten. Die nach einer Resektion nicht selten erforderlichen aufwendigen Rekonstruktionsmaßnahmen (Osteosynthesen, Verbundosteosynthesen, autogene oder allogene cortico-spongiöse Plastiken, prothetischer Becken- und Hüftgelenkersatz) führen im allgemeinen zu guten funktionellen Ergebnissen. Trotz multimodaler Therapieverfahren (Operation, Chemotherapie, Strahlentherapie) ist die Prognose der höher malignen Beckentumoren schlecht, sodaß der Früherkennung in Zukunft besondere Bedeutung zukommen sollte.

Primäre Knochentumoren siedeln sich in ihrer gutartigen Ausprägung zu etwa 15%, als maligne Formen um 20-25% im Becken an (LANGLAIS, 1991). Beckentumoren sind generell dadurch gekennzeichnet, daß die uncharakteristische Symptomatik zu einer späten Diagnosestellung führt (Intervall Erstsymptom - Diagnose durchschnittlich 11 Monate), die Tumoren dadurch meist beträchtlich groß werden und so die Beckenstabilität und Hüftgelenksfunktion bedrohen, die Beckenweichteile durchsetzen und auf die Organe im kleinen Becken übergreifen können. Die operative Therapie von Beckentumoren ist daher technisch anspruchsvoll und erfordert eine Vielzahl von Resektions- und Rekonstruktionstechniken für Knochen und Weichteile.

Oberstes Ziel einer Therapie mit kurativem Ansatz ist die vollständige Kontrolle des Tumors. Dies kann bei tumorähnlichen Läsionen und benignen Tumoren durch die Operation alleine erreicht werden. Bei primär malignen Knochentumoren mit niedrigem Malignitätsgrad ist die Operation ebenfalls die Therapie der Wahl. Bei den hochmalignen Tumoren sind dagegen multimodale Therapiekonzepte unter Einschluß der Chemotherapie und Strahlentherapie Standard; experimentell werden Hyperthermie und selektive arterielle Zytostatikaperfusion eingesetzt.

Das notwendige Ausmaß der chirurgischen Tumorentfernung richtet sich an dessen Grad der Bösartigkeit und der Prognose aus. Bei tumorähnlichen Läsionen reicht die sorgfältige Ausräumung des Herdes aus, um Rezidive zu verhindern. Bei benignen Tumoren muß der gesamte Tumor in einem Stück zusammen mit einem schmalen gesunden Randsaum entfernt werden. Für maligne Tumoren gilt die Vorschrift einer wenigstens weiten Tumorentfernung, d. h. die Mitnahme eines etwa 5 cm breiten Sicherheitsstreifens aus gesundem Gewebe um den Tumor herum (ENNEKING, 1987). Diese Art der Tumorentfernung kann sowohl in der Form einer beckenerhaltenden Resektion als auch einer verstümmelnden Amputation/Exartikulation geschehen. Wichtig ist, daß die Resektion unter Beachtung natürlicher Gewebegrenzen wie Knochengrenzen, Gelenkkapseln, Muskelfaszien und Muskelgruppen oder Gefäß-Nervenbündeln erfolgt (sog. kompartmentgerechte Resektion).

Die Übersicht in Tabelle 1 zeigt, welche Resektionsverfahren und welche Rekonstruktionen von Beckenknochen und -gelenken heute möglich sind (ENNEKING, 1978, MUTSCHLER, 1987, BECKER 1988, MUTSCHLER 1990).

Die Resektionen werden international mit I bezeichnet, wenn Os ileum und Sacrum betroffen sind; die acetabulären Resektionen werden als II geführt; III kennzeichnet die Resektionen des vorderen Beckenrings (ENNEKING (1978, 1987).

Zusätzlich können rekonstruktive Eingriffe an den Weichteilen notwendig werden: Muskeltranspositionen und fasziokutane Verschiebeschwenklappen zur Deckung großer Weichteildefekte (SUGARBAKER, 1983), Ersatz von arteriellen und venösen Gefäßabschnitten in der Leistenregion durch Gefäßprothesen, Blasenwandresektionen, Anlage eines Anus praeter u. a.

Eigene Ergebnisse

Seit 1978 wurden alle operierten Patienten mit primären Beckentumoren prospektiv erfaßt und regelmäßig in der onkologischen Sprechstunde betreut. Die wichtigsten Ergebnisse sind im folgenden dargestellt.

Tab. 1: Operationsverfahren in Abhängigkeit von der Tumorlokalisation

Lokalisation	Resektion		Rekonstruktion
Os ileum	Typ IA	(ohne Unterbrechung des Beckenrings)	keine
	Typ IB	(mit Unterbrechung des Beckenrings)	autogene/allogene Knochentransplantate und Osteosynthese
	Typ IC	(Resektion des Iliosacralgelenks)	autogene/allogene Knochentransplantate und Osteosynthese
Acetabulum	Typ II		keine ("flail hip") Gelenkaufbau mit Knochentransplantaten, ischiofemorale/ iliofemorale Arthrodese, prothetischer Ersatz des Hüftgelenks
vorderer Beckenring	Typ III		keine / Knochentransplantate und Osteosynthese
Os sacrum	unterhalb SI total		keine Verbindung Wirbelsäule-Becken
Beckenhälfte	partielle/totale innere Hemipelvektomie		prothetischer Becken- und Hüftgelenkersatz, Sattelprothese
	Hemipelvektomie		keine
Becken	Hemicorporektomie		keine

31 Patienten wiesen tumorähnliche und benigne Knochentumoren auf. Am häufigsten waren Chondrome (n = 10) vertreten, es folgten aneurysmale Zysten (n = 7), juvenile Zysten (n = 4), Osteome und Osteochondrome (n = 5) und sonstige Tumoren (n = 5). 4 dieser Tumoren waren als Rezidiv zugewiesen worden.

Die Tumorresektionen konnten immer extremitäten- und gelenkerhaltend durchgeführt werden. 14 Tumoren wurden ausgeräumt oder abgetragen, außerdem wurden 8 Typ I-Resektionen, 6 Typ II-Resektionen und 3 Typ III-Resektionen vorgenommen. Der Aufbau (14 rekonstruktive Eingriffe) erfolgte mit autogenen oder allogenen corticospongiösen Spänen und Platten- oder Schraubenosteosynthese. Als lokale Komplikationen traten 2 beherrschbare Infekte und eine iatrogene Nervenkomplikation auf. 2 Rezidive, von aneurysmalen Knochenzysten wurden erfolgreich reoperiert. Die funktionellen Ergebnisse wurden nach dem Schema von ENNEKING (1987) gewertet, in dem Schmerzen, Hüftgelenksbeweglichkeit, Stabilität, Kraft, psychosoziale Folgen und Komplikationen nach Punkten bewertet und zu einem Gesamturteil von sehr gut, gut, befriedigend oder schlecht zusammengefaßt werden. Bei 27 von 31 Patienten war das funktionelle Ergebnis "sehr gut", bei 4 wurde es als "gut" klassifiziert.

Von den 70 primär malignen Knochentumoren des Beckens waren 23 als niedrig maligne, 39 als hoch maligne und 8 als metasierte Tumoren zu klassifizieren. Bei 21 Patienten war bereits eine Operation vorausgegangen. Vorherrschend war das Chondrosarkom (n = 41), an zweiter Stelle der Häufigkeit folgte das Ewing-Sarkom (n = 8), dann das Osteosarkom (n = 6), das maligne fibröse Histiozytom (n = 5) und der aggressive Riesenzelltumor (n = 4).

Die durchgeführten Operationsverfahren sind in Tabelle 2 zusammengefaßt.

Die lokale Komplikationsrate war mit 21 schwerwiegenden Komplikationen hoch und direkt mit dem Ausmaß der Resektion und der Schwierigkeit der Rekonstruktion korreliert. Dies entspricht den in der Literatur mitgeteilten Erfahrungen (CAPANNA, 1987, ENNEKING, 1987). Nach Revision verblieben 9 Komplikationen.

Tab. 2: Operationsverfahren bei primär malignen Knochentumoren des Beckens

70 Resektionen	45 Rekonstruktionen
16 Typ I	2 Keine
	14 Platte / Span (Zement)
1 Typ II	1 Platte / Span
6 Typ III	2 Platte / Span
28 partielle/totale innere Hemipelvektomie	27 Becken- u. Hüftgelenkersatz
	1 Sattelprothese
10 Hemipelvektomie	-
7 Biopsie	-
2 Tumorreduktion	-

Auch die Zahl der lokalen Rezidive war beträchtlich. Werden Patienten mit Biopsie oder Tumorreduktion nicht in die Statistik miteinbezogen, da hier per se ein Weiterwachsen des Tumors zu erwarten ist, so verbleiben 61 Eingriffe, nach denen 21 lokale Rezidive entstanden. Dies zeigt besonders deutlich die Problematik der malignen Beckentumoren auf.

Die Größe der Tumoren, die Infiltration der intra- und extrapelvinen Weichteile, die hohe Zahl von Voroperationen und die Beschränkung des Eingriffs bei vorliegenden Lungenmetastasen machen die geforderte weite Resektion oft unmöglich.

Bei Typ I-Resektionen (5/16 Rezidive) liegt die operative Beschränkung vor allem in der Tumorentfernung aus den Venenplexus vor dem Sacrum und aus den sacralen Nervenwurzeln. Bei Typ II- und Typ III-Resektionen (2/7 Rezidive) ist der Beckenboden li-

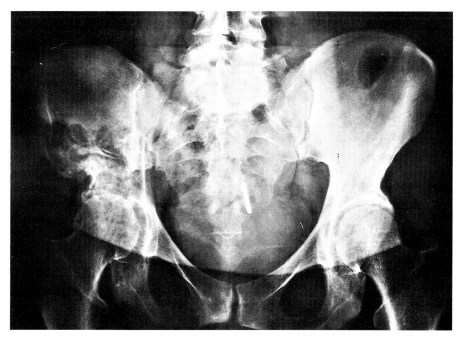

Abb. 1: Malignes fibröses Histiozytom des rechten Acetabulums, präoperative Röntgenaufnahme.

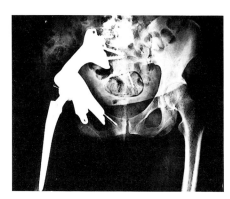

Abb. 2: Postoperative Röntgenaufnahme nach innerer Hemipelvektomie und Implantation eines "custom-made" halbseitigen Beckenersatzes.

mitierend. Beckenersatz (9/28 Rezidive) und Hemipelvektomien (5/10 Rezidive) weisen die höchste Rate auf. Am 1. 6. 1993 lebten nur noch 32 der 70 Patienten mit primär malignen Knochentumoren. Ihr funktionelles Ergebnis ist in Tabelle 3 enthalten und insgesamt als überraschend gut zu beurteilen.

Die Behandlung von Beckentumoren stellt nach wie vor eine große onkologisch-chirurgische Herausforderung dar. Unter den "idealen" Bedingungen des begrenzten gutartigen oder niedrig malignen Knochentumors erlauben uns die geschilderten Resektions- und Rekonstruktionsverfahren, den Tumor dauerhaft zu entfernen und mit biologischem oder künstlichem Ersatzmaterial

Tab. 3: Funktionelles Ergebnis bei 32 lebenden Patienten mit primär malignen Knochentumoren des Beckens (nach ENNEKING [1987])

Resektion	sehr gut	gut	befr.	schlecht
9 Typ I	8	-	1	-
1 Typ II	-	1	-	-
4 Typ III	2	2	-	-
12 Beckenersatz	6	4	1	1
1 Sattelprothese	-	1	-	-
2 Hemipelvektomie	-	-	-	2
3 Sonstige	1	2	-	-
32	*17*	*10*	*2*	*3*

die Stabilität und die Funktion des Beckens und des Hüftgelenks zu garantieren.

Bei hoch malignen und weit fortgeschrittenen Tumoren ergeben sich eine Fülle von operationstechnischen und onkologischen Problemen, die sich in der Zahl der Komplikationen, der lokalen Rezidive und der Metastasen ausdrückt und für den Patienten eine eingeschränkte Lebensqualität und langdauernde Morbidität bedeuten können. Trotz multimodaler Therapiekonzepte haben diese Tumoren im Beckenbereich eine schlechtere Prognose als vergleichbare Tumoren in anderen Körperregionen. Vorrangiges Ziel muß es daher sein, die primären Knochentumoren des Beckens frühzeitiger zu erkennen und die Patienten rasch an entsprechend erfahrene Zentren zu überweisen.

Literatur

(1) BECKER, W.: Diagnostik und Therapie von Knochentumoren im Bereich des Beckens. Z. Orthop. 126, 282, 1988
(2) CAPANNA, R., VAN HORN, J., GUERNELLI, N. et al: Complications of pelvic resections. Arch. Orthop. Trauma Surg. 106, 71, 1987
(3) ENNEKING, W.F., DUNHAM, W.K.: Resektion and reconstruction for primary neoplasms involving the innominate bone. J. Bone Jt. Surg. (Am) 60, 731, 1978
(4) ENNEKING, W.F.: Limb salvage in musculoskeletal oncology. Curchill Livingstone, New York, 1987
(5) LANGLAIS, F., TOMENO, B. (eds.): Limb salvage. Springer, Berlin - Heidelberg - New York, 1991
(6) MUTSCHLER, W., BURRI, C.: Innere Hemipelvektomie und Beckenersatz. Operat. Orthop. Taumatol. 2, 1, 1990
(7) MUTSCHLER, W., BURRI, C.: Die chirurgische Therapie von Beckentumoren. Chirurg 58, 724, 1987
(8) SUGARBAKER, P.H., NICHOLSON, T.H.: Atlas of extremity sarcoma surgery. J.B. Lippincott, Philadelphia, 1984

Probleme bei extremitätenerhaltenden Resektionen von Beckentumoren

L. Bernd • V. Ewerbeck • H.-G. Simank

Zusammenfassung

In einem Zwölfjahreszeitraum wurden 46 Patienten wegen eines primär malignen Knochentumors des Beckens behandelt. In Abhängigkeit von der Lokalisation und Ausdehnung erfolgte entweder eine ersatzlose Resektion, eine Verbundosteosynthese oder eine innere Hemipelvektomie mit Implantation einer Beckenteilendoprothese. Eine kurative Resektion war aufgrund der teilweise schwierigen anatomischen Gegebenheiten und der ausgedehnten Tumorausbreitung oft nicht erreichbar, was erheblichen Einfluß auf die Prognose hatte. Die größte operationsbedingte Letalität und die schwersten Komplikationen (Globalinfekte) traten bei Patienten mit innerer Hemipelvektomie mit teilendoprothetischem Beckenersatz auf, weswegen dieses Verfahren nicht empfohlen wird.

Zwischen 1980 und 1992 wurden in der Orthopädischen Universitätsklinik Heidelberg 66 Beckentumoren behandelt. Hierbei handelte es sich um 3 benigne Tumoren, 17 metastatische Prozesse und 46 primär maligne Knochentumoren, auf die wir hier unser Hauptaugenmerk richten wollen. Männer waren doppelt so häufig betroffen wie Frauen, das mittlere Erkrankungsalter lag bei etwa 40 Jahren. Im Gesamtkollektiv hatten wir einen mittleren Nachbeobachtungszeitraum von 51,7 Monaten (2-141 Monate).
Die häufigsten primär malignen Knochentumoren waren 10 Chondrosarkome, 9 maligne fibröse Histiocytome, 8 Ewing-Sarkome und 5 Plasmocytome. Die restlichen Tumoren verteilen sich auf seltenere Entitäten. Teilt man in Anlehnung an ENNEKING die Beckenhälfte in vier Segmente ein, so ergab sich in unserem Krankengut folgendes Vorgehen: War das Segment 1 betroffen (symphysennah), wurde nur ersatzlos reseziert, bei einem Tumor in Segment 1 und 2, das 2er Segment betrifft im wesentlichen die acetabuläre Region, nahmen wir einen prothetischen Ersatz vor. Bei 5 Tumoren, die in den Segmenten 1 bis 3 lokalisiert waren, wurde einmal ersatzlos reseziert und viermal eine Beckenprothese implantiert. Bei den 6 Tumoren, die ausschließlich die acetabuläre Region betrafen, führten wir Verbundosteosynthesen durch.
Von den 8 Tumoren, die in den Regionen 2 und 3 lokalisiert waren, wurden 3 ersatzlos reseziert, bei 5 kam ein endoprothetischer Ersatz zum Einsatz.
Die 4 Tumoren, die in Region 3 (Os ilium) lagen, wurden ersatzlos reseziert. Die 7 Tumoren, die in den Regionen 1 und 4 (Sacrum) lagen, wurden in 3 Fällen reseziert, 3 mal kam eine autologe Knocheninterposition zur Anwendung und in einem Fall eine Verbundosteosynthese.
Die 6 Tumoren, die im Segment 4, d.h. im Sacrum, lokalisiert waren, wurden ersatzlos entfernt.
Ein sehr wesentlicher Punkt erscheint uns beim operativen Vorgehen bei den Beckentumoren die unbeabsichtigte intraoperative Grenzunterschreitung zu sein. Bei den konventionellen Hemipelvektomien konnte in 33% der Fälle (4 von 12) und bei den inne-

ren Hemipelvektomien in 36% der Fälle (15 von 42) der gewünschte Abstand zum Tumor nicht eingehalten werden. Diese Zahlen erscheinen hoch und sich wohl wesentlich mit den zum Teil schwierigen anatomischen Gegebenheiten bei ausgedehnten Tumorbefunden zu begründen. MARCOVE aus New York berichtet über ein ähnliches Zahlenmaterial.

Natürlich haben die Resektionsgrenzen direkten Einfluß auf das Überleben der Patienten. Von den 5 intraläsional operierten verstarben 3, von den 10 marginal operierten 4 Patienten. Von den 20 weit Resezierten verstarben 4 und von den 5 radikal operierten Patienten verstarben 3 an Lungenmetastasen (4-12 Monate später).

Schlüsselt man nun die 5 Jahre Überlebenszeit nach den häufigsten Diagnosen auf, ist festzustellen, daß die Chondrosarkome immerhin in 40% der Fälle 5 Jahre Überlebensraten zeigen und somit als geheilt gelten können. 4 Patienten verstarben und bei 2 Patienten ist die 5 Jahre Überlebenszeit noch nicht erreicht. Bei den malignen fibrösen Histiocytomen und den Ewing-Sarkomen im Beckenbereich ist die Prognose deutlich schlechter, hier verstarben 5 von 9, bzw. 4 von 8 Patienten. Die Plasmocytome sind, als generalisierte Erkrankung, gesondert zu betrachten.

Prüft man nun die Komplikationen bei unterschiedlichem Vorgehen, so fanden wir in unserem Patientengut von den 12 konventionell Hemipelvektomierten in 4 Fällen = 33% revisionsbedürftige Komplikationen. In 2 Fällen lag eine Wundrandnekrose, einmal ein tiefer Infekt und einmal eine Darmfistel vor. Nach operativer Intervention konnten diese Komplikationen jeweils geheilt werden. 1 Patient verstarb an einer fulminanten Lungenembolie.

Von den 25 Patienten, bei denen eine innere Hemipelvektomie ohne Einbringung von Fremdmaterial vorgenommen wurde, waren nur in 20% der Fälle revisionsbedürftige Komplikationen gegeben (5 von 25). Eine Nachblutung, zwei Wundinfekte und eine Weichteilnekrose konnten geheilt werden. Bei einem Wundinfekt besteht weiterhin eine persistierende Fistel.

Den deutlich höchsten und schwersten Komplikationsanteil beobachteten wir nach der inneren Hemipelvektomie mit beckenteilendoprothetischem Ersatz. Insgesamt starben hier 3 von 10 Patienten. Außerdem traten bei 4 von 10 Patienten schwere, revisionsbedürftige Komplikationen (Globalinfekte) auf. 2 leichtere Komplikationen (Luxationen) konnten operativ behoben werden.

Aus den naturgemäß nicht ganz vergleichbaren Patientengruppen, auf der einen Seite die konventionell Hemipelvektomierten und auf der anderen Seite die Patienten mit einer inneren Hemipelvektomie, geht doch eindeutig hervor, daß das mit Abstand komplikationsträchtigste Verfahren der beckenteilendoprothetische Ersatz bei innerer Hemipelvektomie ist.

Aus den von uns gemachten Erfahrungen läßt sich folgern:

1. Man muß berücksichtigen, daß bei knapp $1/3$ der Patienten die gewünschten Resektionsgrenzen intraoperativ nicht einzuhalten sind.
2. Auf Fremdmaterial, d.h. endoprothetischen Ersatz des Beckens, sollte, sofern möglich, verzichtet werden.
3. Der Extremitätenerhalt ist nicht um jeden Preis anzustreben.

Aus dem Gesagten ergibt sich die Notwendigkeit zur kompromißlosen Patientenaufklärung.

Ergebnisse der operativen Behandlung maligner ileosakralgelenksnaher Knochentumoren

R. Roser • U. Weber • P. Bernius

Zusammenfassung
Zur Operationsstrategie ileosakralgelenksnaher Knochentumoren gibt es zur Zeit keine einheitliche Empfehlung. Radikale Resektionen sind nur durch ventro-dorsal kombiniertes Vorgehen möglich. Zur Festlegung der Resektionsgrenzen, aber auch zur Schonung der benachbarten Gefäße und Nerven empfielt sich die präoperative Planung des Eingriffs durch HR-CT und MRI.
Am Oskar-Helene-Heim wurden in der Zeit von Oktober 1988 bis März 1993 13 Patienten mit ileosakralgelenksnahen Knochentumoren behandelt (5 Metastasen, 1 Lokalrezidiv eines Rektumcarzinoms, 6 Chondrosarkome und 1 Fibrosarkom). Trotz aufwendiger Operationsplanung und ausgefeilter Technik konnte nur in 2 Fällen die histologisch gesicherte radikale Entfernung des Tumors erreicht werden.

Die Beckenknochen sind ein relativ häufiger Sitz von Knochentumoren. 21% der primär malignen Knochentumoren sind im Beckengürtel lokalisiert; 60% der klassischen Chondrosarkome finden sich hier und darüber hinaus ist das Becken in 10% Hauptlokalisation von Skelettmetastasen. Beckentumoren werden aufgrund ihrer Lokalisation sowie geringen klinischen Symptomatik spät diagnostiziert und haben bis zu diesem Zeitpunkt ein erhebliches Ausmaß erreicht. Durch diese Tumorausdehnung sowie die unmittelbare Nachbarschaft zu großen Gefäßen und neurogenen Strukturen sind die Möglichkeiten für eine kurative, onkologisch radikale Therapie erheblich begrenzt. Onkologische Radikalität ist dann gelegentlich gar nicht oder nur durch verstümmelnde Eingriffe wie z.B. Hemipelvektomie zu erzielen.

Grundsätzlich wird aber ein Extremitäten- sowie Funktion-erhaltendes Vorgehen bei onkologisch adäquater, lokaler Tumorkontrolle angestrebt.

Für die meisten Tumorlokalisationen im Beckenringbereich sind standardisierte und erprobte Operationsverfahren beschrieben. Knochentumoren mit isoliertem Befall der Beckenschaufel oder des Kreuzbeines werfen dabei operationstechnisch die geringsten Probleme auf und sind durch resezierende Verfahren ausreichend radikal zu behandeln. Auch ausgedehnte Resektionen zeigen funktionell und kosmetisch befriedigende Ergebnisse.

Die Überbrückung und Stabilisierung mit maßgefertigten Prothesen hat sich mittelfristig nicht bewährt und ist nur in Ausnahmefällen erforderlich.

Problematischer gestaltet sich die Behandlung ileosacralgelenksnaher Tumoren. Hier gibt es zur Zeit weder einheitliche Empfehlungen für die operativen Zugangswege, noch liegen Behandlungsergebnisse vor, die für unterschiedliche Operationstechniken und -taktiken eine vergleichende Bewertung zuließen.

1978 hat JUDET einen operativen Zugang zur Darstellung des Ileosacralgelenkes beschrieben. Dieser transiliakale Zugang hat sich nach unseren Erfahrungen in der Tumorchirurgie nicht bewährt, da die Gefahr besteht, daß insbesondere knorpelige, mechanisch wenig resistente Tumoren der ISG-Fuge bei der Mobilisierung aufbrechen. Ebenfalls als ungünstig zu bewerten sind rein dorsale Zugangswege, da sie bei der Tumorauslösung keine Kontrolle über vitale, ventral gelegene Strukturen erlauben.

Besser gelingt die komplette Tumorresektion in einem kombinierten ventro-dorsalen Vorgehen mit Darstellung der Nerven und Gefäße von ventral und Markierung der Resektionsgrenzen. Anschließend erfolgt über einen dorsalen Zugang die Tumorentfernung.

HR-CT und MRI erlauben hierbei präoperativ eine relativ präzise Festlegung der tumorfreien Resektionsebene auch bei ISG-nahen Geschwülsten.

Von Oktober 1988 bis März 1993 wurden im Oskar-Helene-Heim 13 ileosacralgelenksnahe Knochentumoren operativ behandelt. Das Durchschnittsalter der Patienten betrug 61,5 Jahre, der Nachsorgezeitraum erstreckte sich von 3 Monaten bis zu 4 Jahren und lag im Durchschnitt bei 19,7 Monaten.

In 5 Fällen von ISG-nahen Knochentumoren handelte es sich um Metastasen, einmal lag ein lokoregionäres Rezidiv eines Rectum-Carcinoms vor. Die operative Behandlung der Metastasen erfolgte in allen Fällen aufgrund eines ausgedehnten Tumorwachstums mit Instabilität und/oder neurologischen Störungen. Zielsetzung war die Dekompression neurogener Strukturen sowie die Tumorverkleinerung, onkologische Radikalität wurde nicht angestrebt. 2 Patienten sind im Nachsorgezeitraum verstorben.

Um primär maligne Knochentumoren handelte es sich in 7 Fällen, entsprechend der histologischen Differenzierung um 6 Chondrosarkome sowie 1 Fibrosarkom. Bei 2 Chondrosarkomrezidiven sowie dem Fibrosarkom wurde aufgrund der Tumorausdehnung, beziehungsweise dem reduzierten Allgemeinzustand des Patienten eine geplante, unradikale Tumorverkleinerung durchgeführt. Damit war insgesamt 4 mal onkologisch radikales Vorgehen geplant und wurde auch intraoperativ als kurative, extraläsionale Resektion angesehen. Aufgrund der postoperativen histologischen Aufarbeitung des Präparates mußte dies in 2 Fällen revidiert werden; histologisch war die Resektion nur in 2 Fällen weiträumig extraläsional, in 2 Fällen aber marginal erfolgt.

Radikale Resektionen maligner, ISG-naher Tumoren sind nur durch ventro-dorsal kombiniertes Vorgehen möglich. Radikale Resektion ist aber bei dieser Tumorlokalisation, soweit technisch überhaupt durchführbar, immer mit ausgedehnten Knochen- und Weichteildefekten, Instabilität und funktionellen Einbußen, insbesondere neurologischen Defiziten, verbunden.

Die geplante weiträumige Resektion ISG-naher Tumoren hat diese Nachteile in aller Regel nicht; die Entfernung von Anteilen der hinteren Beckenschaufel, der Massa lateralis des Kreuzbeines sowie von Teilen des Kreuzbeinkörpers führt zu funktionell guten Ergebnissen, jedoch auch bei technisch aufwendiger ventro-dorsaler Vorgehensweise muß die Möglichkeit einer marginalen oder intraläsionalen Resektion in Kauf genommen werden.

Acetabulum

Indikation zur konservativen Behandlung von Acetabulumfrakturen

H.-G. Knöll

Zusammenfassung
Dislozierte Acetabulumfrakturen mit erheblicher Funktionseinschränkung und einer ausgeprägten Schmerzsymptomatik stellen eine absolute OP-Indikation dar. Indikationen zur konservativen Therapie sind irreponible Trümmerfrakturen, die Frakturlokalisation, alte Frakturen, lokale Infektionen, keine Dislokationen sowie der Allgemeinzustand des Patienten. Entscheidend für das Therapiekonzept ist eine exakte Aufschlüsselung der Frakturform nach JUDET und LETOURNEL in reine Acetabulum- und kombinierte Frakturen. Dazu dienen spezielle Röntgenaufnahmen wie Beckenübersicht, Ala- und Obturatoraufnahmen sowie ein Becken-CT. Von 1982-1992 wurden in der BG-Klinik Frankfurt a. Main von 238 Patienten mit Hüftpfannenfrakturen 167 konservativ und 91 operativ behandelt.

Dislozierte Acetabulumfrakturen führen häufig zu einer posttraumatischen Arthrose des Hüftgelenkes mit erheblicher Einschränkung der Beweglichkeit und entsprechender Schmerzsymptomatik. Ziel muß es daher sein, bei dislozierten Acetabulumfrakturen die Gelenkfläche absolut kongruent wiederherzustellen.

Über die absolute Operationsindikation besteht in der Literatur eine einhellige Meinung. So ist die Operationsindikation gegeben bei konservativ nicht reponierbarer Acetabulumfrakturen, bei Interposition von Knochenfragmenten im Gelenkspalt sowie bei stark verschobenen Fragmenten. Über die Therapie bei Acetabulumtrümmerfrakturen gibt es noch unterschiedliche Meinungen.

Obwohl durch eine Osteosynthese bei Acetabulumfrakturen häufig eine stufenlose Reposition nicht erreicht werden kann, sind die Ergebnisse in der Regel besser als bei der konservativen Behandlung. Trotzdem gibt es eine klare Indikation zur konservativen Behandlung von Acetabulumfrakturen. Das konservative Vorgehen ist abhängig von der Lokalisation der Fraktur, dem Ausmaß der Dislokation sowie den Begleitverletzungen und dem Allgemeinzustand des Patienten.

Bei der Klassifikation von Acetabulumfrakturen wurde von LETOURNEL und JUDET zwei prinzipielle Frakturformen unterschieden. Zum einen die isolierten Acetabulumfrakturen, zum anderen die kombinierten Acetabulumfrakturen. Die isolierten Acetabulumfrakturen wurden in 5 Frakturformen unterschieden, die kombinierten Acetabulumfrakturen in 4 verschiedene Formen.

Typ 1: Dorsale Pfannenrandfraktur; diese Frakturform kommt am häufigsten vor und hat einen Anteil von etwa 1/4 aller Pfannenfrakturen. Diese dorsale Pfannenfraktur tritt in den meisten Fällen im Zusammenhang mit einer dorsalen Hüftkopfluxation auf. Am besten ist die dorsale Pfannenwandfraktur in der Obturatoraufnahme, bei dem die verletzte Seite um 45° angehoben wird, zu diagnostizieren. Eine computertomographische Abklärung sollte zusätzlich durchgeführt werden.

Als *Typ 2* wird die dorsale Pfeilerfraktur bezeichnet, die cranial der Incissura ischiadica major beginnt und am Ramus ischii pubicus endet. Zur Diagnose ist neben den Standardaufnahmen die Ala-Aufnahmen, bei der die gesunde Seite um 45° angehoben wird, hilfreich.

Ventrale Pfannenrandfrakturen *(Typ 3)* sind sehr selten und verlaufen in der Regel durch die Fossa acetabuli nach cranial und ventral. Die Obturatoraufnahme ist bei der Diagnostik hilfreich.

Als *Typ 4* werden die ventralen Pfeilerfrakturen bezeichnet. Charakteristisch für diese Art der Fraktur ist eine Frakturlinie im Ramus superior des Os pubis, die nach cranial zum iliakalen Segment des ventralen Pfeilers verläuft. Die acetabulare Gelenkfläche ist desto mehr betroffen, je höher der Austrittspunkt der Fraktur an der vorderen Beckenschaufel verläuft.

Die letzte als isolierte bezeichnete Acetabulum-Fraktur ist die Querfraktur *(Typ 5)*. Sie verläuft in der Regel transversal durch beide Pfeiler und teilt das Acetabulum in einen cranialen und kaudalen Teil. Bei der Querfraktur kann in beiden Zusatzaufnahmen in der Ala- und Obturatoraufnahme der Frakturverlauf beurteilt werden. Eine CT-Untersuchung ist immer notwendig.

Die nächsten Frakturformen werden als kombinierte Acetabulumfrakturen bezeichnet. Als *Typ 6* gilt die T-Fraktur. Das sind Querfrakturen mit einem vertikalen nach kaudal gerichteten Frakturverlauf durch die Fossa acetabuli in den Obturatorring.

Typ 7: Querfraktur mit dorsaler Pfannenfraktur. Diese Fraktur ist insgesamt selten und der dorsalen Pfeilerfraktur ähnlich. Der Femurkopf ist häufig subluxiert. Auf der Obturatoraufnahme zeigt sich das dislozierte dorsale Fragment.

Als *Typ 8* wird die ventrale Pfeilerfraktur mit Querfraktur durch den dorsalen Pfeiler bezeichnet. Diese Fraktur ist äußerst häufig mit ca. 20% aller Acetabulumfrakturen. Sowohl auf der Obturatoraufnahme als auch auf der Ala-Aufnahme stellt sich diese Frakturform dar.

Als *Typ 9* und letzte der kombinierten Acetabulumfrakturen wird die Fraktur beider Pfeiler bezeichnet. Auch diese Fraktur kommt mit über 20% sehr häufig vor. Es handelt sich hier um eine komplexe Fraktur, bei der das Acetabulum vom Rest des Beckenrings disloziert ist und beide Pfeiler voneinander getrennt sind.

Für die Diagnostik der Acetabulumfrakturen steht an erster Stelle die klinische Untersuchung und Anamneseerhebung. Die Stellung des Beines gibt Anhaltspunkte für die Dislokationsrichtung. Bei Innenrotation des Beines handelt es sich um eine hintere Luxation, bei Außenrotation um eine ventrale Luxation.

Die Beckenübersichtsaufnahme und die Standardröntgenaufnahme im a.p-Strahlengang sind wichtig, um die Gesamtsituation des Beckens zu beurteilen und Begleitverletzungen des Beckens, evtl. auch der Gegenseite, festzustellen.

Als zusätzliche Aufnahmen haben sich die Ala- und Obturatoraufahmen durchgesetzt.

Die Obturatoraufnahme mit Anhebung des verletzten Hüftgelenkes um 45° zeigt den hinteren Pfannenrand und den vorderen Pfeiler. Die Ala-Aufnahme, bei der die unverletzte Seite um 45° angehoben wird, zeigt den vorderen Pfannenrand und den hinteren Pfeiler. Gleichzeitig stellt sich die Beckenschaufel vollständig dar.

Ohne Computertomographie ist heute keine Diagnostik und Operationsindikation mehr denkbar. Durch die CT-Untersuchung kann man Knochenfragmente im Gelenk feststellen sowie millimetergenau die Dislokation einzelner Fragmente ausmessen. Nur so ist eine genaue präoperative Planung möglich.

Wenn die Dislokation einzelner Fragmente über 2 cm besteht, ist die Indikation zur operativen Behandlung gegeben, um einer posttraumatischen Coxarthrose vorzubeugen.

Die Indikation zur konservativen Therapie von Acetabulumfrakturen sind unseres Erachtens gegeben bei:
- Frakturen ohne jegliche Dislokation,
- wenig dislozierten Frakturen nicht belastender Hüftpfannenanteile,
- lokaler Infektion,
- ausgeprägten Coxarthrosen,
- veralteten Frakturen,
- hohem Alter des Patienten,
- allgemeinen oder internistischen Kontraindikationen.

Jeweils muß die Indikation zur konservativen oder operativen Behandlung sorgfältig geprüft werden, wobei die Tendenz eher zu operativen Behandlungen geht, selbst bei wenig dislozierten Frakturen.

In der Berufsgenossenschaftlichen Unfallklinik Frankfurt am Main wurden 1982-1992 238 Patienten mit Hüftpfannenfrakturen behandelt. Dabei wurden konservativ 167 und operativ 91 Patienten behandelt.

Der hohe Anteil von konservativ behandelten Patienten liegt an dem hohen Anteil von veralteten Frakturen.

Operative Behandlung

Hüftpfannenfraktur	25
Hüftgelenkluxation mit Hüftpfannenfraktur	37
Hüftpfannenfraktur mit Beckenfraktur	11
Hüftpfannenfraktur mit Pfeilerfraktur	14
Hüftpfannenfraktur mit Symphysensprengung	4
Hüftpfannenfraktur gesamt	*91*

Konservative Behandlung

Hüftpfannenfraktur	69
Hüftgelenkluxation mit Hüftpfannenfraktur	23
Hüftpfannenfraktur mit Beckenfraktur	58
Hüftpfannenfraktur mit Pfeilerfraktur	12
Hüftpfannenfraktur mit Symphysensprengung	5
Hüftpfannenfraktur gesamt	*167*

Spätergebnisse nach konservativer Therapie von Azetabulumfrakturen

J. Rödig • A. Meißner • R. Rahmanzadeh

Zusammenfassung

Die Indikation zur konservativen Therapie hängt von der Kongruenz der Gelenkflächen, der Lokalisation der Fraktur und dem Patientenalter sowie dem Allgemeinzustand ab. Auf der Basis von Spätergebnissen sollten die Indikationen zur konservativen Therapie überprüft werden mit der Frage, ob das Therapiekonzept überarbeitet werden muß. Von 1975-1985 wurden 102 Patienten, davon 54 konservativ und 48 operativ, behandelt. Drei Patienten zeigten verbliebene Nerventeilläsionen, was einer Komplikationsrate von 5,5% entspricht. Die konservative Therapie hat ihre Berechtigung bei nicht dislozierten Acetabulumfrakturen (unter 2mm), Pfannenrandfrakturen, sehr kleinem Fraktursegment, caudalen, ventralen Pfeilerfrakturen ohne Läsion der Hauptbelastungszone sowie nicht rekonstruierbaren Trümmerfrakturen.

Einleitung

Azetabulumfrakturen treten häufig bei Verkehrsunfällen im Rahmen von Mehrfachverletzungen auf. Die Indikation zur Operation hängt ab von der Frakturform, aber auch dem Alter und Allgemeinzustand der Patienten. Die Aufarbeitung der konservativ behandelten Azetabulumfrakturen soll im Vergleich mit Ergebnissen in der Literatur aufzeigen, welche Spätergebnisse nach konservativer Therapie bei den gewählten Indikationen resultieren, und ob sich daraus eine Änderungsnotwendigkeit für das Therapiekonzept ergibt.

Material und Methode

Von 1975 bis 1985 wurden im Klinikum Steglitz 102 Patienten mit Azetabulumfrakturen behandelt, 54 konservativ und 48 operativ. Es handelte sich bei den konservativ behandelten Frakturen um 22 Frauen und 32 Männer im Alter von 19 bis 91 Jahren. Es zeigte sich ein Altersgipfel um das 40. Lebensjahr sowie um das 80. Lebensjahr. Bei der Analyse der Frakturen im hohen Lebensalter fallen oft Bagatelltraumen als Ursache für eine Azetabulumfraktur infolge von Involutionsosteoporosen auf. Bereits während der stationären Behandlung starben 13 Patienten infolge der Begleitverletzungen. An Begleitverletzungen registrierten wir 4 Abdominal-, 8 Thorax- und 13 Schädelhirntraumata. In 8 Fällen war die Wirbelsäule, zwölfmal die obere und vierzehnmal die untere Extremität mitverletzt.
Die Einteilung der Frakturen erfolgte nach der AO-Klassifikation sowie der Einteilung nach JUDET und LETOURNEL (Tab. 1).

Tab. 1: Einteilung der Acetabulumfrakturen (modifiziert nach LETOURNEL / JUDET)

I	dorsaler Pfannenrand	9
II	dorsaler Pfeiler	13
III	ventraler Pfannenrand	0
IV	ventraler Pfeiler	24
V	Querfraktur mit Dislokation	5
VI - X	3n = 54	

In 12 Fällen registrierten wir eine zusätzliche Beckenringverletzung. Die Immobili-

sierungszeit bei konservativ behandelten Azetabulumfrakturen, bei Dislokationen unter 2 mm, betrug 2 bis 3 Wochen mit frühfunktioneller Behandlung im Bett. Frakturen des Pfannenvorderrandes (A3.1), des vorderen Pfeilers (A3.2) unterhalb der 45°-Linie und kaudale Querfrakturen (B1.2) werden 2 bis 5 Wochen im Bett funktionell behandelt und anschließend an Gehstützen mobilisiert. In Abhängigkeit von der Dislokation erfolgte die Lagerung entweder auf dem Rollbrett mittels Kalkaneusdrahtextension oder durch eine supracondyläre Extension. Nach LETOURNEL (1993) kann die konservative Therapie der Azetabulumfrakturen auch durch einfache Lagerung im Bett ohne Extensionsmaßnahmen erfolgen.

Bei gering dislozierten Frakturen (< 2 mm), ohne wesentliche Stufe in der Gelenkpfanne, erfolgt nur die Lagerung in einer Schaumstoffschiene. Die sub- oder pertrochantäre Extension, wie z.B. bei Femurkopffrakturen, kam bei unseren Patienten nicht zum Einsatz. Nicht rekonstruierbare Azetabulumtrümmerfrakturen wurden nur anfangs konservativ behandelt, um nach Frakturkonsolidierung frühsekundär oder spät eine Versorgung des Hüftgelenkes mittels Totalendoprothese vorzunehmen.

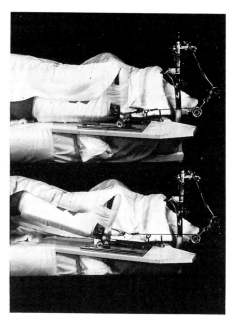

Abb. 1: *Lagerung auf dem Rollbrett.*

Ergebnisse

Komplikationen wie periartikuläre Verknöcherungen (LETOURNEL ca. 20%), Myositis ossificans, Sekundärarthrose (LETOURNEL 8,6%, JUNGBLUTH 40%) oder Hüftkopfnekrosen (LETOURNEL 6,5%, JUNGBLUTH 17%) treten bei konservativer Therapie von Azetabulumfrakturen sehr selten auf.

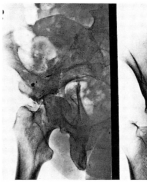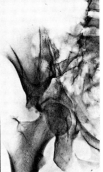

Abb. 2: *Konservative Therapie einer Azetabulumfraktur; a) Unfallbild; b) nach 6 Monaten.*

Tab. 2: Gehfähigkeit (n = 37)

	dorsale Pfanne	dorsaler Pfeiler	ventraler Pfeiler	Querfraktur	Summe
normal	7	4	14	4	29
leicht beeinträchtigt	-	3	2	2	7
sehr beeinträchtigt	-	-	1	-	1

Derartige Läsionen wurden in unserem Patientengut 3 mal, und zwar zweimal des Nervus peronaeus communis und einmal des Nervus ischiadicus, festgestellt, was einem Prozentsatz von 5,5% der konservativ behandelten Patienten entspricht. Die Häufigkeit sekundärer Nervenläsionen nach Operation reicht in Literaturangaben bis zu 20%. KEBAISH berichtet 1990 über 3,8% Nervenläsionen bei konservativer Therapie. Bei einem der 3 Patienten mit primärer Nervenläsion zeigte sich nur eine partielle Restitutio ad integrum. Insgesamt wurden 37 von 54 Patienten durchschnittlich 6 Jahre nach dem Unfall nachuntersucht. 29 dieser Patienten zeigten eine normale Gehfähigkeit. Während Patienten mit Frakturen der dorsalen Pfanne überhaupt keine Einschränkungen in der Gehfähigkeit angaben, schilderten immerhin 3 Patienten mit dorsaler Pfeilerfraktur sowie jeweils 2 Patienten mit ventraler Pfeiler- und Querfraktur eine leichte Beeinträchtigung. Stark beeinträchtigt war lediglich 1 Patient mit ventraler Pfeilerfraktur bei begleitender Beckenringverletzung. Auch die Untersuchung der Schmerzsymptomatik ergab keinen Hinweis darauf, ob bei einer speziellen Indikation vermehrt Schmerzen festgestellt wurden.

Bei der insgesamt geringen Fallzahl zeigte sich, daß Patienten mit dorsaler Pfanne wenig Schmerzen, und immerhin 2 Patienten mit ventraler Pfeilerfraktur bereits Schmerzen bei geringer und 6 Patienten Schmerzen bei starker Belastung angaben. Das Liegen auf der verletzten Seite war außer bei ventralen Pfeiler-Querfrakturen immer möglich. Bei 3 Patienten wurde spätsekundär, bei gleichzeitig fortgeschrittener Coxarthrose, ein Ersatz des Hüftgelenkes durchgeführt.

Diskussion

Die konservative Therapie von Azetabulumfrakturen ist auch im Vergleich mit der Literatur ein gängiges Verfahren bei strenger Indikationsstellung. Dazu zählen:

1. nicht dislozierte Azetabulumfrakturen (< 2 mm),
2. Pfannenrandfrakturen ventral sowie dorsal, falls es sich um ein kleines Frakturegment handelt.

Weiterhin können ventrale Pfeilerfrakturen, die kaudal liegen und die Hauptbelastungszone nicht betreffen und Querfrakturen, sofern sie kaudal liegen, konservativ behandelt werden. Auch Trümmerfrakturen des Azetabulums mit fehlender Rekonstruktionsmöglichkeit können konservativ ausbehandelt oder früh- bzw. spätsekundär mit einer Hüftgelenkstotalendoprothese versorgt werden. Alle übrigen Frakturen mit Stufenbildung im Pfannendachbereich oder intraartikulärem Fragment sollten operativ angegangen werden, um eine stufenlose Rekonstruktion der Gelenkpfanne zu erreichen. Das verbliebene Ausmaß einer Gelenkstufe ist nach KEBAISH (1990) entscheidend für das endgültige Behandlungsergebnis.

Komplikationsmöglichkeiten bei der konservativen Behandlung sind häufig auf indikatorische Fehler oder Fehler im Rahmen des Therapieverlaufs zurückzuführen, wie z.B. eine späte Diagnosestellung, unzureichende Röntgendiagnostik und damit eine verzögerte Entscheidung hinsichtlich operativen oder konservativen Vorgehens, zu kurze Entlastungs- und Extensionszeiten, fortgeschrittene Osteoporose und Hüftkopffrakturen (SPENCER 1989). Kontraindikationen für operatives Vorgehen stellen eine fortgeschrittene Osteopenie, eine Osteoarthrose, lokale Infekte sowie ein reduzierter Allgemeinzustand dar (LETOURNEL 1993). In Anbetracht der Komplikationsmöglichkeiten bei operativem Vorgehen sowie den guten Ergebnissen nach konservativem Vorgehen, bei strenger Indikationsstellung und früher Mobilisierung und Teilbelastung, hat die konservative Therapie weiterhin ihre Berechtigung, vor allem bei Kongruenz der Gelenkflächen in der Hauptbelastungszone.

Literatur

(1) BOSSE, C.M.J. et al.: Heterotopic Ossification as a Complication of Acetabular Fracture. J. Bone Joint Surg. (Am), 70-A, 1231-1237, 1988

(2) FENZL, G., FISCHER, G., GALLE, P.: Azetabulumfrakturen - operative versus konservative Behandlung. Unfallchir. 16, 230-235, 1990

(3) HEEG, M., KLASEN, H.J., VISSER, J.D.: Acetabular Fractures in Children and Adolescents. J. Bone Joint Surg. (Br), 71-B, 418-421, 1989

(4) HEEG, M., OOSTVOGEL, H.J.M., KLASEN, H.J.: Conservative Treatment of Acetabular Fractures: The Role of the Weight-bearing Dome and Anatomic Reduction in the Ultimate Results. J. Trauma, Vol 27, 555-559, 1987

(5) JUNGBLUTH, K.H., SAUER, H.D., SCHÖTTLE, H.: Ergebnisse der operativen Rekonstruktion verschobener Azetabulumfrakturen - AO Sammelstatistik. Hefte Unfallheilk. 140, 154-156

(6) HEEG, M., OTTER, N., KLASEN, H.J.: Anterior Column Fractures of the Acetabulum. J. Bone Joint Surg. (BR), 74 B, 554-557, 1992

(7) KEBAISH, A.S., ROY, A., RENNIE, W.: Displaced Acetabular Fractures: Long-term Follow-up. J. Trauma, Vol. 31, 1539-1542, 1991

(8) LETOURNEL, E., JUDET, R.: Fractures of the Acetabulum. Springer Verlag, New York, Berlin, 1993

(9) MATTA, M., ANDERSON, L.M., EPSTEIN, H.C., HENDRICKS, P.: Fractures of the Actetabulum. Clin. Orthop. Rel. Res., 205, 231-257, 1986

(10) MEISSNER, A., RÖDIG, J., SCHELLER, E.E.: Komplikationen und Spätfolgen nach Azetabulumfrakturen. Fortschritte in der Unfallchirurgie, 10. Steglitzer Unfalltagung, Berlin, Heidelberg, 172-175, 1992

(11) SPENCER, R.F.: Acetabular Fractures in Older Patients. J. Bone Joint Surg. (Br), 71-B, 774-776, 1989

(12) WEISE, K., WELLER, S.: Die konservative Therapie beim Hüftpfannenbruch - Indikation und Ergebnisse. Akt. Traumatol. 17, 277-283, 1987

Die operative Therapie der Acetabulumfraktur
- Erfahrung nach Versorgung von 102 Fällen -

R. Schlemminger • H. Burchardt • P. Stankovic

Zusammenfassung
Die Indikation zur operativen Therapie besteht bei dislozierten Acetabulumfrakturen, um eine posttraumatische Arthrose bei verbliebenen Gelenkstufen zu vermeiden. Von 1980-1991 wurden an der Chirurgischen Universitätsklinik Göttingen 102 Patienten mit Acetabulumfrakturen operativ versorgt. Im wesentlichen handelte es sich um dorsale Pfannenrandfrakturen (33%), Querfrakturen mit dorsalen Pfannenrandfragmenten (27,4%) und Zweipfeilerfrakturen (19,6%). An Frühkomplikationen traten 6 Frakturdislokationen, 12 Phlebothrombosen und 8 passagere Ischiadicus-Läsionen auf. Spätkomplikationen waren Femurkopfnekrosen (6), Coxarthrosen (10), Implantatlockerungen (3), periartikuläre Verkalkungen (11), Ankylosen (2) und persistierende neurologische Ausfälle (5). Viele der festgestellten Komplikationen waren nicht nur frakturbedingt, sondern waren Folge der schweren Begleitverletzungen.

Einleitung
Bei dislozierten Acetabulumfrakturen besteht die Indikation zur operativen Therapie, um durch Wiederherstellung der Gelenkkongruenz die Entwicklung einer posttraumatischen Arthrose zu vermeiden (REILMANN 1992). Die Acetabulumfraktur ist immer die Folge einer erheblichen Gewalteinwirkung, so daß über die Hälfte der betroffenen Patienten weitere, oft lebensbedrohliche Verletzungen aufweisen (WEINBERG 1992). Die Diagnostik, Therapieplanung und Operation dieser Frakturen müssen daher, abhängig vom Verletzungsmuster, in ein Gesamtkonzept integriert werden. Hierdurch wird insbesondere der Versorgungszeitpunkt beeinflußt, was nicht ohne Auswirkungen sowohl auf die Durchführung der Operation als auch auf die postoperativen Ergebnisse bleiben kann. Über die Erfahrungen im Rahmen der operativen Behandlung von Acetabulumfrakturen soll im folgenden berichtet werden.

Methodik und Patienten
In der Zeit von 1/80 -12/91 wurden an der Chir. Univ.-Klinik Göttingen 102 Patienten (67 Männer, 35 Frauen) wegen einer dislozierten Acetabulumfraktur operativ versorgt. Die Altersverteilung ist in Abbildung 1 dargestellt. Die Altersspanne erstreckte sich vom 18. bis zum 78. Lebensjahr. 61 der 102 Patienten wiesen Mehrfachverletzungen auf (Abb. 2). Nach der AO-Klassifikation lagen folgende Frakturformen vor: dorsale Pfannenrandfraktur 34 x (33,3%), dorsale Pfeilerfraktur 5 x (4,9%), ventrale Pfeilerfraktur 5 x (5,9%), Querfraktur 9 x (8,8%), Querfraktur mit dorsalem Pfannenrandfragment 28 x (27,4%), Beidpfeilerfraktur 20 x (19,6%).

Ergebnisse
Der Versorgungszeitpunkt der Frakturen ist in Abbildung 3 dargestellt. Die mittlere Operationsdauer betrug 148 ± 30 Minuten. Insbesondere in den Fällen, die erst nach 9 bis 13 Tagen nach dem Unfall versorgt werden konnten, war die Reposition häufig erschwert.

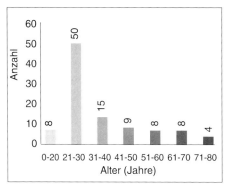

Abb. 1: Altersverteilung der Patienten, die im Zeitraum von 1/1980 bis 12/1991 wegen einer dislozierten Acetabulumfraktur operativ versorgt wurden.

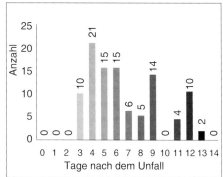

Abb. 3: Versorgungszeitpunkt der Patienten, die im Zeitraum von 1/1980 bis 12/1991 wegen einer dislozierten Acetabulumfraktur operativ versorgt wurden (n = 102).

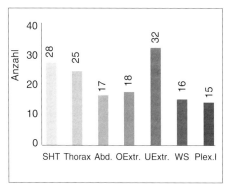

Abb. 2: Zusätzlich vorliegende Verletzungen der Patienten, die im Zeitraum von 1/1980 bis 12/1991 wegen einer dislozierten Acetabulumfraktur operativ versorgt wurden.

In diesem Zusammenhang beobachteten wir eine schwere venöse Blutung, die eine gefäßchirurgische Intervention erforderlich machte.

An Frühkomplikationen sahen wir 4 ausgedehnte Hämatome, 4 tiefe Infekte, 6 Frakturdislokationen, 12 Phlebothrombosen und 8 vorübergehende Ischiadicusparesen.

Spätkomplikationen traten in 37 Fällen auf, die sich wie folgt aufgliedern: Femurkopfnekrose 6 x (5,8%) Coxarthrose 10 x (9,8%), Implantatlockerung 3 x (2,9%), periartikuläre Verkalkung 11 x (10,8%), Ankylose des Hüftgelenkes 2 x (1,9%), persistierende neurologische Ausfälle 5 x (4,9%).

Wegen der Frühkomplikationen waren 14 Rezidiveingriffe notwendig (Hämatomausräumung 4 x, Spül-Saug-Drainage 4 x, Re-Osteosynthese 6 x). Im weiteren Verlauf (> 3 Monate) mußten im Zusammenhang mit den Spätkomplikationen 25 Rezidiveingriffe erfolgen (Totalendoprothese 14 x, Implantatentfernung 7 x, Fixateur externe 2 x, Girdlestone-Hüfte 2 x).

Diskussion

Die Problematik im Rahmen der operativen Behandlung dislozierter Acetabulumfrakturen ergibt sich aus der Kombination einer schwierigen Fraktursituation mit den häufig vorliegenden Begleitverletzungen. Ein entsprechendes Management hinsichtlich der Erstversorgung, Diagnostik und definitiver Frakturbehandlung ist daher erforderlich

(BOSCH 1992). Insbesondere nach neurologischen Begleitverletzungen sollte gezielt gefahndet werden. Die in der Literatur angegebene Inzidenz traumatisch und iatrogen bedingter Ischiadicusparesen von 6-12% wird durch unsere Ergebnisse weitgehend bestätigt, wobei die Rate persistierender Nervenschäden nur 5 der insgesamt 23 Fälle betrifft (LETOURNEL l990). Allein acht vorübergehende Paresen traten nur nach der operativen Behandlung auf, so daß dem neurologischen Status insbesondere aus forensischen Gründen besondere Bedeutung zukommt.

Probleme bei der operativen Versorgung sahen wir gehäuft, wenn diese erst zu einem relativ späten Zeitpunkt erfolgen konnte, wobei Schwierigkeiten bei der Reposition komplexer Frakturen im Vordergrund standen. Vier der sechs Dislokationen, die in der frühen postoperativen Phase auftraten, wurden nach Versorgung am neunten bis dreizehnten Tag beobachtet. Ursächlich muß neben der ungenügenden Reposition auch eine mangelnde Frakturexposition in drei Fällen diskutiert werden, da vorbestehende Weichteilschäden oder eine Sekundärheilung nach vorausgegangener Laparotomie keine Erweiterung im Sinne eines zusätzlichen ilioinguinalen Zugangs zuließen.

Neben ausgedehnten Knorpelschäden, Kontusionen oder verbliebenen Defekten, die trotz regelrechter operativer Versorgung letztendlich durch die Verletzungsschwere zu Femurkopfnekrosen oder zur Coxarthrose geführt haben, hat sich uns die Entwicklung eines tiefen Infektes als prognostisch besonders ungünstig im Hinblick auf die Spätergebnisse erwiesen. Alle vier beobachteten tiefen Infekte machten mehrere Re-Eingriffe erforderlich und gingen mit einem weitgehenden Funktionsverlust des Hüftgelenkes einher. In zwei Fällen war der Infekt erst durch die Anlage einer Girdlestone-Situation zu beherrschen.

Die in unserem Krankengut beobachtete Rate an periartikulären Verkalkungen nach dem von uns benutzten Zugang nach KOCHER-LANGENBECK ist in der Größenordnung mit den in der Literatur angegebenen Zahlen vergleichbar (JOHNSON 1990). Schwerwiegende Funktionseinschränkungen traten jedoch nur in einigen Fällen auf.

Trotz konsequenter Thromboseprophylaxe wurde eine hohe Rate an angiographisch nachgewiesenen Phlebothrombosen diagnostiziert. Tödliche thrombembolische Komplikationen, wie sie in der Literatur beschrieben sind, haben wir jedoch nicht beobachten müssen (LETOURNEL 1990).

Unsere Ergebnisse zeigen deutlich, daß die operative Behandlung von dislozierten Acetabulumfrakturen mit einer hohen Rate an Komplikationen und Rezidiveingriffen einhergeht, da viele ungünstige Faktoren im Hinblick auf die Entstehung von Komplikationen durch die Verletzungsschwere und das Verletzungsmuster vorgegeben sind.

Literatur

(1) REILMANN, H., WEINBERG, A.M: Zugänge, Zugangswahl und operative Techniken zur internen Stabilisierung von Acetabulumfrakturen. Orthopäde 21, 442-448, 1992
(2) WEINBERG, A.M., REILMANN, H.: Die Arbeitsgruppe Becken in der DGU und der deutschen Sektion der AO-lnternational. Orthopäde 21, 449-452, 1992
(3) BOSCH, U., POHLEMANN, T., HAAS, N., TSCHERNE, H.: Klassifikation und Management des komplexen Beckentraumas. Unfallchirurg 4, 189-196, 1992
(4) LETOUNEL, E: The results and complications of acetabular fractures treated surgically. Abstract. Fractures of the pelvic region. The Haque Westeinde Hospital, 1990
(5) JOHNSON, E.E.: Treatment of heterotopic bone. Abstract Fractures of the pelvic region. The Haque Westeinde Hospital, 1990

Prognostische Kriterien operativ versorgter Acetabulumfrakturen

H. Bülhoff • K. Neumann • G. Muhr

Einleitung

Bis vor 30 Jahren waren Acetabulumfrakturen eine Domäne des konservativen Vorgehens. Allerdings ließ sich durch Extension und Traktion nicht immer die Gelenkflächenkongruenz wiederherstellen. Insbesondere mußte erkannt werden, daß Fehlrotationen nicht behoben werden konnten und auch eine reguläre Ligamentotaxis nicht bestand. Ein weiteres Problem war die Interpretation der Kennlinien bei schwieriger dreidimensionaler Orientierung und die häufig erforderlichen mehreren Zugänge, um die Gelenkmechanik zu rekonstruieren. Erst Anfang der 60er Jahre wurde die OP-Technik und Indikation durch JUDET und LETOURNEL inauguriert, die radiologische anatomische Korrelate herstellten und ihre Klassifikationen mit prognostischen Kriterien verbanden (1). Hierdurch konnten die Arthroserate auf 23% gesenkt werden und auch die Nekroserate, insbesondere durch frühe Reposition auf Werte zwischen 7 und 17% reduziert werden (2). Zum gleichen Zeitpunkt eruierten ROWE und LOWELL die Bedeutung des gewichtstragenden Anteils des Acetabulums für die Prognose einer sich entwickelnden Arthrose oder Inkongruenz des Gelenkes (3). Dabei fanden sie heraus, daß für ein konservatives Vorgehen das Pfannendach zu mehr als 40 Grad in allen drei Projektionsebenen überdacht sein muß; beträgt jedoch der überbrückende Pfannendachwinkel weniger als 40 Grad in den drei Projektionen, ist die Prognose des konservativen Vorgehens schlecht, die Operation ist indiziert. Hieraus ergeben sich Indikationen für ein konservativ-funktionelles Vorgehen: Intaktes Pfannendach in allen Projektionsebenen mit einem Winkel von 40 Grad, eine Verschiebung der Fragmente unter 4 mm, tiefe vordere Pfeilerfrakturen und tiefe Querfrakturen sowie allgemeine Kontraindikationen.

Die OP-Indikationen ergeben sich aus einer verstärkten Inkongruenz und Instabilität sowie interponierten Fragmenten, Pfannendachimpaktierungen und Femurkopffrakturen. Die prognostischen Kriterien leiten sich ab aus der operativen Taktik mit Operationszeitpunkt, Wahl des Zuganges, Wahl des operativen Verfahrens und der Nachbehandlung.

Ergebnisse

An den Berufsgenossenschaftlichen Krankenanstalten Bergmannsheil in Bochum wurden zwischen 1978 und 1989 162 Acetabulumfrakturen operativ versorgt. Davon konnten 91 Patienten nachuntersucht werden. Das Durchschnittsalter beim Unfall betrug 34,7 Jahre (13-77) mit einem durchschnittlichen Nachuntersuchungszeitpunkt von 7,1 Jahren. Es handelte sich dabei in 60% der Fälle um einfache und in 40% der Fälle um kombinierte Fakturen.
Insgesamt waren in den Frühphasen 9% Infekte zu verzeichnen. Davon konnten in 5 Fällen durch ein extraartikuläres Debridement sowie in der Kombination Debridement und Synovektomie eine folgenlose Ausheilung erzielt werden. In einem Fall

war eine zweizeitige Implantation einer Prothese und in einem weiteren Fall eine Arthrodese erforderlich. Als weitere Frühkomplikation fanden sich 25 motorische Nervenläsionen, wovon 20 vorwiegend das Gebiet des N. ischiadicus und peronaeus betrafen. Sechs dieser Nervenläsionen entstanden postoperativ.

Remissionen fanden in 16 Fällen statt, wobei die Peronaeusläsionen die schlechtesten Prognosen hatten. Die iatrogenen Nervenläsionen bildeten sich komplett zurück. Insgesamt waren somit 64% der Nervenläsionen reversibel.

Hauptproblem ist die Frühdiagnostik einer motorischen Nervenläsion, da in unserem Krankengut 40% der Acetabulumfrakturen im Rahmen von Polytraumen sich ereigneten. Hieraus läßt sich die Empfehlung der Amerikanischen Gesellschaft für Orthopädische Chirurgie ableiten, welche prä- und postoperativ somatisch-sensorisch evozierte Potentiale zu messen vorschlägt. Aufgrund ihrer Untersuchungen konnte gezeigt werden, daß bereits präoperativ in 60% motorische Veränderungen vorhanden sind. Durch ein konsequentes intraoperatives Monitoring mittels fortgeleiteter Messung konnte die Zahl der iatrogenen Nervenschädigungen auf 2% reduziert werden.

Heterotope Ossifikationen entwickelten sich in 69% der Fälle, wovon 12% ein funktionelles Defizit aufwiesen. 3% der Patienten mußten sich einer Resektion unterziehen. Die Ursache hierfür dürfte in einem extensiven Abschieben der Glutealmuskulatur beim dorsalen Zugang, einer Erweiterung des hinteren Zugangs mit vermehrter Affektion von Glutaeus medius und minimus, dem Trauma der Abduktoren mit einem zu diskutierenden Kompartment-Syndrom, einer verspäteten Operation über drei Wochen nach stattgehabtem Trauma und in multiplen Revisionen liegen (Abb. 1). Die Kriterien für eine heterotope Ossifikation werden nach BROOKER klassifiziert, hinsichtlich des Ausmaßes der überbrückenden Ossifikationen zwischen Hüftpfanne und Trochanter major (Abb. 2).

Heterotope Ossifikationen

- Extensives Abschieben Glutealmuskulatur
- Erweiterung hinterer Zugang
- Abduktoren-Trauma
- Verspätete OP ≥ 3 Wochen
- Revisionen

Abb. 1: Ursache heterotoper Ossifikationen.

Brooker-Klassifikation	
Heterotope Ossifikationen der Hüfte	
I	Knocheninseln in den Weichteilen
II	Knochenspange ≥ 1 cm Distanz
III	Knochenspange < 1 cm Distanz
IV	Knöcherne Ankylose
	JBJS 55-A, 1973

Abb. 2: Einteilung der heterotopen Ossifikationen am Hüftgelenk.

Welche Korrelation läßt sich nun zwischen einer heterotopen Ossifikation, dem gewählten Zugang und dem Operationszeitpunkt bestimmen?

In unserem Krankengut wurde vorwiegend der hintere Zugang nach KOCHER-LANGENBECK gewählt. Es sind in über 64% heterotope Ossifikationen, allerdings in nicht funktionell beeinträchtigendem Stadium I und II, aufgetreten. Dagegen fand sich ein wesentlicher Zusammenhang zum gewählten Operationszeitpunkt und dem Auftreten heterotoper Ossifikationen. Innerhalb der ersten Woche zeigten 60% der Patienten eine heterotope Ossifikation, allerdings davon 3/4 ohne funktionelle Beeinträchtigung.

Nach der zweiten Woche stieg diese Relevanz auf 70% und in der dritten Woche auf 85%. Bei Patienten, welche über drei Wochen nach dem Unfall operiert wurden, muß in 100% der Fälle mit heterotopen Ossifikationen gerechnet werden (Abb. 3).

risiko nach einer anatomischen Reposition nur 5%, bei einer Reposition mit einer Gelenkstufe bis zu 4mm 35% und bei einer schlechten primären Reposition mit deutlicher Stufenbildung immerhin 80% und mehr beträgt.

Korrelation OP-Zeitraum – Heterotope Ossifikation			
1. Woche	36	(59)	Patienten
2. Woche	17	(21)	Patienten
3. Woche	5	(6)	Patienten
> 3. Woche	5	(5)	Patienten

Abb. 3: Beziehung zwischen OP-Zeitpunkt und der Ausbildung heterotoper Ossifikationen.

Acetabulumfrakturen Arthrose-Risiko (ohne Infekt)		
		Reposition
Anatomische Reposition	< 1mm	→ 5 %
Tolerable Reposition	1 - 4 mm	→ 35 %
Schlechte Reposition	> 4 mm	→ 80 %

Abb. 4: Korrelation zwischen Repositionsergebnis und Arthroserisiko.

Diese Ergebnisse haben dazu geführt, daß in der Literatur von MCLAREN eine prospektiv-randomisierte Studie durchgeführt wurde, wobei mittels 3 x 25 mg Endometacin für 6 Wochen die schweren heterotopen Ossifikationen III und IV von annähernd 60% auf 5% reduziert werden konnten. Hieraus ergeben sich allerdings auch die allgemeinen Empfehlungen, eine Operation innerhalb der ersten Woche durchzuführen, den vorderen Zugang mehr zu benutzen, beim hinteren Zugang den Gluteus minimus zu exzidieren und eine Medikation einzuleiten, oder bei Kontraindikationen zu einer Medikation eine Radiatio von 4 bis 5 x 200 Rad nach dem Schema von BOSSE durchzuführen.
Wie beeinflußt das Repositionsergebnis das Auftreten der Arthrose (Abb. 4)?
Bei den 91 Patienten konnte in 77% eine anatomische, in 20% eine tolerable und in 3% - vorwiegend Zweipfeilerfrakturen - eine schlechte Reposition erzielt werden. Wir konnten feststellen, daß das Arthrose-

Eine Korrelation zwischen subjektiven Beschwerden, Funktionsstatus und radiologischen Kriterien ließ sich nur in 25% der Fälle bei den fortgeschrittenen Stadien III und IV erzielen. Dies mag hier auch ein Hinweis dafür sein, daß das radiologische Ergebnis nicht unbedingt mit einem funktionellen Resultat korrelieren muß.
Die Nekroserate zeigte bei den operativ versorgten Acetabulumfrakturen keine Korrelation mit der primären Dislokation und keine Korrelation mit dem gewählten Zugang. Dagegen gilt unverändert, daß das Nekroserisiko mit dem Zeitpunkt der Reposition steigt.
Nach den Kriterien von MERLE D'AUBIGNÉ ließ sich somit in 56% ein sehr gutes bis gutes Ergebnis, in 32% ein befriedigendes und in nur 12% ein schlechtes Ergebnis erzielen.
Wie ist der Vergleich mit der aktuellen Literatur (Abb. 5)?
Bei den Nervenläsionen liegen andere Autoren zeitweilig höher, was daraus resultieren

Acetabulumfrakturen Komplikationen			
	Letournel	Matta	Kellam	BH-BO
Nervenläsion	8,6 %	7,5 %	10,7 %	6,7 %
Infekt	5,6 %	4,9 %	6,6 %	9,0 %
Nekrose	5,7 %	5,4 %	6,6 %	15,0 %
Thromboembolie	3,8 %	3,0 %	4,0 %	4,8 %
Heterotope Ossifikation (I - IV)	42 %	56 %	53 %	68 %

Abb. 5: Vergleich der Komplikationen nach Acetabulumfrakturen in der Literatur.

mag, daß von den drei anderen Autoren mittels Extensionstisch unter zum Teil extensiven Distraktionen für die Rekonstruktion operiert wird. Nicht zuletzt war das ein Kriterium für die Einführung der SSEP.
Unter den Infektraten spielen sicher die gewonnenen Erfahrungen sowie eine Mehrzahl an Operateuren eine nicht unbedeutende Rolle. Die Thromboembolierate ist in allen Studien gleich hoch. Die heterotopen Ossifikationen liegen in unserer Studie höher, da hier vorwiegend der hintere Zugang nach KOCHER-LANGENBECK gewählt wurde.

Schlußfolgerung

Allgemeine Faktoren zur Verbesserung der Prognose sind aufgrund dieser Untersuchungen:
- frühe Extension und Reposition;
- eine exakte präoperative Planung;
- Operation innerhalb einer Woche;
- ein erfahrenes Operationsteam;
- Teilexcision des Glutaeus minimus bei hinterem Zugang;
- verstärkter Einsatz auch des vorderen Zuganges;
- in der postoperativen Phase Indometacin oder kurzfristig Radiatio.

Literatur

(1) JUDET, R., LETOURNEL, E.: Fractures of the acetabulum: Classification and surgical approaches for open reduction. J. Bone Joint Surg. 46-A, 1615-1646, 1964
(2) JUNGBLUTH, K.H.: Frakturen des Acetabulums. Archiv. Chir. 361, 179-183, 1983
(3) ROWE, C.R., LOWELL, J.D.: Le prognostic des fractures de la cavité cotiloide. J. Bone Joint Surg. (Am) 42, 30-59, 1961

Acetabulumfrakturen im höheren Lebensalter

F. Baumgaertel • C. Feld • L. Bohnen • L. Gotzen

Zusammenfassung
Bei der Behandlung der Acetabulumfraktur im höheren Lebensalter wird die Indikation zur Operation nur bei groben Dislokationen des Pfannendaches gesehen. Inwieweit der Osteosynthese oder der prothetischen Versorgung der Vorzug gegeben wird, muß gerade beim älteren Patienten verstärkt bedürfnisorientiert unter Abwägung des Risikos und Nutzens entschieden werden.

Einleitung

In der Behandlung der Acetabulumfraktur im höheren Lebensalter spielt die Frakturmorphologie eine sekundäre Rolle. Während bei jüngeren Patienten die Erhaltung eines funktionstüchtigen natürlichen Hüftgelenkes im Vordergrund steht, ist man beim älteren Patienten bestrebt, lediglich die Funktion eines Hüftgelenkes wiederherzustellen und dabei gleichzeitig Behandlungsrisiken und Sekundärkomplikationen zu vermeiden. Begleitumstände wie Güte der Knochensubstanz, eine vorbestehende Coxarthrose, Allgemeinzustand und Compliance des Patienten sowie Nachbehandlungsmöglichkeiten beeinflussen die Überlegungen zum therapeutischen Vorgehen, das den individuellen Bedürfnissen des älteren Patienten angepaßt werden muß. So kann es vorkommen, daß zwei morphologisch absolut gleiche Frakturtypen gänzlich unterschiedlich behandelt werden.

Die Behandlungsmöglichkeiten können deshalb aufgegliedert werden in einer konservativ-funktionellen Behandlung, in einer gelenkerhaltenden Osteosynthese, dem alloplastischen Gelenkersatz und der Kombination von Osteosynthese und Gelenkersatz.

Material und Methode

In der Klinik für Unfallchirurgie der Philipps-Universität Marburg sind 110 Acetabulumfrakturen zwischen 1985 und 1991 behandelt worden. 34 Patienten waren älter als 60 Jahre, mit einem Altersdurchschnitt von 74,2 Jahren. Bei den Frakturtypen überwogen die Kombinationsfrakturen (16) wie T-Frakturen und Frakturen der vorderen Wand in Kombination mit einem hinteren Hemiquerbruch sowie die Querfrakturen (9). Reine Wandfrakturen waren eher selten (5), auch Beidpfeilerfrakturen (3) waren nur nach Ransanztraumen zu verzeichnen. Ursache für die meisten Frakturen (24) waren Stürze.

Die Therapie erfolgte bei 9 von 34 Patienten konservativ-funktionell, 6 Patienten erhielten eine Osteosynthese, 16 eine Totalendoprothese des Hüftgelenkes und 3 eine Kombination von Osteosynthese plus Gelenkersatz. Bei den Komplikationen der 25 operierten Frakturen fielen vor allem die periartikulären Verkalkungen bei 7 Patienten auf, gefolgt von Beinverkürzungen über 2 cm bei 4 Patienten. Weichteilinfekte waren bei 2 Patienten zu verzeichnen, eine infizierte TEP mußte mehrfach revidiert werden.

Ergebnisse

Die Hüftfunktion wurde nach MERLE D' AUGBIGNE untersucht. Von den 25 operierten Patienten konnten nur 13 nachuntersucht werden nach durchschnittlich 7 Monaten. Dabei zeigte sich, daß die Ergebnisse eng korrelierten mit dem Operationsaufwand, der zur Wiedererlangung einer Hüftgelenksfunktion notwendig war. Sehr gut war die Funktion bei nur 2 Patienten, gut bei 6, mäßig bei 3 und schlecht bei 2 Patienten. Die besten Ergebnisse waren bei den Osteosynthesen durch einen ilioinguinalen Zugang zu verzeichnen, gefolgt von Totalendoprothesen bei den einfachen Frakturtypen.

Diskussion

Die konservativ-funktionelle Behandlung sollte immer dann durchgeführt werden, wenn die Pfannendachbögen in allen drei Röntgenebenen des Acetabulums mindestens 45° messen. Weiterhin kann eine Fraktur mit sekundärer Kongruenz des Acetabulums trotz Asymmetrie des Beckens konservativ-funktionell behandelt werden, da keine Gelenkdestruktion zu erwarten ist. Die gelenkerhaltende Osteosynthese, wie sie bei jungen Menschen Anwendung findet, ist auch bei alten Menschen dann einzusetzen, wenn die Gelenkverhältnisse ansonsten normal sind, ein ilioinguinaler Zugang das Operationstrauma minimiert und die Gewähr einer problemlosen Nachbehandlung und Frakturheilung besteht. Die Indikation zur Totalendoprothese ist bei einer vorbestehenden Coxarthrose und bei pathologischen Frakturen sowie bei Läsionen des Femurkopfes gegeben. Die TEP ist außerdem eine gute Alternative zu der durch große laterale oder dorsale Zugänge durchzuführenden Osteosynthese. Voraussetzung für das Einsetzen einer TEP ist jedoch eine adäquate dorsocraniale Verankerungsmöglichkeit für die Stützschale der Prothesenpfanne (Abb. 1). Die Kombination von Osteosynthese mit Gelenkersatz muß in Erwägung gezogen werden, wenn eine konservativ-funktionelle Behandlung nicht in Frage kommt und ein instabiles Pfannendach vorliegt, das eine mangelnde Stützschalenverankerung bedingt. Dies ist besonders bei den stark inkongruenten Beidpfeilerfrakturen der Fall (Abb. 2).

Die Behandlung von Acetabulumfrakturen im höheren Lebensalter erfordert ein diffe-

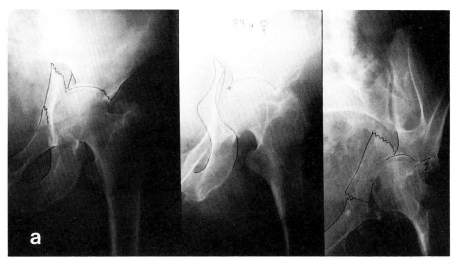

Abb. 1a: Röntgenansichten einer Fraktur des vorderen Pfeilers in Verbindung mit einem hinteren Hemiquerbruch bei einer 84jährigen Frau.

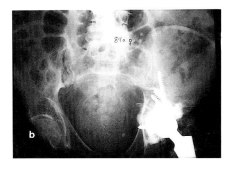

Abb. 1b.: Dieselbe Patientin; a.p.-Ansicht der mit Totalendoprothese versorgten Fraktur.

renziertes, den Bedürfnissen des Patienten angepaßtes Vorgehen. Die Indikation zur Operation sollte nur dann gestellt werden, wenn das Pfannendach als tragendes Element grobe Inkongruenzien aufweist oder in sich sehr instabil ist, wobei im Falle einer sogenannten sekundären Kongruenz die Instabilität nicht zwingend operiert werden muß. Die Entscheidung, ob gelenkerhaltend oder gelenkersetzend operiert wird, ist abhängig weniger von der Frakturmorphologie, sondern unterliegt dem Prinzip der Risiko- und Komplikationsvermeidung.

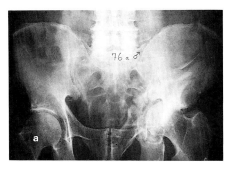

Abb. 2a: a.p.-Aufnahme einer stark dislozierten Beidpfeilerfraktur des Acetabulums ohne sekundäre Kongruenz bei einem 76-jährigen Mann.

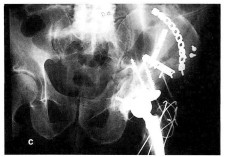

Abb. 2b: Derselbe Patient; postoperative a.p.-Aufnahme nach Rekonstruktion des vorderen Pfeilers, Pfannenaufbau mit Teilen des entnommenen Hüftkopfes und TEP mit gut verankerter Pfannenstützschale.

Früh- und Spätergebnisse der operativen Versorgung von Acetabulumfrakturen

M. Fell • A. Meißner • R. Rahmanzadeh

Zusammenfassung

In den letzten dreißig Jahren hat die operative Versorgung von Acetabulumfrakturen zunehmend an Bedeutung gewonnen. Im Rahmen einer klinischen und radiologischen Studie wurden 30 von 48 Patienten, die zwischen 1975-1985 in unserer Abteilung operativ versorgt worden waren, nach durchschnittlich 7.9 Jahren nachuntersucht. Operationsindikationen waren dislozierte einfache und kombinierte Frakturformen. Neben verschiedenen Osteosyntheseverfahren (Zugschrauben, Plattenosteosynthese) erfolgte bei betagten Patienten der totalendoprothetische Hüftgelenkersatz. Aus den Ergebnissen wird gefolgert, daß eine anatomische Reposition sowie die operative Versorgung innerhalb der ersten zwei Wochen nach dem Unfallereignis zu besseren funktionellen Ergebnissen führen. Kombinierte Frakturformen sowie das Auftreten der Acetabulumfraktur im Rahmen eines Polytraumas stellen ungünstige Prognosefaktoren bezüglich des Spätergebnisses dar.

Seit den Pionierarbeiten von JUDET und LETOURNEL (1964) stellt die Osteosynthese von Acetabulumfrakturen ein wesentliches Element des Behandlungskonzeptes dieser Verletzungen dar. Inzwischen besteht weitgehende Übereinstimmung bezüglich der grundsätzlich erforderlichen diagnostischen Maßnahmen (u. a. Röntgen-Beckenübersicht, Ala- und Obturatoraufnahmen), wohingegen die Indikationsstellung zum operativen Vorgehen, bezogen auf verschiedene Frakturtypen, Zugangswege und Altersstufen noch nicht einheitlich erfolgt.

Zwischen 1975-1985 wurden in unserer Abteilung 48 von 102 Patienten wegen einer Acetabulumfraktur operativ behandelt. Alle Altersstufen waren vertreten (Durchschnittsalter: 50.5 Jahre).

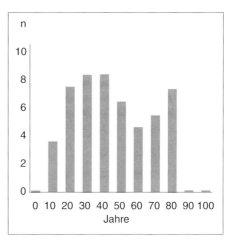

Abb. 1: Altersverteilung.

Verletzungsursache waren überwiegend Verkehrsunfälle (64,6 %), vor allem bei alten Menschen waren Stürze aus geringer Höhe von Bedeutung. Fast die Hälfte der Verletzten (41,7 %) war polytraumatisiert.
Im Rahmen der Auswertung erfolgte die Klassifikation der Frakturen nach LETOURNEL (1993).

Operationsindikationen waren
- dorsale Pfannenfrakturen mit Subluxation des Hüftkopfes: 12 Fälle,
- dorsale Pfeilerfrakturen mit Dislokation: 11 Fälle,
- ventrale Pfeilerbrüche mit Dislokation: 7 Fälle,
- Querfrakturen mit Dislokation: 7 Fälle,
- Zweipfeilerfrakturen: 3 Fälle,
- dorsale Pfeilerfrakturen mit ventraler Querfraktur: 4 Fälle,
- ventrale Pfeilerfraktur mit dorsaler Querfraktur: 4 Fälle.

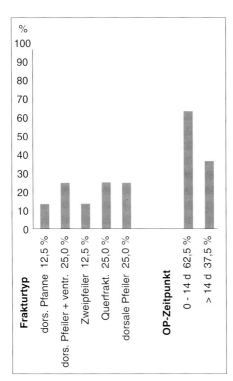

Abb. 2: *Unbefriedigende Ergebnisse mit Stufenbildungen > 3 mm in Abhängigkeit vom Frakturtyp und vom Operationszeitpunkt (n = 8).*

Die primäre operative Versorgung war die Ausnahme (1 Pat.), die meisten Patienten wurden binnen 14 Tagen operiert. Wegen nicht ausreichender Stabilisierung der Vitalfunktionen erfolgte bei 6 Polytraumatisierten erst zu einem späteren Zeitpunkt die operative Versorgung. Zur Knorpelprotektion, Reposition und Retention wurde bei 36 Patienten präoperativ eine Drahtextension angelegt.

Bei Frakturen, die die hinteren Acetabulumbereiche betrafen, erfolgte der Zugang nach KOCHER-LANGENBECK, ansonsten kam ein ilioinguinaler Zugang zur Anwendung.

Wir führten keinen erweiterten iliofemoralen Zugang durch, um heterotope Ossifikationen infolge der damit verbundenen Gewebstraumatisierung zu vermeiden. Statt dessen entschieden wir uns zu einem kombinierten dorsalen-ventralen Vorgehen.

Nach Reposition erfolgte die Osteosynthese mittels Platten (15 Pat.), anfänglich durch Rundlochplatten, später durch DC-Platten (z. T. in Kombination mit Zugschrauben (11 Pat.). In 12 Fällen erfolgte eine alleinige Osteosynthese mittels Zugschrauben.

Bei 10 betagten Patienten erfolgte primär ein totalendoprothetischer Hüftgelenkersatz. Dies betraf Patienten mit bereits vorbestehender fortgeschrittener Coxarthrose sowie Patienten mir solchen Bruchformen, die die kurzfristige Ausbildung einer posttraumatischen Coxarthrose wahrscheinlich machten. Schließlich stand bei manchen Patienten mit eingeschränkter Kooperationsfähigkeit die Notwendigkeit einer frühzeitig belastungsstabilen Versorgung im Vordergrund. Nach Reposition und ggf. osteosynthetischer Stabilisierung der Acetabulumfraktur implantierten wir unter Verwendung von Knochenzement die Pfannenprothese, wobei zur sicheren Verankerung auch Spezialpfannen zur Anwendung kamen.

Postoperativ war eine Weichteilinfektion sowie eine Phlebothrombose zu beobachten. 4 Patienten aus der obersten Altersstufe verstarben an cardio-pulmonalen Komplikationen.

Klinisch und radiologisch konnten 30 Patienten nach durchschnittlich 7.9 Jahren nachuntersucht werden.

Inzwischen hatten sich bei 10 Patienten eine Coxarthrose entwickelt, die zur Implantation einer Hüftgelenkstotalendoprothese in 5 Fällen geführt hatte. Bei 11 Patienten zeigten sich heterotope Ossifikation meist geringen Ausmaßes. Lediglich bei einem Patienten mit heterotoper Ossifikation Grad Brooker 4 (BROOKER, 1973) war eine Revision erforderlich gewesen.

22 Patienten waren beschwerdefrei oder klagten über Beschwerden nur bei stärkerer Belastung. 8 Patienten gaben Beschwerden bereits bei geringer Belastung oder in Ruhe an. Eine weitgehend normale Gehfähigkeit berichteten 19 Patienten, 11 Patienten waren ständig auf Gehstützen oder orthopädietechnische Hilfsmittel angewiesen.

Immerhin war bei 6 Patienten der verbliebene Nervenschaden die Hauptursache der Beschwerden, wobei die mangelnde Kooperationsfähigkeit der häufig polytraumatisierten Verletzten eine Differenzierung zwischen primär-unfallbedingt und sekundär-verfahrensbedingtem neurologischen Defizit erschwert.

Die röntgenologische Analyse ergab eine anatomisch exakte Wiederherstellung bei 14 Patienten und tolerable Stufenbildungen bis 3 mm bei 8 Patienten. Stufenbildungen bis 5 mm fanden sich bei 5 Patienten. Deutliche Stufenbildungen > 5 mm zeigten sich bei 3 Patienten, die auch funktionell deutliche Einschränkungen aufwiesen.

Auffällig war, daß die schlechteren funktionellen und röntgenologischen Ergebnisse bei kombinierten Frakturtypen sowie bei spät operativ behandelten polytraumatisierten Patienten zu finden waren.

Insgesamt erscheinen uns diese Ergebnisse noch nicht befriedigend. Daher legen wir heute besonderen Wert auf eine möglichst anatomische Reposition der Hauptbelastungszone zur Vermeidung einer posttraumatischen Coxarthrose.

Tab. 1: Komplikationen nach operativer Behandlung von Acetabulumfrakturen

	n	Nervenläsionen	Infekte	heterotope Ossifikationen
MATTA (1986)	98	5	3	7
BALLMER (1988)	78	13	7	36
HEEG (1990)	54	0	1	27
KEBAISH (1991)	54	2	2	18
LETOURNEL (1993)	569 *	36	24	139
UKS (1993)	48	6	1	11

* operiert innerhalb der ersten 3 Wochen n. Unfall!

Literatur
(1) BALLMER, P.M., ISLER, B., GANZ, R.: Ergebnisse operativ behandelter Acetabulumfrakutren. Unfallchirurg 91, 149-153, 1988
(2) BROOKER, A.F., BOWERMAN, J.W., ROBINSON, R.A., RILEY, L.H. JR.: Ectopic Calcification folowing Total Hip Replacement and a Method of Classification. J. Bone Joint Surg. 55-A, 1629-1632, 1973
(3) HEEG, M., KLASEN, H.J., VISSER, J.D.: Operative Treatment for Acetabular Fractures. J. Bone Joint Surg. 72-B, 383-386, 1990
(4) JUDET, R. JUDET, J., LETOURNEL, E.: Fractures of the Acetabulum: Classification and surgical approaches for open reduction. Preliminary report. J. Bone Joint Surg. 46-A, 1615-1636, 1964
(5) KEBAISH, A.S., ROY, A., RENNIE, W.: Displaced Acetabular Fractures: Long-term Follow-up. J. Trauma 31, 1539-1542, 1991
(6) LETOURNEL, E., JUDET, R.: Fractures of the Acetabulum, 2nd ed.. Springer-Verlag, New York, Berlin, Heidelberg, 1993
(7) MATTA, J.M., MERRITT, P.O.: Displaced Acetabular Fractures. Clin. Orthop. 230, 83-97, 1988

Schraubenosteosynthese von Zwei-Pfeiler-Acetabulumfrakturen über einen modifizierten erweiterten Zugang

R. Hoffmann • M. Schütz • N. Südkamp • N. Haas

Zusammenfassung

Die Schraubenosteosynthese von Zwei-Pfeiler-Frakturen des Acetabulums mit 3,5mm Kortikalisschrauben über den modifizierten erweiterten Zugang bietet gegenüber einer Plattenosteosynthese bei erweitertem iliofemoralen Zugang konzeptionell deutliche Vorteile. Diese potentielle Überlegenheit muß jedoch noch durch größere Fallzahlen und Langzeitergebnisse bestätigt werden.

Zugang

Ein wesentlicher Faktor für die erfolgreiche operative Versorgung von Acetabulumfrakturen ist die durch sorgfältige präoperative Planung getroffene Wahl des chirurgischen Zugangsweges (LETOURNEL, 1980; MATTA et al., 1988; ROUTT et al., 1990).

Besonders für die Versorgung von komplexen 2-Pfeiler-Frakturen werden erweiterte Zugänge benutzt, wobei der von LETOURNEL beschriebene erweiterte iliofemorale Zugang wohl am häufigsten angewendet wird (LETOURNEL, 1980; MATTA et al., 1988). Vorteile dieses Zuganges liegen in der guten Exposition des vorderen und hinteren Pfeilers, des Hüftgelenkes und der Beckenschaufel. Nachteile bestehen in einer großen myocutanen Lappenbildung über der Beckenschaufel, die besonders bei adipösen Patienten die Darstellung des hinteren Pfeilers erschweren kann. Weiterhin ist die Nahtrefixation der Abduktoren im Beckenkammbereich für eine Frühmobilisierung relativ unsicher. Ebenso werden durch den Zugangsweg ggf. später erforderliche rekonstruktive Eingriffe (Endoprothesen, Hüftarthrodesen) erschwert. Im anterioren Wundwinkel des Zuganges treten zudem gelegentlich Wundrandnekrosen auf. Ein weiteres Problem des Zuganges liegt in der mit bis zu 57% sehr hohen Rate ektoper Knochenbildung (LETOURNEL, 1993).

Eine von REINERT und Mitarbeitern beschriebene Modifikation des erweiterten iliofemoralen Zuganges bietet demgegenüber einige Vorteile (REINERT et al., 1988). Die oberflächliche Präparation beginnt mit einer T-förmigen Hautinzision. Der kurze Schenkel wird 1 cm distal und parallel zum Beckenkamm angelegt. Er beginnt 2 cm dorsal der Spina iliaca anterior superior (SIAS) und erstreckt sich über eine Strecke von 8-12 cm und kann, falls erforderlich, nach dorsal verlängert werden. Der lange Schenkel des T wird über den Trochanter major von cranial nach caudal gelegt. Proximal trifft er in einem 90°-Winkel auf den kurzen T-Schenkel entlang des Beckenkammes, distal reicht er bis zum distalen Ende des Muskelbauches des Tensor fasciae latae. Durch die Entwicklung eines anterioren und posterioren tiefen Hautlappens ist somit eine gute Weichteilexposition auch nach dorsal gewährleistet. Die tiefe Präparation beinhaltet als einen der ersten Schritte einen typischen hinteren Zugang zum Acetabulum. Dies erleichtert, falls erforderlich, spätere rekonstruktive Eingriffe und erhöht die intraoperative Flexibilität (z.B. Beschränkung des Zuganges auf die hintere Komponente). Der M. tensor fasciae latae wird scharf mobilisiert. Osteotomien der Crista iliaca, der SIAS und des Trochanter major ermöglichen neben einer guten Darstellung der angrenzenden knöchernen Strukturen eine sicher übungsstabile Weichteilrefixation durch Schraubenosteosynthese am Operationsende. Vorderer und hinterer Pfeiler sowie das gesamte Acetabulum lassen sich so übersichtlich darstellen. Falls erforderlich, kann zusätzlich der Kopf des M. rectus femoris scharf abgelöst werden. Die Rate relevanter ektoper Knochenneubildung wird mit 25% von REINERT geringer angegeben als beim klassischen erweiterten iliofemoralen Zugang.

Die in der Originalarbeit von REINERT und Mitarbeitern angegebene Querosteotomie der Crista iliaca mit anschließend stumpfem Abschieben der anhängenden Glutealmuskulatur von der äußeren Beckenschaufel wurde im eigenen Vorgehen durch das Einführen einer Lammenschrägosteotomie der Crista iliaca weiter modifiziert. Dies hat einerseits den Vorteil einer vereinfachten knöchernen Refixation mit Einbringen der Schrauben von lateral statt von kranial. Andererseits wird vor allem eine sichere Kontrolle der Beckenschaufelhöhe bei Frakturen erzielt, die in die Crista hineinziehen, da diese in etwa der Hälfte ihrer Ausdehnung als Orientierungshilfe stehen bleibt.

Osteosynthesetechnik

Der Patient wird zur Operation in einer Vakuummatraze in Seitenlagerung gebracht und das Bein der zu operierenden Hüfte flexibel abgedeckt. Extension und Manipulation am Bein durch einen Assistenten, Schanz-Schrauben im Tuber ischiadicum und ggf. Trochanter major Massiv sowie große Beckenrepositionszangen erleichtern die Repositionsmanöver. Das bevorzugte Implantat ist die relativ elastische 3,5 mm AO-Titan-Kortikalisschraube. Dies Implantat wird

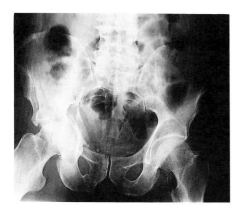

Abb. 1a

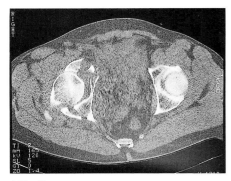

Abb. 1b

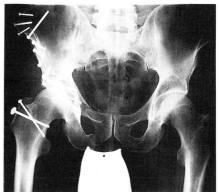

Abb. 1c

Abb. 1a-c: Schraubenosteosynthese einer Zwei-Pfeiler-Fraktur des Acetabulums mit 3,5mm Kortikalisschrauben. Frakturröntgenbild (a), Computertomographie (b), postoperatives Versorgungsbild (c).

auch bei Osteosynthesen von Beckenringfrakturen zunehmend eingesetzt (TSCHERNE et al., 1991). Es wird, wo immer möglich, eine Zugschraubenosteosynthese zur interfragmentären Kompressionserzielung durchgeführt (Abb. 1a-c).

Die korrekte Lage der Schrauben in den Pfeilern und zum Gelenk wird intraoperativ durch Röntgendurchleuchtung verifiziert. Überbrückende Rekonstruktionsplatten kommen im eigenen Vorgehen nur in Ausnahmesituationen vor allem bei ausgeprägten, großflächigen Trümmerzonen zum Einsatz. Nach unserer Erfahrung führen Plattenosteosynthesen, sofern sie nicht perfekt anmodelliert sind, aufgrund ihrer Rigidität beim Besetzen der letzten Plattenlöcher regelhaft zu einer geringen Verschiebung der Fragmente mit Gelenkstufenbildung. Die Osteotomien von Crista iliaca, SIAS und Trochanter major werden ebenfalls mit Kleinfragmentschrauben refixiert.

Nachbehandlung

Die Patienten werden postoperativ auf einer elektrischen Motorschiene mit kontinuierlich passiver Bewegung beübt (CPM). Nach Entfernen der Redon-Drainagen am 2.-3. postoperativen Tag werden sie aus dem Bett unter krankengymnastischer Anleitung mobilisiert. Das betroffene Hüftgelenk wird für 12 Wochen unter Abrollen des Fußes teilbelastet. Ein krankengymnastisches Rehabilitationsprogramm wird verordnet.

Zur Prophylaxe ektoper Knochenbildung wird 2 x 50mg Indomethacin unter gleichzeitiger Applikation von Antacida für 6 Wochen postoperativ verordnet. In geeigneten Fällen wird zusätzlich eine "low dose" Radiatio durchgeführt.

Ergebnisse

Seit Bestehen der Abteilung für Unfall- und Wiederherstellungschirurgie des Universitätsklinikums Rudolf Virchow der Freien Universität Berlin wurden von August 1992 bis Mai 1993 zwölf Acetabulumfrakturen operativ versorgt. Hierbei wurde bei sechs Patienten der modifizierte erweiterte Zugang bei Zwei-Pfeiler-Frakturen angewendet. Es kam ausschließlich die Schraubenosteosynthese mit 3,5mm Kleinfragmentschrauben zum Einsatz. Ein Implantatbruch oder sekundäre Fragmentverschiebungen wurden nicht beobachtet. Hautnekrosen traten nicht auf. Als Komplikationen wurde in einem Fall ein ausgedehntes Wundhämatom beobachtet, daß wiederholt abpunktiert wurde. Zu einer geringfügigen ektopen Verknöcherung Typ I nach BROOKER (BROOKER et al., 1973) kam es bei einem Patienten. Signifikante Funktionseinschränkungen der Hüftgelenke traten nicht auf.

Literatur

(1) BROOKER, A.F., BOWERMAN, J.W., ROBINSON, R.A., REILY, JR. L.H.: Ectopic Ossification following Total Hip Replacement. Incidence and a Method of Classification. J. Bone Joint Surg. 55 (Am), 1629-1632, 1973

(2) LETOURNEL, E.: Acetabulum Fractures: Classification and Management. Clin. Orthop. 151, 81-106, 1980

(3) LETOURNEL, E.: Post-operative Ectopic Ossification. In: Letournel, E., Judet, R. (Hrsg.): Fractures of the Acetabulum. Springer, Berlin, Heidelberg, New York, 558-563, 1993

(4) MATTA, J.M., MERRITT, P.O.: Displaced Acetabular Fractures. Clin. Orthop. 230, 83-97, 1988

(5) REINERT, C.M., BOSSE, M.J., POKA, A., SCHAERER, T., BRUMBACK, R.J., BURGESS, A.R.: A Modified Extensile Exposure for the Treatment of Complex or Malunited Acetabular Fractures. J. Bone Joint Surg. 70 (Am), 329-337, 1988

(6) ROUTT JR., M.L.C., SWIONTKOWSKI, M.F.: Operative Treatment of Complex Acetabular Fractures. Combined Anterior and Posterior Exposures During the same Procedure. J. Bone Joint Surg. 72 (Am), 897-904, 1990

(7) TSCHERNE, H., POHLEMANN, T.: Moderne Techniken bei Beckenfrakturen einschließlich Acetabulumfrakturen. Langenbecks Arch. Chir. Suppl. (Kongreßbericht 1991), 491-496, 1991

Sekundäreingriffe nach Acetabulumfrakturen

F. Maurer • R. Volkmann • K. Weise • S. Weller

Zusammenfassung

Periartikuläre Ossifikationen und posttraumatische Arthrose nach Acetabulumfrakturen stellen erhebliche funktionslimitierende Folgezustände dar. Angestrebt wird die frühzeitige anatomiegerechte Reposition in Kombination mit einer postoperativen Bestrahlung. Bei massiven funktionswirksamen Verkalkungen besteht die Indikation zur Gelenkrevision oder entsprechendem prothetischen Gelenkersatz. Notwendige Folgeeingriffe sollten nicht vor Normalisierung der szintigraphischen Aktivität bzw. vor Ausheilung der Fraktur durchgeführt werden.

1. Einleitung

Periartikuläre Ossifikation und posttraumatische Arthrose sind Unfallfolgen, die die Funktion des Hüftgelenks nach Acetabulumverletzungen nachhaltig beeinträchtigen können und damit das langfristige Behandlungsergebnis sowohl für den Patienten als auch für den Chirurgen unbefriedigend erscheinen lassen. Für die Ätiologie und Pathogenese dieser beiden "Komplikationen" spielen primär traumatisch verursachte Veränderungen eine wesentliche Rolle. Mittelbare und unmittelbare iatrogen bedingte Faktoren addieren sich hinzu. Obwohl diese beiden Unfallfolgen mit gutem Erfolg operativ therapiert werden können, sollten im Rahmen der Primärbehandlung bereits prophylaktische Erwägungen mit einbezogen werden. Vor allem im Hinblick auf eine sich entwickelnde posttraumatische Arthrose zählen dazu die möglichst frühzeitige Reposition und stufenlose Ausheilung einer Acetabulumfraktur.

2. Rekonstruktion des Acetabulums

Patienten mit Acetabulumfrakturen sind in vielen Fällen polytraumatisiert. Häufig verbieten gravierende Begleitverletzungen und dadurch bedingter schlechter Allgemeinzustand des Patienten eine rasche operative Rekonstruktion des Acetabulums, so daß der Eingriff erst verzögert durchgeführt werden kann. Nach der AO-Sammelstudie (JUNGBLUTH u.a. 1970) konnten lediglich 35% der Verletzten innerhalb der ersten Woche operiert werden. TILE hat darauf hingewiesen, daß die Reposition der Fraktur um so schwieriger wird, je mehr Zeit nach dem Unfall verstreicht.

Wie lange nach dem Unfall ist eine operative Intervention mit Reposition und Stabilisierung einer Acetabulumfraktur noch möglich und auch sinnvoll? Wir übersehen in der jüngeren Vergangenheit zwei Fälle, in denen wir jeweils etwa sechs Wochen nach dem Unfall noch operiert haben. In einem Fall handelte es sich um eine auswärts übersehene Luxationsfraktur des Hüftgelenks mit Fraktur des hinteren Pfannenrandes und verbliebener Dislokation. Beim anderen Fall war der Patient polytraumatisiert und zunächst nicht operabel. Trotz Extensionsbehandlung zeigte sich aber nach zunächst guter Stellung der Fraktur in der 6. Woche nach dem Trauma noch eine deutliche Verschiebung. Bei beiden Operationen bereitete die Reposition erhebliche Mühe. Die bereits abgebundenen Fragmente mußten mit dem Meißel wieder gelöst werden, um eine einigermaßen exakte Rekonstruktion zu erzielen. In beiden Fällen gelang aber eine gute Wiederherstellung des Gelenks.

3. Paraartikuläre Ossifikationen

Nach wie vor stellen die paraartikulären Ossifikationen nach Acetabulumfrakturen ein großes Problem dar. Trotz der zahlreichen präventiven Therapieansätze mit möglichst schonender Operationstechnik, Bestrahlung und medikamentöser Behandlung ist diese Komplikation im Einzelfall kaum beherrschbar. Es resultiert abhängig vom Grad der Ossifikation eine mehr oder weniger starke Einschränkung der Hüftgelenksbeweglichkeit. Die gängigste Einteilung der paraartikulären Verkalkungen ist die nach Brooker.

In der Literatur herrscht Einigkeit darüber, daß diese Ossifikationen sowohl nach operativer als auch bei konservativer Behandlung auftreten und daß sie sich vor allem dorsal, aber auch ventral entwickeln können. Die Inzidenz der paraartikulären Ossifikationen wird oft mit Werten von über 50% angegeben (Kaempffe 1991, Raguarsson 1993).

Signifikant häufiger treten Verkalkungen, aus welchem Grund auch immer, nach operativen Eingriffen auf. Da sie dorsal häufiger sind, wird von manchen Autoren empfohlen, möglichst von ventral zuzugehen und zu stabilisieren (Webb u.a. 1990). Studien aus der jüngeren Vergangenheit zeigen, daß die Inzidenz der paraartikulären Verkalkungen nach alleiniger operativer Behandlung bei bis zu 90% lag, während operierte und bestrahlte Patienten nur in 50% Ossifikationen entwickelten. Auch die Häufigkeit der schweren und schwersten Verkalkungen (Brooker III und IV) war nach Strahlentherapie signifikant geringer (Bosse 1988). Als Dosis wird in den meisten Publikationen, die sich mit der postoperativen Bestrahlung zur Prävention von heterotopen Ossifikationen befassen, eine Gesamtdosis von 10 Gy angegeben. Diese Gesamtdosis wird durch fraktionierte Gabe von z.B. 2 Gy täglich erreicht. Dabei ist weniger die Form der Fraktionierung von Bedeutung als vielmehr der Beginn der Bestrahlung innerhalb von 48 Stunden nach der Operation. Für ganz wesentlich halten wir bei der Nachbehandlung, daß jegliche forcierte Krankengymnastik unterbleibt, sobald sich in der postoperativen Röntgenkontrolle Ossifikationen abzuzeichnen beginnen. Der Patient sollte dann nicht mehr passiv beübt werden, sondern lediglich noch selbständig aktive Bewegungsübungen durchführen.

Bei massiven, die Beweglichkeit des Hüftgelenks stark limitierenden Verkalkungen stellen wir die Indikation zur Revision und Abtragung der Verknöcherung aufgrund von
• Alter und Allgemeinzustand des Patienten,
• Grad der Ossifikation,
• Grad der Bewegungseinschränkung,
• szintigraphischer Aktivität,
• Aktivität der aP im Serum.

Erst wenn keine stark erhöhte szintigrafische Aktivität in der Hüftgelenksregion mehr nachzuweisen ist und die Serumspiegel der Alkalischen Phosphatase im Normbereich liegen, sind die Chancen für die Vermeidung von erneuten heterotopen Ossifikationen postoperativ relativ gering. Zur praeoperativen Diagnostik ist für die Lokalisation der Ossifikationen und die entsprechende Planung des Zugangs neben den Standardröntgenaufnahmen eine Computertomographie hilfreich. Der Eingriff selbst ist meist relativ anspruchsvoll, denn nicht selten sind wichtige Strukturen in die Verkalkungen einbezogen. So zieht bei dorsal gelegenen Ossifikationen der N. ischiadicus oft mitten durch die Verknöcherungen.

Postoperativ beginnen wir mit einer vorsichtigen aktiven und passiven (CPM) Übungsbehandlung. Obligat ist die Nachbestrahlung mit insgesamt 10 Gy und/oder eine medikamentöse Prophylaxe, entweder mit Diclofenac oder Indometacin. Alle unsere bisher operierten Patienten haben von der Entfernung der Ossifikationen profitiert, auch wenn postoperativ erneut Verkalkungen auftraten.

3. Posttraumatische Arthrose
Posttraumatische Folgezustände mit Femurkopfnekrose und Coxarthrose stellen auch bei jugendlichen Patienten eine Indikation für den endoprothetischen Gelenkersatz dar. Entscheidend sind immer klinische Symptomatik und die Beeinträchtigung des Patienten. Für die prinzipiell ebenfalls als Therapie in Betracht kommende Arthrodese kann man heute kaum mehr einen Patienten begeistern, sie wird auch an unserer Klinik nur noch selten durchgeführt. Dazu mag die Möglichkeit der zementfreien Prothesenimplantation wesentlich beigetragen haben. Die Indikation zum primären alloarthroplastischen Gelenkersatz nach Acetabulumfraktur sollte nach ULRICH u.a. (1986) gestellt werden, wenn der Patient
- biologisch älter als 65 Jahre ist,
- eine Arthrose vorbesteht,
- ein makroskopischer Knorpelschaden am Hüftgelenk vorliegt und
- zusätzlich Frakturen im Bereich von Femurkopf und Schenkelhals vorhanden sind.

Trotzdem stellen wir die Indikation nur in seltenen Ausnahmefällen. Wir streben möglichst zunächst eine Ausheilung der Acetabulumfraktur durch konservative oder operative Therapie an. Die anschließende Implantation einer Prothese erscheint einfacher und die Verankerung der Pfanne sicherer. In der Literatur wird auf die relativ häufige Lockerung der Pfanne gegenüber der Schaftprothese hingewiesen (ROMNESS u.a. 1990).

Literatur
(1) BOSSE, M.J, POKA, A., REINERT, C.M., ELLWANGER, F., SLAWSON, R., MCDEVITT, E.R.: Heterotopic ossification as a complication of acetabular fracture. Prophylaxis with low-dose irradiation. J. Bone Joint Surg. Am. 70 (8), 1231-1237, 1988

(2) JUNGBLUTH, K.H., SAUER, H.D., SCHÖTTLE, H.: Ergebnisse der operativen Rekonstruktion verschobener Acetabulumfrakturen - Sammelstatistik der Internationalen Arbeitsgemeinschaft für Osteosynthesefragen Sektion Deutschland. H. Unfallheilk. 140, 154 -160, 1970

(3) KAEMPFFE, F.A., BONE, L.B., BORDER, J.R.: Open reduction and internal fixation of acetabular fractures: heterotopic ossification and other complications of treatment. J. Orthop. Trauma 5 (4), 439-445, 1991

(4) RAGNARSSON, B., DANCKWARDT-LILLIESTROM, G., MJOBERG, B.: The triradiate incision for acetabular fractures. A prospective study of 23 cases. Acta Orthop. Scand. 63 (5) 515-519, 1993

(5) ROMNESS, D.W, LEWALLEN, D.G.: Total hip arthroplasty after fracture of the acetabulum. Long-term results. J. Bone Joint Surg. Br. 72 (5), 761-764, 1990

(6) TILE, M.: Fractures of the Acetabulum. Ortop. Clin. North Amer. 3, 481-506, 1980

(7) WEBB, L.X. BOSSE, M.J., MAYO, K.A., LANGE, R.H., MILLER, M.E., SWIONTKOWSKI, M.F.: Result in patients with craniocerebral trauma and an operatively managed acetabular fracture. J. Orthop. trauma 4 (4), 376-382, 1990

Proximaler Femur

Diagnosik und Therapie von Frakturen des proximalen Femurs

K.M. Stürmer • K. Dresing • J. Hanke • P. Boesing

Zusammenfassung

1. Die Altersstruktur der Patienten mit proximalen Femurfrakturen hat sich in den letzten 10 Jahren bei den Männern um 6 und bei den Frauen um 4 Jahre nach oben verschoben. Pertrochantäre Frakturen treten im Mittel bei Frauen um 2,5 Jahre später als Schenkelhalsfrakturen auf, bei Männern läßt sich kein signifikanter Unterschied feststellen.
2. Das Risiko einer Hüftkopfnekrose ist abhängig von der Frakturform und Dislokation, dem Alter des Patienten und dem operativ erreichten Ergebnis.
3. Das führende Implantat bei der Schenkelhalsfraktur ist die Hüftprothese.
4. Kopferhaltend werden Schenkelhalsfrakturen im jüngeren Alter sowie Frakturen vom Typ GARDEN I und II operiert.
5. Konservativ werden Schenkelhalsfrakturen vom Typ Garden I behandelt, sofern und solange eine schmerzfreie Mobilisation möglich ist und keine sekundäre Abkippung auftritt.
6. Schenkelhalsfrakturen bei Kindern und Jugendlichen stellen eine absolute Notfallindikation zur dringlichen Kapselfensterung sowie zur Reposition und Stabilisierung dar.
7. Implantate im Hüftbereich müssen Kräfte bis zum Zweifachen des Körpergewichtes auffangen können, weil eine effektive "Entlastung" nicht möglich ist.
8. Für die Verschraubung von Schenkelhalsfrakturen und die Implantation der Dynamischen Hüftschraube ist ein Extensionstisch entbehrlich.
9. Das führende Implantat zur Versorgung pertrochantärer Frakturen ist die Laschenschraube oder Dynamische Hüftschraube.
10. Der Gamma-Nagel ist als Implantat zur Versorgung pertrochantärer Frakturen mit einer höheren Komplikatonsrate behaftet als die Dynamische Hüftschraube und neigt durch Kraftkonzentrationen an der Nagelspitze auch noch nach Monaten zu Oberschenkelschaftbrüchen.
11. Hüftnahe Frakturen sollten beim alten Menschen primär innerhalb der ersten 24 Stunden operiert werden, um das Thromboserisiko, das Pneumonierisiko und das Dekubitusrisiko sowie postoperative Verwirrtheitszustände effektiv zu reduzieren.
12. Unter Berücksichtigung der Thromboseprophylaxe sind rückenmarksnahe Anaesthesieverfahren der Allgemeinnarkose vorzuziehen.
13. Bei subtrochantären Frakturen konkurrieren intramedulläre Implantate mit der Condylenplatte oder DCS.
14. Die Plattenosteosynthese bei subtrochantären Frakturen sollte in der "no touch Technik" unter konsequenter Schonung der Weichteile als überbrückende Osteosynthese unter Verwendung indirekter Repositionsverfahren erfolgen.

Problemkreise

Aus der Fülle der Aspekte proximaler Femurfrakturen sollen im folgenden einige wichtig erscheinende und teilweise kontrovers diskutierte Problemkreise herausgegriffen und unter aktuellen Gesichtspunkten vertieft werden.

Zu den interessierenden Themen gehören die geänderte Altersstruktur der Patienten, die Vaskularisation des Hüftkopfes mit dem Problem der Nekrose, die Klassifikation der Frakturtypen, der richtige Operationszeitpunkt, die Wahl der Implantate, die Operationstechnik, die typischen Komplikationen und die zu erwartenden Ergebnisse.

Auch generelle Problemkreise, wie die Thromboseprophylaxe und die geeignete Anaesthesietechnik sind hochaktuelle Themen.

Altersstruktur

Die AO-Dokumentation[1] gibt aus den Jahren 1980-1989 einen repräsentativen Überblick über die im deutschsprachigen Raum beobachtete Altersentwicklung bei den pertrochantären und bei den Schenkelhals-Frakturen (Abb. 1). Das Alter der Frauen liegt bei beiden Frakturtypen etwa 10-15 Jahre höher als dasjenige der Männer. Schenkelhalsfrakturen treten bei Frauen im Mittel 2-4 Jahre früher auf als pertrochantäre Frakturen, bei Männern besteht zwischen beiden Frakturtypen keine eindeutige Altersbevorzugung. Dies widerspricht den üblichen Angaben in Lehrbüchern, wo die Schenkelhalsfraktur um das 70. und die pertrochantäre Fraktur um das 80. Lebensjahr ihren Gipfel haben soll. Die AO-Dokumentation mit fast 25.000 Patienten zeigt aber sehr eindrücklich, wie sich in dem recht kurzen Zeitraum von 10 Jahren die mittlere Altersstruktur bei Frauen von 76 auf über 80 Jahre bei den pertrochantären Frakturen und bei Männern von 60 auf 67 Jahren erhöht hat. So liegen auch die Probleme dieser Frakturen heute oft weniger in der operativen Therapie als im Management der Begleiterkrankungen und in der sozialen Wiedereingliederung dieser zunehmend älter werdenden und oft auch alleinstehend lebenden Patienten.

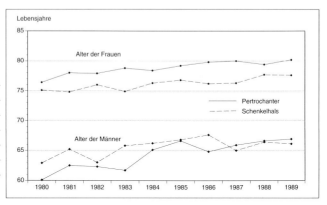

Abb. 1: Altersentwicklung 1980-1989 bei pertrochantären und Schenkelhals-Frakturen in Abhängigkeit vom Geschlecht. AO-Dokumentation über 26.796 operierte Frakturen.

[1] AO-Dokumentationszentrale, Bern / Davos, Schweiz

Schenkelhalsfraktur - Hüftkopfnekrose und Klassifikation

Zu den Hauptproblemen der Schenkelhalsfraktur gehört die Hüftkopfnekrose und die Schenkelhalspseudarthrose, die eng miteinander zusammenhängen, denn hier spielen Vaskularisation und Biomechanik ineinander. Die mit der Schenkelhalsfraktur einhergehende Gefahr der Kopfnekrose ist eine Konsequenz aus der speziellen Gefäßversorgung des Hüftkopfes. Der Hüftkopf sitzt in der Hüftpfanne als Kugelgelenk und es ist klar, daß über die großen Knorpelflächen des Hüftkopfes keinerlei Gefäßversorgung möglich ist. Lediglich über das Ligamentum capitis kann individuell unterschiedlich stark eine gewisse Blutversorgung über die ehemalige mediale Epiphysenarterie erfolgen, die sogar bei einem Teil der Patienten die Gefäßversorgung des Hüftkopfes nach Durchtrennung der wichtigen anderen Gefäße über Anastomosen übernehmen kann (SEVITT 1981).

Das entscheidende Gefäß für die Hüftkopfdurchblutung ist die laterale Epiphysenarterie (TRUETA und HARRISON 1953; SEVITT 1981). Die laterale Epiphysenarterie entspringt cranial aus der A. circumflexa femoris medialis, die dorsal aus der A. femoralis kommend den Schenkelhals umschlingt und über die Gelenkkapsel die entscheidende Arterie und mehrere Begleitgefäße abgibt. Die ventrale Gelenkkapsel ist dagegen gefäßarm und spielt für die Versorgung des Hüftkopfes kaum eine Rolle. Eine obere und untere Metaphysenarterie tragen zur Durchblutung über den spongiösen Knochen bei, sie werden jedoch praktisch bei jeder Fraktur in der Regel komplett durchtrennt und haben auch nur eine untergeordnete Bedeutung. Entscheidend ist der dorsocraniale Eintrittspunkt für die laterale Epiphysenarterie, denn diese Arterie stellt die Durchblutung gerade des tragenden cranialen Anteils des Hüftkopfes sicher. Wird diese Arterie durchtrennt, so kommt es zur avaskulären Nekrose der Tragzonen des Hüftkopfes mit späterem Einbruch der subchondralen Corticalis, mit Pseudarthrosenbildung, Dislokation und Perforation der Implantate.

MAURER und TEUBER (1970) konnten zeigen, daß die Hüftkopfnekroserate bei den Frakturtypen PAUWELS III signifikant höher lag, weil dieser Frakturtyp immer definitionsgemäß durch die Eintrittsstelle der lateralen Epiphysenarterie hindurchgeht und diese in der Regel zerreißt. Weitere die Hüftkopfnekrose fördernde Faktoren sind in Tab. 1 dargestellt. GARDEN hat 1964 eine Einteilung der Schenkelhalsfrakturen vorgeschlagen, die sich an der Prognose hinsichtlich des Risikos der Hüftkopfnekrose und der Schenkelhalspseudarthrose orientiert. Die zu erwartende Hüftkopfnekroserate steigt mit zunehmendem Schweregrad der Fraktur, entsprechend der Nachuntersuchungsergebnisse von BARNES et al. (1976) und SCHULTZ et al. (1989) (s. Tab. 2).

Tab. 1: Hüftkopfnekrose fördernde Faktoren

1. Fraktur cranial bis in den Hüftkopf reichend (PAUWELS III).
2. Dislokation der Schenkelhalsfraktur (Typ GARDEN III-IV).
3. Schlechte Reposition: Varusfehlstellung, starke Valgisation, Abkippung nach anterior / posterior über 20°.
4. Intracapsuläre Druckerhöhung

Tab. 2: Risiko der Hüftkopfnekrose bei der Fraktureinteilung nach GARDEN (1964)

Autoren	BARNES et al.	SCHULTZ et al.
Patienten N =	1.354	120
GARDEN I	16 %	20 %
GARDEN II	-	11 %
GARDEN III	28 %	43 %
GARDEN IV	27 %	61 %

Die Einteilung der Schenkelhalsfrakturen nach GARDEN hat sich für die Indikationsstellung zur Operation und die Auswahl des Therapieverfahrens als die beste Einteilung herausgestellt. Die bekannte Einteilung nach PAUWELS (1965) baut zu sehr auf rein mechanischen Gesichtspunkten auf, wobei nicht nur die Vaskularisation des Hüftkopfes vernachlässigt wird, sondern auch die am Hüftgelenk angreifenden Muskelkräfte zu wenig berücksichtigt werden. Die AO-Klassifikation (MÜLLER et al. 1987) versucht alle Gesichtspunkte zu vereinen und ist für die Dokumentation und den Vergleich von Nachuntersuchungsergebnissen sicherlich nach wie vor die beste Einteilung. Der klinische Verlauf der Hüftkopfnekrose kann sich über mehrere Monate bis hin zu fast 1^1/$_2$ Jahren hinziehen (Abb. 2). Jede Pseudarthrose und jede sekundäre Dislokation muß zumindest als Teilnekrose des Hüftkopfes bewertet werden und sollte beim jungen Menschen durch Umlagerungsosteotomie und beim alten Menschen durch die Endoprothese so rasch wie möglich behandelt werden.

Zur Diagnostik der Hüftkopfnekrose hat WENDA (1993) einen interessanten Beitrag geliefert. Er konnte zeigen, daß durch das NMR *kein sicherer Nachweis einer Hüftkopfnekrose* gelingt: Das NMR kann in der T-1-Phase, die fettgewichtet ist, lediglich den Nachweis von bindegewebigem Ersatz des Fettmarkes liefern. Dieser bindegewebige Ersatz ist nicht unbedingt gleich Nekrose, sondern bedeutet oft eine vitale Regeneration teilweise avitaler Bezirke. Die T-2-Phase, die wassergewichtet ist, erlaubt lediglich den Nachweis von Ödem. Dieses Ödem tritt besonders in der Umgebung von Nekrosen auf, kann aber ebenso Ausdruck

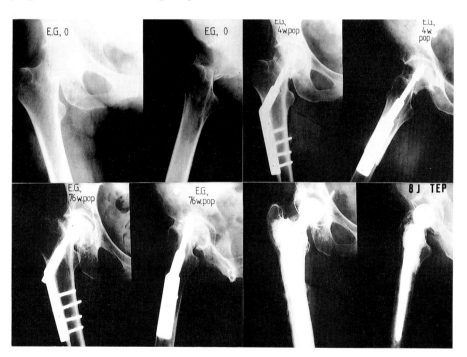

Abb. 2: Schenkelhalsfraktur Typ GARDEN-IV bei einer 60jährigen Patientin. Primäre Schraubenosteosynthese zur Kopferhaltung bei der relativ jungen Patientin. Entwicklung einer Hüftkopfnekrose erst nach über einem Jahr. Zementierte Totalendoprothese zum Nachuntersuchungstermin nach 8 Jahren, beschwerdefreie Funktion.

stattfindender Heilungsvorgänge sein. Schließlich kann eine tatsächliche Nekrose, die völlig von jedem Gefäßanschluß abgetrennt ist, durch sogenanntes "mumifiziertes Fett" einen falsch positiven Befund liefern, weil sie sich im NMR mangels Bindegewebseinsprossung und mangels Ödem wie normaler gesunder Knochen darstellt.

**Schenkelhalsfraktur -
Operationszeitpunkt**
Jede Schenkelhalsfraktur bei Kindern und Jugendlichen stellt einen absoluten Notfall dar. Eine sofortige operative Reposition und Stabilisierung muß zusammen mit der entscheidenden Fensterung der Gelenkkapsel innerhalb der ersten 6 Stunden notfallmäßig durchgeführt werden (WEBER et al. 1978; SWIONTKOWSKI et al. 1986). Gerade bei Kindern droht die Hüftkopf- und Epiphysennekrose durch intrakapsulären Druckanstieg, weil die Durchblutung des epiphysären Kopfanteils ausschließlich über das Gefäß im Ligamentum capitis erfolgt.

Auch beim Erwachsenen und alten Menschen sollte die kopferhaltende Operation möglichst primär durchgeführt werden, auch wenn hier die Rolle des intrakapsulären Drucks und die Notwendigkeit einer Kapselspaltung umstritten sind. Beim alten Menschen ist zwar oft eine präoperative Vorbereitung und Verbesserung der kardiopulmonalen Situation sinnvoll, doch sollte damit nicht länger als maximal 24 Stunden nach dem Unfall gewartet werden, weil es hinsichtlich der späteren Komplikationsmöglichkeiten von entscheidender Bedeutung ist, daß der alte Mensch so früh wie möglich mobilisiert wird.

Die Indikation für die *kopferhaltende Operation* bei Schenkelhalsfrakturen ist bei allen Patienten unter etwa 65 Jahren gegeben, sie besteht bei Frakturen vom Typ GARDEN I und II, dagegen bei Frakturen vom Typ GARDEN III und IV nur bei einer Lebenserwartung von mehr als etwa 15 Jahren.

Nochmals muß darauf hingewiesen werden, daß Schenkelhalsfrakturen bei Kindern und Jugendlichen einen Notfall darstellen, bei denen die Druckentlastung durch Kapselfensterung und die Reposition und Stabilisierung der Fraktur innerhalb der ersten 6 Stunden erfolgen muß.

**Schenkelhalsfraktur -
Implantate und Operationstechnik**
Als Implantate der Wahl für die kopferhaltende Operation haben sich die Schraubenosteosynthese und in zweiter Linie die Dynamische Hüftschraube herausgestellt. Die Schraubenosteosynthese kann mit kanülierten Schrauben über vorher mit Zielinstrumentarien eingebrachte Bohrdrähte erfolgen. Wer als Operateur geübt ist, wird vielfach das direkte Vorbohren unter Verwendung von 6,5 mm Spongiosaschrauben vorziehen. Wichtig ist eine gleichmäßige Verteilung der Schrauben im Hüftkopf, wobei die Schrauben eher etwas caudal und dorsal zu liegen haben.

Zur Repositionstechnik ist aus unserer Essener Erfahrung anzumerken, daß ein Extensionstisch absolut nicht notwendig ist, sondern daß es besser ist, bei schwierigen Repositionsmanövern die ventrale Kapsel vorsichtig zu fenstern und die Reposition mit dem Rasparatorium schonend zu unterstützen. Durch Außenrotation und Abduktion läßt sich die zweite Lauenstein'sche Ebene bei jeder Operationsphase ohne Veränderung der Position des Bildverstärkers darstellen (Abb. 3). Der Verzicht auf den Extensionstisch bedeutet Zeitgewinn und er vermindert aus unserer Sicht das Infektions- und Thromboserisiko.

Eine wichtige Besonderheit der Schenkelhalsfraktur stellt im jungen Alter die Schenkelhalsfraktur als Begleitverletzung oder Kettenverletzung, zusammen mit einer Femurschaftfraktur und Beckenringverletzungen dar (Abb. 4). Diese Schenkelhalsfrakturen werden sowohl auf den Oberschenkel-

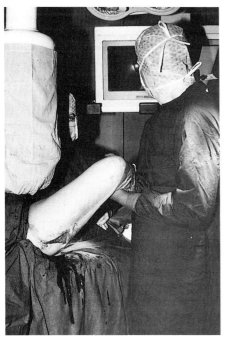

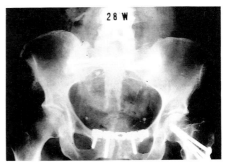

Abb. 3 (links): Verschraubung einer Schenkelhalsfraktur ohne Extensionstisch. Darstellung der 2. Ebene im Bildverstärker durch Beugung und Außenrotation der Hüfte.

Abb. 4 (oben und unten [li. + re.]): Schenkelhalsfraktur als leicht zu übersehende Begleitverletzung bei instabiler Beckenringverletzung AO Typ-C und Oberschenkelschaftfraktur. Primäre Osteosynthese beider Oberschenkelfrakturen sowie Beckenfixateur. Sekundär ventrale Plattenosteosynthese des Beckenrings und iliosacrale Verschraubung beidseits. Schmerzfreie Wiederherstellung der Funktion nach 28 Wochen.

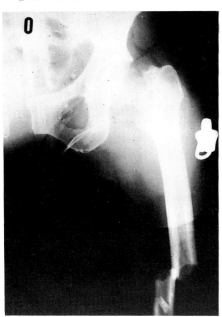

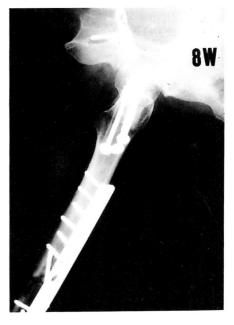

aufnahmen wie auch auf den Beckenübersichtsaufnahmen unter den Bedingungen des Polytraumas leicht übersehen und so oft zu spät diagnostiziert, wenn der Weg in die Pseudarthrose oder vielfach leider auch die Hüftkopfnekrose bereits gebahnt ist. Die Verschraubung dieser begleitenden Schenkelhalsfraktur kann auch bei Marknagelung neben dem Marknagel oder bei geeigneten Verriegelungsnägeln durch den Marknagel erfolgen.

Schenkelhalsfraktur - Indikation zur Endoprothese

Die weit überwiegende Zahl aller Schenkelhalsfrakturen sollte heute durch Endoprothese primär versorgt werden. Die vier wichtigsten Indikationen für die Endoprothese sind:

1. die Frakturen vom Typ GARDEN III und IV bei einer Lebenserwartung von weniger als etwa 15 Jahren,
2. die Schenkelhalsfrakturen bei hochgradiger vorbestehender Coxarthrose,
3. die pathologischen Frakturen,
4. intraoperative Katastrophen beim Versuch der kopferhaltenden Operation.

Schrauben und der Dynamischen Hüftschraube liegt jeweils in der Größenordnung von 10%, während der prothetische Ersatz in den letzten 10 Jahren mit 60% bis 70% recht konstant blieb. Lediglich die 130°-Platte hat ihre Bedeutung von ursprünglich 9% auf heute unter 2% praktisch verloren.

Auch die Qualitätssicherungsstudie Chirurgie der Landesärztekammer Nordrhein[2] weist in den Jahren 1990 und 1991 die Verwendung von Kopfprothesen und Totalen-

Tab. 3: Implantate bei Schenkelhalsfrakturen, Studie zur Qualitätssicherung Chirurgie, Landesärztekammer Nordrhein 1990/1991

Jahr	1990	1991
Patienten operativ behandelt	2.287	3.615
Kopfprothese	38,4 %	36.0 %
Totalendoprothese	37,7 %	40,6 %
Laschenschrauben	9,9 %	7,1 %
AO-Osteosynthese	9,1 %	6,7 %
Nagelung	3,3 %	3,3 %
Sonstige	6,4 %	6,1 %
Konservativ behandelt	8,0 %	8,4 %

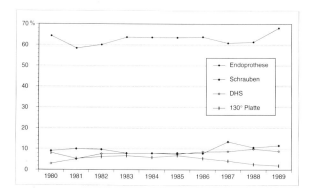

Abb. 5: AO-Dokumentation über 10.923 Schenkelhalsfrakturen von 1980 bis 1989. Anteil der Implantate bei der operativen Versorgung. Das führende Implantat bleibt unverändert die Endoprothese.

Die AO-Dokumentation 1980-1989 weist an 10.923 Schenkelhalsfrakturen die dominierende Rolle des prothetischen Hüftersatzes aus (Abb. 5). Die Verwendung von doprothesen mit über 75% Anteil aus (Tab. 3).

[2] *Landesärztekammer Nordrhein, Düsseldorf*

Schenkelhalsfraktur - Indikation zur konservativen Therapie

Für die konservative Therapie eignen sich ausschließlich die stabil eingestauchten Abduktionsfrakturen vom Typ GARDEN-I, PAUWELS-I oder AO-B1. Zu berücksichtigen ist dabei, daß auch bei diesen Frakturtypen die Hüftkopfnekroserate um 16% bei BARNES und bei 20% bei SCHULTZ (Tab. 2) lag.

Voraussetzung für die konservative Therapie der Abduktionsfrakturen ist die Stabilität dieser Fraktur, die darin zum Ausdruck kommt, daß die Patienten tatsächlich schmerzfrei zumindest Teilbelastung an Unterarmgehstützen durchführen können. Treten unter konservativer Therapie im weiteren Verlauf Schmerzen auf, so ist die Indikation zur kopferhaltenden Operation oder zur Endoprothese gegeben, wenn die Röntgenkontrolle ein sekundäres Abkippen der Fraktur im Sinne von GARDEN III-IV zeigt. Daß die konservative Therapie auch heute noch gerechtfertigt ist, zeigen die Ergebnisse von JEANNERT und JAKOB (1985) und von BERWARTH und SCHLICKEWEI (1993).

Schenkelhalsfrakturen - Behandlungsergebnisse

Einen interessanten Überblick über die Behandlungsergebnisse nach Schenkelhalsfrakturen gibt die Qualitätssicherung Chirurgie der Landesärztekammer Nordrhein 1990/1991 (Tab. 4). Bei insgesamt in diesen beiden Jahren fast 5.800 operierten Schenkelhalsfrakturen lag die stationäre Liegedauer bei 4 Wochen, knapp 9% der Patienten verstarben während dieser Zeit und über 80% der Patienten konnten unter Teil- und Vollbelastung mobilisiert entlassen werden.

Bei den Komplikationen dominieren die Begleiterkrankungen der Harnwege, der Lunge und des Herz-Kreislauf-Systems mit 16,5%. Hämatome traten nur bei 3,1% der Patienten auf, die Rate der Weichteilinfekte wird mit 2,3 bzw. 2,5% angegeben. Auffallend und fast unglaubwürdig ist die geringe Rate der Knocheninfekte mit 0% 1990 und 0,1% 1991. Auch die Zahl der Implantatlockerungen mit 0,7 bzw. 0,6% ist extrem niedrig. Diese Zahlen stellen den Wert einer solchen Qualitätssicherung in Frage.

Tab. 4: Komplikationen bei der Behandlung der Schenkelhalsfrakturen. Qualitätssicherung Chirurgie der Landesärztekammer Nordrhein

Jahr	1990	1991
Patienten operativ behandelt	2.287	3.615
Lunge, Herz, Niere, Harnwege	18,3 %	19,1 %
Thrombose, Embolie	1,9 %	2,6 %
Decubitus	2,9 %	2,3 %
Nachblutung	0,2 %	0,3 %
Hämatom	3,1 %	3,1 %
Wundheilungsstörung	0,6 %	0,9 %
Weichteilinfekt	2,2%	2,2 %
Osteomyelitis	(1 =) 0,0 %	(3 =) 0,1 %
Anatomische Fehlstellung	0,7 %	0,4 %
Implantatlockerung	0,7 %	0,6 %

Die tatsächlichen Kräfte am Hüftgelenk

Der Sinn jeder Osteosynthese oder des prothetischen Ersatzes am Hüftgelenk besteht in der sofortigen schmerzfreien Mobilisation des Patienten. Gerade der alte Patient kann bereits mit seinen intakten Knochen vielfach vor dem Unfall nur unsicher oder nur mit Stockhilfe gehen. Eine Entlastung der Osteosynthese im üblichen Sinne ist daher bei der Mehrzahl der alten Patienten überhaupt nicht möglich.

Selbst bei Patienten, die funktionell "entlasten" können, d.h. den Dreipunktgang an Unterarmgehstützen beherrschen, ist eine tatsächliche Entlastung des Hüftgelenkes in der Praxis gar nicht möglich; dies haben Untersuchungen von BERGMANN et al. (1989) eindeutig belegt. Die Arbeitsgruppe um BERGMANN hat bei freiwilligen Probanden Totalendoprothesen der Hüfte mit

Kraftaufnehmern und einer Sendevorrichtung ausgerüstet und die einwirkenden Kräfte auf das Hüftgelenk bei bestimmten Tätigkeiten des täglichen Lebens gemessen. Beim Sitzen konnten Kräfte von 40% des Körpergewichtes gemessen werden. Beim Stehen stiegen diese Kräfte auf 60% des Körpergewichtes an. Das Anheben des gestreckten Beines führte zu einer Kraft von 160% des Körpergewichtes. Das "entlastende Gehen" mit zwei Unterarmgehstützen ergab Kräfte in der Größenordnung von 180% des eigenen Körpergewichtes! Wurde auf die bewußte Entlastung verzichtet, so stiegen die Kräfte sogar auf 280% des eigenen Körpergewichtes. Gesunde Probanden erreichen beim zügigen und schnellen Gehen von etwa 6 km/h Spitzenkräfte in der Größenordnung von 450% des eigenen Körpergewichtes.

Berücksichtigt man die Meßergebnisse von BERGMANN, so muß man zu dem Schluß kommen, daß eine effektive "Entlastung" des Hüftgelenkes weder beim jungen noch beim alten Patienten möglich ist. Man muß die Unterarmgehstützen eher als zusätzliche Gehhilfe und als psychologische Erinnerung auffassen, um zumindest abrupte Spitzenkräfte, die beim Stolpern oder bei zu unvorsichtiger Fortbewegung auftreten, zu vermeiden. Jede Osteosynthese muß demnach so stabil sein, daß sie etwa das Doppelte des Körpergewichts aufnehmen kann.

Anforderungen an die Hüftbeweglichkeit
Ein wichtiger Punkt für die Osteosynthesetechnik und insbesondere auch die prothetische Versorgung sind die Anforderungen, die bei typischen Tätigkeiten des täglichen Lebens an die Hüftbeweglichkeit gestellt werden.
Hierzu haben JOHNSTON und SMIDT (1970) aufschlußreiche Untersuchungen bei freiwilligen Probanden durchgeführt. Ein Patient, der sich auf den Stuhl setzt, muß die Hüfte bis 112° beugen und es muß eine Rotation von 14° möglich sein. Hebt der Patient einen Gegenstand vom Boden auf, so ist sogar eine Hüftbeugung von 125° bei einer Rotation von 15° erforderlich. Will er seine Schuhe am Boden zubinden, so muß er das Hüftgelenk sogar bis 129° beugen und um 13° rotieren. Werden die Schuhe alternativ durch Überkreuzen der Beine auf dem Stuhl sitzend zugebunden, so wird lediglich eine Beugung bis 115° notwendig, jedoch wird die Rotation mit 28° umso mehr beansprucht.

**Pertrochantäre Frakturen -
Klassifikationen**
Zur Klassifikation pertrochantärer Frakturen hat sich die AO-Klassifikation durchgesetzt. Die AO-Klassifikation bezeichnet Frakturen mit erhaltener medialer Corticalis und lateral intakter Knochenstruktur als A1-Frakturen.
Bei den A2-Frakturen ist die mediale Corticalis mehrfach gebrochen, insbesondere der Trochanter minor ist frakturiert oder disloziert. Die laterale Corticalis ist intakt.
Bei den A3-Frakturen ist die laterale *und* die mediale Corticalis betroffen, hierzu gehören auch die sogenannten "Reversed fractures".
Im angelsächsischen Sprachraum wird überwiegend noch die Einteilung nach EVANS (1949) verwendet:
I unverschobene Brüche,
II Zweifragmentbrüche,
III Dreifragmentbrüche lateral,
IV Dreifragmentbrüche medial,
V Vierfragmentbrüche.
Die AO-Klassifikation ist aus unserer Praxis der EVANS-Klassifikation überlegen, weil sie die entscheidenden Parameter, nämlich die Frage Instabilität in Folge fehlender medialer Abstützung bei den A2-Frakturen und das Problem der fehlenden lateralen Zuggurtung durch die zusätzliche laterale Frakturierung bei den A3-Frakturen zum grundlegenden Einteilungsprinzip macht.

Pertrochantäre Frakturen - Implantate

Pertrochantäre Frakturen stellen höchste Anforderungen an die zu verwendenden Implantate. Die Implantate müssen alten Menschen Belastungsstabilität bieten. Die Implantate müssen sich auch bei Osteoporose sicher im Knochen verankern. Die Implantate müssen ein Zusammensintern der Fraktur ermöglichen, ohne zu perforieren, was zum Beispiel die typische Gefahr bei der 130° Winkelplatte ist. Schließlich müssen die Implantate die Vaskularisation des Knochens schonen und das Auftreten weiterer Frakturen beim Einbringen sicher vermeiden. Da es sich bei den pertrochantären Frakturen um einen Bruchtyp handelt, der flächendeckend in jedem Krankenhaus mit Notfallbehandlung sicher operiert werden muß, ist eine einfache Implantationstechnik ein weiteres wesentliches Kriterium für die Auswahl des Implantats.

Die AO-Dokumentation[3] 1980-1989 umfaßt 13.873 pertrochantäre Frakturen (Abb. 6). In dem genannten Zeitraum stieg der Anteil der DHS-Osteosynthesen von 11,7 auf 63,8%. Dagegen ging der Anteil der Endernägel von 28% auf 3,3%, derjenige der 130°-Winkelplatten von 22,7 auf 11,1% und der 95°-Condylenplatten von 16,9 auf 7,4% zurück. Der Anteil der Hüftprothesen blieb knapp unter 10% mit leicht steigender Tendenz in den beiden letzten Jahren in etwa gleich.

Die pertrochantären Frakturen wurden in einer Qualitätssicherungsstudie der Landesärztekammer Baden-Württemberg[4] 1990 und 1991 mit insgesamt 5.575 Frakturen, die operativ versorgt worden waren, erfaßt. Auch hier betrug der Anteil der Laschenschrauben-Osteosynthesen 1990 54,6% und 1991 60,6%. Dagegen gingen die Nagelosteosynthesen von 20,0% auf 15,5% zurück (STÜRMER et al. 1993).

Beide Dokumentationen belegen, daß in der Laschenschraube / Dynamischen Hüftschraube offensichtlich in den letzten Jahren ein Implantat zur Verfügung steht, mit dem die überwiegende Zahl der pertrochantären Frakturen befriedigend stabilisiert werden kann.

Pertrochantäre Fraktur - Dynamische Hüftschraube

Der durch die AO-Dokumentation und die Qualitätssicherung Chirurgie belegte Siegeszug der Dynamischen Hüftschraube hat seine Gründe in den unbestreitbaren Vorteilen dieses Implantates. Es verbindet die innere Schienung mit dem Zuggurtungsprin-

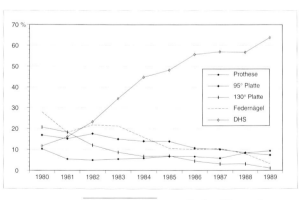

Abb. 6: AO-Dokumentation über 13.873 pertrochantäre Frakturen von 1980 bis 1989. Anteil der Implantate bei der operativen Versorgung. Die Dynamische Hüftschraube (DHS) entwickelt sich zum Standardimplantat.

---

[3] AO-Dokumentationszentrale, Bern / Davos, Schweiz

[4] Landesärztekammer Baden-Württemberg, Institut für Medizinische Informationsverarbeitung, Tübingen

zip und ermöglicht ein Sintern der Fraktur, ohne daß das Implantat perforiert. Die Dynamische Hüftschraube besitzt eine sehr hohe Biegesteifigkeit und bietet durch die großvolumigen Gewindegänge des Schraubenkopfes eine sichere Verankerung auch bei Osteoporose. Die Operationstechnik ist schnell und einfach mit Hilfe von Zielinstrumentarien. Ist einmal der initiale Führungsdraht in beiden Richtungen exakt plaziert, so läuft das übrige Osteosyntheseverfahren fast wie auf Schienen. Mit der initialen Plazierung des Führungsdrahtes kann und muß man sich Zeit lassen, und selbst bei mehrfachen Fehlbohrungen ist mit keiner ernsthaften Schädigung des Knochens zu rechnen.

Zur Operationstechnik hat es sich in unserer Essener Klinik auch bewährt, die Dynamische Hüftschraube ohne Extensionstisch zu implantieren. Unter Zug ist bei der normalerweise geringen Bemuskelung der alten Patienten unter Zuhilfenahme des Rasparatoriums meist eine problemlose offene Reposition möglich. Durch Außenrotation und Hüftbeugung läßt sich auch die zweite Ebene in Lauensteintechnik problemlos mit dem Bildverstärker einstellen, der auf diese Weise seine Position nicht ändern muß (Abb. 3). Die konstante Einstellung des Bildverstärkers und der Verzicht auf den Extensionstisch stellen aus unserer Sicht eine wichtige Verminderung des Infektionsrisikos dar.

Die optimale Schraubenposition bei der Dynamischen Hüftschraube ist in beiden Ebenen zentral, eher etwas caudal und eher etwas dorsal mit einem Abstand zum Knorpel von etwa 5-10 mm. Insbesondere craniale und ventrale Schraubenlagen sind unbedingt zu vermeiden! Die Spongiosa ist in diesem Bereich weniger tragfähig und es kommt hinzu, daß die Äste der wichtigen lateralen Epiphysenarterie durch eine zu craniale Lage der Dynamischen Hüftschraube ernsthaft geschädigt werden können.

Die Probleme der Dynamischen Hüftschraube betreffen zunächst einmal die zu cranial gewählte Schraubenfehllage mit der Folge des sogenannten "cutting-out". Man muß dabei berücksichtigen, daß wegen des großen Volumens des Schraubenkopfes die Korrektur einer einmal eingebrachten Schraube praktisch kaum möglich ist und sowohl mechanische wie auch vaskuläre Probleme bringt. Etwas empfindlich ist die Dynamische Hüftschraube bei fehlender medialer Abstützung. So halten wir es für sinnvoll, einen abgerissenen Trochanter minor durch eine Zugschraube oder Cerclage zu fixieren. Bei sehr medialen Frakturtypen neigt die Dynamische Hüftschraube zur Drehinstabilität, was durch das Einbringen einer cranial gelegenen zweiten Antirotations-Schraube (Spongiosaschraube 6,5 mm) verhindert werden kann. Bis zum Einbringen dieser Schraube empfiehlt es sich, das Rotieren des Schenkelhalses gegenüber dem Trochanter durch einen vorübergehend eingebrachten Kirschnerdraht zu verhindern. *Keine Indikation* für die Dynamische Hüftschraube sind die sogenannten "Reversed fractures" und subtrochantäre Frakturen, weil hier der laterale Zuggurtungsmechanismus fehlt und die auftretenden Rotationskräfte durch die Dynamische Hüftschraube nicht abgefangen werden können.

Für instabile Frakturtypen empfiehlt sich generell die Fixation des Trochanter minor sowie die Fixation des Trochanter major zusammen mit der meist vorhandenen großen dorsalen Knochenschale mit Hilfe von Zuggurtungen (Abb. 7). Diese Trochanterfixation hat ihren Grund nicht nur in der erhöhten mechanischen Stabilität, sondern dient auch der Schmerzausschaltung während der postoperativen Frühmobilisation. Bei isolierten Trochanterabrissen sehen wir uns oft aufgrund der Schmerzsymptomatik gezwungen, diese durch Osteosynthese zu fixieren. Ein Patient mit pertrochantärer Fraktur und instabil belassenen Trochanteren ist in sei-

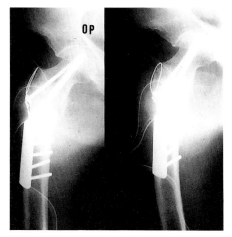
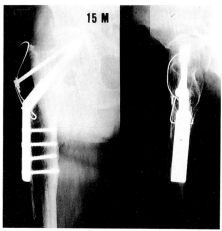
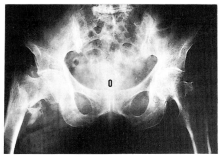

Abb. 7: Pertrochantäre Fraktur AO Typ-A2 bei einer 78jährigen Patientin. Primäre Versorgung mit DHS, zusätzlich Antirotationsschraube und Zuggurtung des instabilen Trochanter major. Beschwerdefreie Funktion bei der Nachuntersuchung 15 Monate später.

ner Mobilisation schmerzhaft eingeschränkt. Berücksichtigt man darüber hinaus die Vielzahl der Muskeln, die an den Trochanteren ansetzen (Glutaealmuskulatur, kurze Außenrotatoren, M. iliopsoas), so ist auch die Fixation der Trochanteren aus funktionellen Gründen angezeigt. Gerade der alte Mensch benötigt für die koordinierte Fortbewegung und den funktionellen Gebrauch des Hüftgelenkes *jeden* Muskel. Ein instabiler Trochanter major führt unweigerlich zum Trendelenburg'schen Hinken.

Pertrochantäre Fraktur - Gamma-Nagel
Der Gamma-Nagel ist ein hochstabiles intramedulläres Implantat, bei dem geringere Biegekräfte wirksam werden als bei der DHS. Aus mechanischer Sicht ist die intramedulläre Stabilisierung der hüftgelenksnahen Fraktur grundsätzlich als sehr günstig anzusehen. Nachteilig ist beim Gamma-Nagel die unvermeidliche zusätzliche Zerstörung der Trochanterregion beim Einbringen des voluminösen Nagels, die unvermeidliche Markraumzerstörung und die Schwierigkeit nach Einbringen des Nagels, die Gleitschraube tatsächlich zentral in beiden Ebenen im Hüftkopf zu plazieren. Darüber hinaus ist beim Gamma-Nagel ein Extensionstisch notwendig. Es besteht die große Gefahr, einen Drehfehler zu produzieren und es gibt schließlich am distalen Nagelende Kraftspitzen, die intraoperativ, aber auch noch nach mehreren Wochen und Monaten zu Oberschenkelschaftfrakturen an der Gamma-Nagelspitze führen.
In einer noch nicht endgültig abgeschlossenen norwegischen Multicenterstudie (BENUM et al. 1992, STÜRMER et al. 1993) wurden bei bisher 696 per- und subtrochantären Frakturen prospektiv randomisiert der Gam-

ma-Nagel gegen die Dynamische Hüftschraube (DHS) der AO geprüft. Die Studie ergab zwischen beiden Implantaten keine signifikanten Unterschiede hinsichtlich der Operations-Dauer, des Blutverlustes, der Thrombose-/Embolierate, der Infektionsrate, der Liegedauer, der Mobilisation, der Letalität, der Frakturheilung, der Pseudarthrosenentstehung und der Schraubenperforationen. Es fanden sich dagegen gravierende Unterschiede hinsichtlich der intraoperativen Komplikationen: Gamma-Nagel 36/ DHS 14, der zu cranialen Schraubenlage (66/31), der Verriegelungsprobleme (14/0), der Oberschenkelschaftfrakturen (12/0) und der notwendigen Re-Operationen (27/6). Die Autoren der Studie kommen zu dem vorläufigen Schluß, daß der Gamma-Nagel zum gegenwärtigen Zeitpunkt noch nicht soweit ausgereift ist, daß er als Routineimplantat für die pertrochantären Frakturen empfohlen werden kann. Die Studie wird jedoch fortgeführt, insbesondere mit dem Ziel zu prüfen, inwieweit sich der Gamma-Nagel speziell bei den A3-Frakturen und bei subtrochantären Frakturen als alternatives Implantat bewährt.

Pertrochantäre Fraktur -
Endoprothesen und andere Implantate
Ein vielleicht in Zukunft noch an Bedeutung gewinnendes Implantat bei der pertrochantären Fraktur ist sicherlich die *Endoprothese*. Sie hat heute ihre Indikation bei vorbestehender hochgradiger Coxarthrose, bei pathologischen Frakturen, bei instabilen Trümmerbrüchen und bei intraoperativen Katastrophen. Hier eignen sich inbesondere Langschaftprothesen, an denen dann der Trochanterbereich sorgfältig wieder aufgebaut werden kann. In der AO-Statistik liegt der Anteil der primären Hüftprothesen bei 10%, in der Qualitätssicherung Baden-Württemberg nur bei 2,5%.
In der Hand des Geübten ist die Spondylenplatten-Osteosynthese bei der pertrochan-

tären A-3-Fraktur nach wie vor ein gutes Verfahren, welches jedoch mit der exakten Operationstechnik und der optimalen Plazierung der Klinge steht und fällt. Das größte Problem ist die Vermeidung einer Varusfehlstellung und auch die AO-Statistik weist aus, daß 25% der Patienten nach einem Jahr noch belastungsabhängige Schmerzen hatten.
Die *Endernagelung* oder *Federnagelung* mag in der Hand des Geübten ein praktikables und für den Patienten während der Operation sehr schonendes Implantat sein. Sie ist nach der AO-Statistik (STÜRMER et al. 1993) jedoch mit einer Außendrehfehlerrate von 22% und einer Letalität von 18% innerhalb des ersten Jahres belastet. Während 75% der Patienten mit Dynamischer Hüftschraube nach einem Jahr nachuntersucht werden konnten, kamen nur 53,5% der Patienten nach Endernagelung zur Einjahreskontrolle.

Tab. 5 Komplikationen bei der Behandlung per- und subtrochantärer Frakturen. Qualitätssicherung Chirurgie der Landesärztekammer Baden-Württemberg

Jahr	1990	1991
Patienten operativ behandelt	2 474	3.220
Lunge, Herz, Niere, Harnwege	22,5%	19,0 %
Thrombose, Embolie	3,3 %	2,4 %
Decubitus	2,2 %	1,7 %
Nachblutung	0,2%	0,2 %
Hämatom	3,4%	3,8 %
Wundheilungsstörung	1,3 %	1,2 %
Weichteilinfekt	1,2 %	1,1 %
Osteomyelitis	(1 =) 0,0 %	(3 =) 0,1 %
Anatomische Fehlstellung	0,6 %	0,8 %
Implantatlockerung	1,4 %	1,4 %

Pertrochantäre Fraktur - Ergebnisse

Die Qualitätssicherung Chirurgie der Landesärztekammer Baden-Württemberg weist für die Jahre 1990 und 1991 eine mittlere Liegedauer von 29 Tagen aus. Knapp 20% der Patienten mußte postoperativ auf der Intensivstation behandelt werden und 8% der Patienten verstarben während des stationären Aufenthaltes. 78% der Patienten konnten unter Teil- oder Vollbelastung entlassen werden. Wie bei den Schenkelhalsfrakturen führen Begleiterkrankungen zu den meisten Komplikationen: Lunge, Herz, Nieren und Harnwege mit 21%. Die Zahl der Hämatome lag bei 3,6%, die der Weichteilinfekte bei 1,2%. Erstaunlich ist auch bei den pertrochantären Frakturen die niedrige Rate der Knocheninfektionen mit 0,0% 1990 und 0,1% 1991. Diese unglaublich niedrigen Lokalkomplikationsraten lassen auch bei dieser Studie an dem tatsächlichen Wert einer solchen Qualitätssicherung zweifeln.

Pertrochantäre Fraktur - Nachuntersuchungsmethodik

Will man die funktionellen Resultate der Osteosynthese hüftnaher Frakturen überprüfen, so ergibt sich bei der Multimorbidität und dem Alter der Patienten ein falsches Bild, wenn man von absoluten Meßwerten und den absoluten Aktivitäten der Patienten im täglichen Leben ausgeht. Ganz entscheidend ist der Vergleich des postoperativen Zustandes mit demjenigen vor dem Unfall. In der Regel stürzt nicht der im häuslichen Bereich noch sehr aktive Patient, sondern derjenige, der auch ohne die Fraktur schon Probleme hat, seinen täglichen Aufgaben nachzukommen. Als Bewertungssysteme bewähren sich die folgenden Scores:
1. *Mayo Hip Score*
   (KAVARNAGH und FITZGERALD, 1985)
2. *Pre-Hospitalization Functional Status*
   (CAMPION et al. 1987)
3. *Traumatic Hip Rating Score*
   (SANDERS et al. 1988).

Alle diese Scores erlauben einen Vergleich des präoperativen und postoperativen funktionellen Status. Die Nachuntersuchung der eigenen Patienten mit pertrochantären Frakturen anhand dieser Scores hat gezeigt, daß die durch die Fraktur und Osteosynthese bedingte Scoreminderung im Median nicht mehr als 10% betrug (DRESING et al. 1993). Dies bedeutet eine nur minimale Beeinträchtigung des funktionellen Ergebnisses durch die Fraktur, Operation und Rehabilitationsphase, wenn man berücksichtigt, daß innerhalb des Nachuntersuchungszeitraums von 3,4 Jahren auch der natürliche Alterungsprozeß unfallunabhängig zu einer Verschlechterung der Score-Punkte führt.

Pertrochantäre Fraktur - Optimaler Operationszeitpunkt

Wie schon für die Schenkelhalsfrakturen ausgeführt, ist die präoperative Vorbereitung gerade der alten Patienten wichtig, sollte jedoch nicht zu einer Operationsverzögerung über 24 Stunden hinaus führen. Die Primäroperation ist die effektivste Thromboseprophylaxe, sie mindert das Risiko der Pneumonie und statistisch auch die postoperativen Verwirrtheitszustände (PARKER und PRYOR 1992). Bei der Primäroperation werden dem Patienten sofort die Schmerzen genommen, das Risiko einer Besiedlung mit Hospitalkeimen verhindert und eine effektive Dekubitusprophylaxe betrieben. In unserer Klinik ist es bei einer konsekutiven Serie von 131 Patienten gelungen, den Operationsbeginn median auf 8 Stunden nach dem Unfall zu senken. Voraussetzung ist eine enge Kooperation mit der Anaesthesie.

Wahl des Anaesthesieverfahrens

Die Spinal- oder Periduralanaesthesie ist das Verfahren der Wahl bei hüftnahen Frakturen des alten Menschen. Hierfür sprechen unter Berücksichtigung der bekannten Kontraindikationen nicht nur die allgemeinen kardiopulmonalen und cerebralen Gesichtspunkte, sondern auch die Verminderung des Thromboserisikos. Es ist vielfach zu wenig bekannt, daß im Vergleich zur Allgemeinanaesthesie das Thromboserisiko durch Spinal- oder Periduralanaesthesie um 25 - 50% gesenkt werden kann (MODIG et al. 1981, DAVIS et al. 1989 und MITCHELL et al. 1991).

Subtrochantäre Frakturen - "Biologische Osteosynthese"

Die Besonderheit der subtrochantären Frakturen ist ihre Häufung auch im jüngeren Alter, speziell bei polytraumatisierten Patienten. In der Mehrzahl der Fälle handelt es sich um Mehrfragmentbrüche, die nach der AO als Oberschenkelschaftbrüche zu klassifizieren sind. Diese Klassifikation ist jedoch immer dann unzureichend, wenn sich die Fraktur nicht nur auf den subtrochantären Bereich konzentriert, sondern auch in die Trochanteren hinaufzieht. Daher ist die im angelsächsischem Sprachraum gebräuchliche Klassifikation nach SEINSHEIMER (1978) besser geeignet, weil hier auch die Frage der erhöhten Instabilität bei Beteiligung des Trochanter minor mitberücksichtigt wird.

Durch den Muskelzug wird das proximale Fragment abduziert, flektiert und innenrotiert, sofern der Trochanter minor nicht abreißt. Das distale Fragment wird massiv adduziert. Bei der Reposition und Osteosynthese muß diesen, gerade bei jungen Leuten sehr hohen Muskelkräften, effektiv gegengewirkt werden. Es besteht ein hohes Risiko von Rotationsfehlern.

Die Prinzipien der Osteosynthese bestehen in der Ausnutzung des Zuggurtungsprinzips und der Abstützung oder der inneren Schienung. Die Condylenplatte oder DCS wirken als abstützende und zuggurtende Osteosynthese. Der Verriegelungsnagel und der Gamma-Nagel als innere Schienung, wobei beide intramedullären Implantate ein hohes Risiko einer nachfolgenden Varusfehlstellung und eines Rotationsfehlers beinhalten. Aus unserer Sicht ist nach wie vor die Condylenplattenosteosynthese das Verfahren der Wahl bei subtrochantären Frakturen, wobei die Osteosynthesetechnik die modernen Trends unter Schonung von Periost und Vaskularisation konsequent berücksichtigen muß (KLEINING und HAX, 1981; HEITEMEYER et al., 1986; GERBER et al., 1990). Durch die indirekte Repositionstechnik wird zunächst ohne Reposition der Fraktur die Klinge im Schenkelhals verankert und die Platte durch eine Zugschraube im Calcar gegen Dislokation gesichert (Abb. 8). Nun erfolgt die Reposition der Fraktur oder Trümmerzone an der bereits liegenden Condylenplatte, wobei sich die Verwendung des Distraktors als schonendstes Repositionsverfahren empfiehlt. Trümmerzonen werden nicht wie früher puzzleförmig rekonstruiert, sondern überhaupt nicht mehr tangiert und lediglich hinsichtlich Rotation und Achse sorgfältig eingestellt und auf Länge gebracht. Erst distal der Trümmerzone wird die Platte mit mehreren Schrauben an dem intakten Femurschaft wieder verankert.

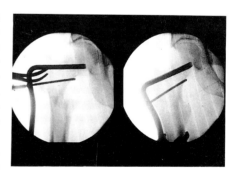

Abb. 8: Indirekte Repositionstechnik bei der Kondylenplattenosteosynthese einer subtrochantären Fraktur.

Bei dieser überbrückenden Osteosynthesetechnik wirkt die Condylenplatte wie ein "Fixateur interne". Durch die im Weichteilverbund verbliebene Trümmerzone und unter frühfunktioneller Behandlung bildet sich rasch eine tragfähige Kallusmanschette auf der plattenfernen Seite, die bereits nach 8-12 Wochen Vollbelastung bis zur Schmerzgrenze erlaubt. Eine Spongiosaplastik ist in der Regel nicht erforderlich.

Danksagung
Unser Dank für die freundliche Unterstützung und Überlassung von Daten gilt Herrn Prof. Dr. P. Benum (Trondheim), Herrn Dr. G. Bergmann (Berlin), Herrn Bühler (Davos), Herrn Prof. Dr. P.J. Meeder, Heidelberg, Herrn Prof. Dr. K. Kunze (Gießen), Frau B. Pietsch (IMI Tübingen) und Frau E. Witschi (AO Bern).

Literatur

(1) BARNES, R., BROWN, J.T., GARDEN, R.S., NICOLL, E.A.: Subcapital Fractures of the Femur. J. Bone Joint Surg. 58-B, 2-24, 1976
(2) BENUM, P., GRØNTVEDT, M., BRATEN, M., WALLØE, A., EKELAND, A., BAUGSTAD, S., FASTING, O.: Gamma-Nail versus DHS in inter- and subtrochanteric femoral fractures. Preliminary report of 696 patients. Personal Communication, Presented at the Advanced AO-Course, Madrid, Sept 21-25, 1992
(3) BERGMANN, G., ROHLMANN, A., GRAICHEN, F.: In vivo Messungen der Hüftgelenksbelastung, 1. Teil: Krankengymnastik. Z. Orthop. 127, 672-679, 1989
(4) BERWARTH, H., SCHLICKEWEI, W.: Die mediale eingestauchte Schenkelhalsfraktur des älteren Menschen: ist die konservativ-frühfunktionelle Behandlung heute noch vertretbar? Hft. Unfallchirurg 228, 91-100, 1993
(5) CAMPION, E. W., JETTE, A.M., CLEARY, P.D., HARRIS, B.A.: Hip fracture: A prospective study of hospital course, complications and costs. J. Gen. Internal Med. 2 (2), 78, 1987
(6) DAVIS, F.M., LAURENSON, V.G., GILLESPIE, W.J., WELLS, J.E., FOATE, J., NEWMAN, E.: Deep vein thrombosis after total hip replacement. J. Bone Joint Surg. 71-B, 181-185, 1989
(7) DRESING, K., ASSENMACHER, ST., STÜRMER, K.M., BÖSING, P.: Ergebnisse nach operativer Behandlung pertrochanterer Oberschenkelfrakturen. In diesem Band, 155-161, 1994
(8) GARDEN, R. S.: Stability and union in subcapital fractures of the femur. J. Bone Joint Surg. 46-B, 630-647, 1964
(9) GARDEN, R. S.: Malreduction and Avascular Necrosis in Subcapital Fractures of the Femur. J. Bone Joint Surg. 53-B, 183-197
(10) GERBER, C., MAST, J.W., GANZ, R.: Biological internal fixation of fractures. Arch. Orthop. Trauma Surg. 109, 295-303, 1990
(11) HEITEMEYER, U., HIERHOLZER, G., TERHORST, J.: Der Stellenwert der überbrückenden Plattenosteosynthese bei Mehrfragmentbruchschädigungen des Femur im klinischen Vergleich. Unfallchirurg 89, 533-538, 1986
(12) JEANNERET, B., JAKOB, R.P.: Konservative versus operative Therapie der Abduktions-Schenkelhalsfrakturen. Resultate einer klinischen Nachkontrolle. Unfallchirurg 88, 270-273, 1985
(13) JOHNSTON, R.C., SMIDT, G.L.: Hip motion measurements for selected activities of daily living. Clin. Orthop. Rel. Res. 72, 205-215, 1970
(14) KAVANAGH, B.F., FITZGERALD, R.H.: Clinical and roentgenologic assessment of total hip arthroplasty - A new hip score. Clin. Orthop. Rel. Res. 193, 133-140, 1985
(15) KLEINING, R., HAX, P.M.: Die interne Überbrückungsosteosynthese ohne Reposition des Stückbruchbereiches als Alternative zur internen Fragmentfixation von Stückbrüchen nach anatomischer Reposition. Hft. Unfallheilkunde 153, 213-218, 1981
(16) MAURER, H.-J., TEUBER, H.-J., BIER, M., HERMANNS, I.: Frakturlinienverlauf - Schenkelkopfnekrose bei der medialen Schenkelhalsfraktur. Arch. Orthop. Unfall-Chir. 67, 265-290, 1970
(17) MITCHELL, D., FRIEDMAN, R.J., BAKER II, J.D., COOKE, J.E., DARCY, M.D., MILLER III, M.C.: Prevention of thromboembolic disease following total knee arthroplasty. Epidural versus general anesthesia. Clin. Orthop. Rel. Res. 269, 109-112, 1991
(18) MODIG, J., BORG, T., KARLSTRÖM, G., SAHLSTEDT, B., RIKNER, L.: Effects of tocainide, an oral analogue of lidocaine, on thromboembolism after total hip replacement. Upsala J. Med. Sci. 86, 269, 1981

(19) MÜLLER, M.E., NAZARIAN, S., KOCH, P.: Classification AO des fractures. Springer Verlag, Berlin - Heidelberg - New York, 1987

(20) PARKER, M.J., PRYOR, G.A.: The timing of surgery for proximal femoral fractures. J. Bone Joint Surg. 74-B, 203-205, 1992

(21) PAUWELS, F.: Gesammelte Abhandlungen zur funktionellen Anatomie des Bewegungsapparates. Springer, Berlin - Heidelberg - New York, 1965

(22) SANDERS, R., REGAZZONI, P., ROUTT, M.L.: The treatment of subtrochanteric fractures of the femur using the dynamic condylar screw. Presented at the American Academy of Orthopedic Surgeons Annual Meeting, Atlanta, Georgia Feb 4-9, 1988. Zitiert nach: Russel, T.A., Taylor, J.C.: Subtrochanteric fractures of the femur. In: Skeletal Trauma. Saunders, 1485-1524, 1992

(23) SCHULTZ, A., LEIXNERING, M., SCHREINLECHNER, U.P., POIGENFÜRST, J.: Die Schraubenosteosynthese zur Stabilisierung von Schenkelhalsbrüchen. Ergebnisse, Indikationen und Aspekte. Hft. Unfallheilkunde 207, 111-112, 1989

(24) SEINSHEIMER III, F.: Subtrochanteric fractures of the femur. J. Bone Joint Surg. 60-A, 300-306, 1978

(25) SEVITT, S.: Bone repair and fracture healing in man. Churchill Livingstone, Edinburgh-London-Melbourne-New York, 1981

(26) STÜRMER, K.M., DRESING, K., MEEDER, P.J., HANKE, J., AUFMKOLK, M., BOESING, P.: Wandel bei der Osteosynthese pertrochanterer und subtrochanterer Femurfrakturen. Hft. Unfallchirurg im Druck, 1993

(27) SWIONTKOWSKI, M.F., WINQUIST, R.A.: Displaced Hip Fractures in Children and Adolescents. J. Trauma 26, 384-388, 1986

(28) TRUETA, J., HARRISON, M.H.M.: The Normal Vascular Anatomy of the Femoral Head in Adult Man. J. Bone Joint Surg. 35-B, 442-461, 1953

(29) WEBER, B. G., BRUNNER, CH., FREULER, F.: Die Frakturenbehandlung bei Kindern und Jugendlichen. Springer Verlag, Berlin - Heidelberg - New York, 1978

(30) WENDA, K.: MR-Tomographie bei Hüftluxationen und Frakturen. Symposium "Das Proximale Femur", Wiesbaden 11.-12.3.1993

Prognose von Hüftkopffrakturen aufgrund eigener Langzeitergebnisse

A. Lies • M. Hahn • M. Henkel • Ch. Josten

Zusammenfassung

Wie unsere Ergebnisse erkennen lassen, ist die Prognose derartiger Femurkopfverletzungen - versorgt entsprechend der Klassifizierung nach PIPKIN vor allem für die Typen I, II, und IV - recht gut. In den meisten Fällen bedingt die Typ III-Verletzung den primären Einsatz einer Endoprothese. Entwickelt sich eine partielle Kopfnekrose, empfehlen wir die Durchführung einer Drehosteotomie nach SUGIOKA, evtl. auch die Transplantation eines muskelgestielten cortico-spongiösen Knochenkeils, der so wiederum die Durchblutung des Hüftkopfes reaktiviert. Vor Entfernung zu großer Knochenfragmente wird gewarnt, da der verbleibende große Defekt unweigerlich zur sekundären Arthrose führt. Insgesamt ist die Prognose abhängig von der Bruchform, dem Repositionszeitpunkt, der Güte der operativen Versorgung und nicht zuletzt von der korrekten Nachbehandlung.

Einleitung

In erster Linie sind die Femurkopfkalottenfrakturen eine Folge schwerer Gewalteinwirkung; hauptsächlich verursachen Verkehrsunfälle derartige Verletzungen. Dem Frakturmechanismus liegen starke Abscherkräfte zugrunde, diese sind vor allem im Zusammenhang mit Hüftgelenkluxationen bzw. schweren Hüftpfannenfrakturen zu finden. In der Früh- und Spätphase treten bei derartigen schweren Verletzungen nicht selten Komplikationen auf, die dann zu einem großen therapeutischen Problem werden können (2, 5).

Therapie

Es hat sich hinsichtlich der Prognose und Therapie als wertvoll erwiesen, die traumatischen Hüftluxationen zu klassifizieren. Folgende vier Kombinationstypen werden nach PIPKIN unterschieden (4):

Typ I   Kalottenfrakturen caudal der Fovea.
Typ II Kalottenfrakturen, deren Frakturlinie cranial über die Fovea hinaus bis in die Belastungszone des Kopfes verlaufen.
Typ III Erste und zweite Form kombiniert mit einer Schenkelhalsfraktur.
Typ IV Erste und zweite Form kombiniert mit einer Acetabulumfraktur.

Wir empfehlen folgendes therapeutisches Vorgehen:
Frakturen des Typs I werden geschlossen reponiert und können bei fortbestehender guter Stellung konservativ behandelt werden. Gerade bei dieser Frakturform empfiehlt sich die Durchführung eines CT, da hier dann kleinere Fragmente, die nicht stabil fixierbar sind oder auch größere, die nochmals frakturiert sind, erkannt werden können und dann auch entfernt werden müssen, da sie ansonsten als freie Gelenkkörper Gelenkschäden setzen. Größere Fragmente, die keine wesentlichen Impressionen aufweisen, sollten durch Schraubenosteosynthese refixiert werden. Hierbei ist jedoch darauf zu achten, daß die Schraubenköpfe unter das Niveau des Knorpels versenkt werden (3).
Die Typ II-Verletzungen liegen in der Belastungszone. Hier sollte man unbedingt ver-

suchen, eine Refixierung der Fragmente vorzunehmen (Abb. 1). Da die abgescherten Fragmente jedoch teilweise stark deformiert sind, kann der Operateur in einzelnen Fällen dazu gezwungen sein, ein Kopffragment zu entfernen. In einer derartigen Situation muß jedoch überlegt werden, ob nicht eine Rotationsosteotomie angezeigt ist, um so gesunde Kopfanteile wieder in die Belastungszone einzustellen. In derartigen Fällen ist nie eine Kopfnekrose auszuschließen (2, 6). Die Typ III-Verletzung stellt in den meisten Fällen primär eine Indikation zum alloplastischen Hüftgelenkersatz dar. In Abhängigkeit vom Alter ist in Ausnahmefällen auch einmal die Verschraubung möglich. In derartigen Fällen sollte man jedoch die Indikation zum alloplastischen Ersatz großzügig stellen, um so den Patienten auch unnötige Folgeoperationen zu ersparen.

Pipkin-Frakturen des Typ IV sollten operativ wieder aufgebaut werden. Die Versorgung mit einer TEP sollte lediglich als Sekundäreingriff in Frage kommen.

Es hat sich insgesamt gezeigt, daß die sofortige Reposition der Hüftgelenkluxation sowie eine frühestmögliche osteosynthetische Behandlung bei derartigen Frakturen die besten Ergebnisse erbringt (1, 3). Es empfiehlt sich bei allen Verletzungstypen postoperativ eine frühzeitige Mobilisierung mit Bewegungsübungen und Muskeltraining vorzunehmen. Das betroffene Hüftgelenk sollte sechs Wochen entlastet werden, anschließend während der nächstfolgenden sechs Wochen ist eine zunehmende Belastung erlaubt. Nach ca. drei Monaten ist die volle Belastungsfähigkeit wieder erreicht.

Ergebnisse

Wir haben in den Berufsgenossenschaftlichen Krankenanstalten Bergmannsheil in Bochum in der Zeit von 1975 bis 1992 insgesamt 30 Patienten mit Femurkopfkalottenfrakturen behandelt.

Es entfielen auf den Typ I neun, Typ II sechs, Typ III fünf und den Typ IV zehn Patienten. Das Durchschnittsalter lag bei 31 Jahren. Hervorgerufen wurden derartige Verletzungen vor allem durch Verkehrsunfälle (86%), die restlichen Fälle wurden durch Sturz aus großer Höhe, Skiunfall bzw. direktes Trauma verursacht. Auffallend war auch, daß in unserem Krankengut in erster Linie Männer betroffen waren, lediglich fünf Frauen (17%).

Bei den neun Patienten vom Typ I wurden dreimal konservativ, fünfmal mit Fragment-

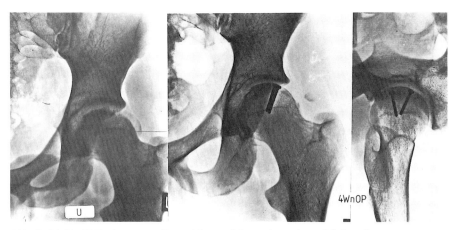

Abb. 1: Pipkin II-Fraktur, gute Reposition und Retention mit zwei Schrauben.

entfernung und einmal durch eine Hüftkopfosteosynthese behandelt.
Bei den Pipkin-II-Frakturen nahmen wir einmal eine Fragmententfernung und fünfmal die Verschraubung des Hüftkopfes vor.
Die Typ III-Frakturen wurden viermal durch eine Schenkelhalsosteosynthese und einmal mit einer Totalendoprothese versorgt.
Die Typ IV-Frakturen wurden einmal konservativ, sechsmal durch Osteosynthese des Acetabulums und Fragmententfernung und dreimal durch Osteosynthese des Hüftkopfes behandelt. Die gefürchtetste Komplikation bei diesen Verletzungen ist hier die Hüftkopfnekrose. In fünf Fällen kam es zur Femurkopfnekrose, hier war vor allem die Gruppe III am meisten vertreten. Hier sollten keine unsicheren Osteosynthesen vorgenommen werden, sondern primär die Indikation zur TEP gestellt werden.
Als postoperative Komplikationen sind in der Frühphase vor allem Läsionen des Nervus ischiadicus wie Infekte zu nennen, in der Spätphase eben die Femurkopfteilnekrose bzw. Femurkopfnekrose. In vier Fällen fanden wir eine Ischiadicusparese, in fünf Fällen eine inkomplette bzw. komplette Peronaeusläsion.
Bezüglich der Prognose dieser Hüftkalottenfrakturen ist der Repositionszeitpunkt enorm wichtig. In 70% der Fälle konnte die Reposition nicht am Unfalltage vorgenommen werden. In 30% der Fälle mußte die Reposition vor allem durch Verlegung aus anderen Krankenhäusern verzögert erfolgen. In diesem Potential sind auch die meisten Hüftkopfnekrosen zu finden.
Die funktionellen Ergebnisse in den Gruppen I und II sind im wesentlichen gut. Ebenso war die Gruppe IV mit zehn Patienten funktionell nur zweimal als schlecht zu bezeichnen. Der Nachuntersuchungszeitraum erstreckte sich von 1 bis 12 Jahren (Abb. 2).

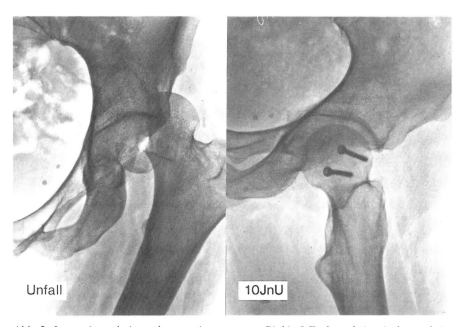

Abb. 2: Langzeitergebnis nach operativ versorgter Pipkin I-Fraktur, keine Arthrose, keine Kopfnekrose.

Literatur

(1) Epstein, H.C., Wiss, D.A., Cozen, L.: Posterior Fracture Dislocation of the Hip with Fractures of the Femoral Head. Clin. Orth. and Rel. Res. 201, 9-17, 1985
(2) Haag, C., Schlickewei, W.: Femurkopffrakturen bei vorderen und hinteren Hüftgelenkluxationen. Hefte f. Unfallheilk. 228, 76-90, 1993
(3) Jacob, J.R., Rao, J.P., Ciccarelli, C.: Traumatic Dislocation and Fracture Dislocation of the Hip. Clin. Orth. and Rel. Res. 214, 249-263, 1987
(4) Pipkin, G.: Treatment of Grade V Fracture-Dislocations of the Hip. A review. J. bone Joint Surg. 39A, 1027, 1957
(5) Sarkar, M.R., Mastragelopulos, N., Pfister, U.: Die Luxatio obturatoria des Hüftgelenkes. Unfallchir. 16, 3-7, 1990
(6) Weckbach, A., Braun, W., Rüter, A.: Behandlungsregime der Femurkopfluxationsfrakturen. Unfallchir. 15, 39-47, 1989

Ist die konservative Behandlung der eingestauchten Schenkelhalsfraktur noch gerechtfertigt?

F. Hahn • M. Füller • M. Mittag-Bonsch • E. Seidel

Zusammenfassung
Die konservative Behandlung der eingestauchten Schenkelhalsfraktur ist mit einem erheblichen Risiko der früh- bzw. spätsekundären Dislokation behaftet. Nach Literaturangaben kommt es in 10 - 20% zu einer Dislokation konservativ-funktionell behandelter Schenkelhalsfrakturen in einem 1 - 6 Wochenabstand nach dem Unfallereignis. Im eigenen Krankengut repräsentieren die primär eingestauchten Schenkelhalsfrakturen nur 5% der medialen Schenkelhalsfrakturen und weniger als 2% aller hüftnahen Frakturen. Dennoch blieb in diesem eng definierten Krankengut in vielen Fällen die eigene Prognosestellung unsicher oder falsch, so daß in Übereinstimmung mit anderen Autoren die primäre operative Versorgung insbesondere älterer Patienten favorisiert wird, die alleine eine sichere Frühmobilisierung unter Vollbelastung erlaubt.

Die differenzierte, operative Versorgung von medialen Schenkelhalsfrakturen hat in den letzten drei Jahrzehnten die konservative und konservativ-funktionelle Behandlung fast völlig abgelöst. Lediglich den eingestauchten Frakturen wird von manchen Autoren so viel Stabilität zuerkannt, daß eine Knochenheilung unter funktionell-konservativer Therapie erfolgen kann (CRAWFORD 1969, RAAYMAKERS 1991, BERWARTH 1973). Einschränkend wird allerdings von allen Autoren nicht bestritten, daß 10 - 20% dieser konservativ-funktionell behandelten eingestauchten Schenkelhalsfrakturen sekundär nach 1 bis 6 Wochen abrutschen können und dann doch operativ versorgt werden müssen.

Die Stabilität einer Fraktur wird nach GARDEN (1964) den Klassifikationstypen 1 und 2 zuerkannt; in der AO-Klassifikation entsprechen dem die Frakturtypen B 1,1, B 1,2 und B 1,3. Im eigenen Krankengut war die primäre Beurteilung der Stabilität einer eingestauchten Schenkelhalsfraktur und deren Prognose durch den behandelnden Chirurgen uneinheitlich und unsicher.

So wurden retrospektiv fast die Hälfte der eingestauchten Schenkelhalsfrakturen primär operativ versorgt.

Drei stabil erscheinende eingestauchte Schenkelhalsfrakturen rutschten während der stationären Behandlung frühsekundär ab und mußten ebenfalls operativ versorgt werden (Abb. 1 a-b). Die spätsekundär beobachteten Dislokationen nach 2 bis 6 Wochen waren überwiegend primär unbehandelte oder ambulant nicht erkannte Schenkelhalsfrakturen. Sie waren gekennzeichnet dadurch, daß die Patienten nach einem Sturz zwar unter Schmerzen schon wieder laufen konnten, aber dann ohne erneuten Unfallanlaß plötzlich die Gehunfähigkeit eintrat (Abb. 1 a-b). Nur bei einer 56jährigen Patientin konnte im eigenen Krankengut eine Frakturheilung unter konservativ-funktionellen Bedingungen beobachtet werden. Bei einem weiteren Fall mit fortbestehenden Schmerzen konnte kein Unfallbild beigebracht werden. Die Fraktur war bei ununterbrochen fortbestehenden Schmerzen 8 Mo-

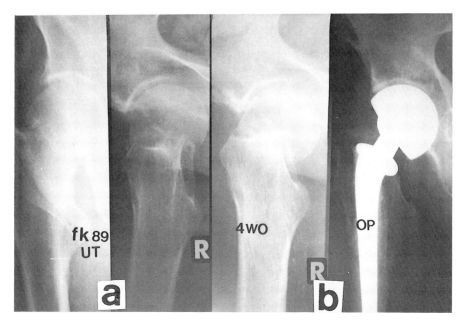

Abb. 1 a-b: 89jähriger Mann mit eingestauchter Varusfraktur des rechten Schenkelhalses; a) Röntgenaufnahme vom Unfalltag; b) spätsekundäre Dislokation nach frühfunktioneller Therapie sowie endoprothetischer Versorgung.

nate nach Sturz in Varusfehlstellung geworden und mußte wegen der Schmerzen mit Gelenkersatz versorgt werden (Abb. 2). Insgesamt repräsentieren im eigenen Krankengut die primär eingestauchten Schenkelhalsfrakturen mit 19 Fällen in 8 Jahren nur 5% der medialen Schenkelhalsfrakturen und weniger als 2% aller hüftnahen Frakturen. Dennoch blieb in diesem eng definierten Krankengut in vielen Fällen die eigene Prognosestellung unsicher oder falsch. Dies stimmt mit anderen Autoren überein, die grundsätzlich die funktionell-konservative Behandlung bei eingestauchten medialen Schenkelhalsfrakturen ablehnen (BENTLEY 1980, BECKER 1986, OTREMSKI 1990).

RAAYMAKERS (1991) erklärt alle eingestauchten Schenkelhalsfrakturen über dem 75. Lebensjahr wegen der Osteoporose als dislokationsgefährdet. In diesem Altersbereich liegen auch die eigenen Mißerfolge.

Bei den jüngeren Patienten kann aber das Narkose- und Operationsrisiko sehr viel leichter in Kauf genommen werden zugunsten eines sicheren Kopfhalts durch Osteosynthese. Bei den medialen eingestauchten Schenkelhalsfrakturen ist die Femurkopfnekrose-Rate signifikant niedriger als bei den übrigen dislozierten Schenkelhalsfrakturen (BERWARTH 1993, RAAYMAKERS 1991). Deshalb sind Osteosynthesen auch oberhalb des 60. Lebensjahr gut indiziert (Abb. 3).

Zwei Einzelbeobachtungen im eigenen Krankengut belegen, daß die verzögerte operative Versorgung nach sekundärer Dislokation sehr nachteilig für den Patienten sein kann. Durch die längere Schmerzphase war nicht nur muskulär die Remobilisierung sehr erschwert, der Allgemeinzustand war zudem bei der 2. Krankenhausaufnahme wesentlich schlechter. Der funktionell-kon-

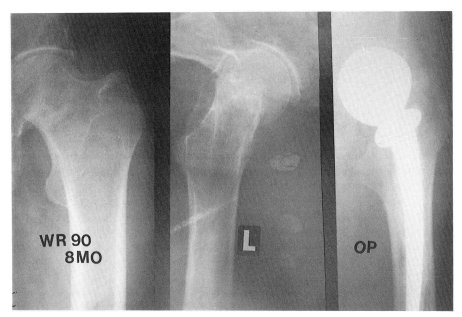

Abb. 2: 90jährige Frau, 8 Monate nach Sturzereignis und anhaltenden Schmerzen bei in Varusfehlstellung konsolidierter medialer Schenkelhalsfraktur.

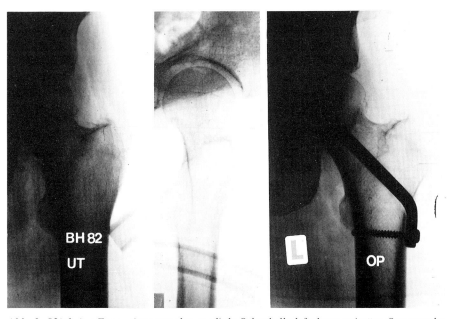

Abb. 3: 82jährige Frau, eingestauchte mediale Schenkelhalsfraktur; primäre Osteosynthese; sofortige Vollmobilisierung.

servativen Therapie ermangelt ein standardisiertes Behandlungsregime. Krankengymnastik, Mobilisierung und Belastung können nur halbherzig wegen der Gefahr des sekundären Abrutschens durchgeführt werden. Eigene und fremde Erfahrungen sprechen deshalb für die primäre operative Versorgung, die alleine eine sichere Frühmobilisierung unter Vollbelastung erlaubt, insbesondere bei älteren oder alten Patienten.

Literatur

(1) BECKER, T.H., MARKGRAF, E.: Grundriß der speziellen Unfallchirurgie, 1986
(2) BENTLEY, G.: Treatment of Non-Displaced Fractures of the Femoral Neck. Clin. Orthop., 153, 93, 1980
(3) BERWARTH, H., SCHLICKEWEI, W.: Die mediale eingestauchte Schenkelhalsfraktur des älteren Menschen: Ist die konservativ-frühfunktionelle Behandlung noch vertretbar? Hefte zur Unfallheilkunde, Heft Nr. 228, 91-101, 1993
(4) CRAWFORD, H.B.: Impacted Femoral Neck Fractures. Clin. Orthop. Rel. Res. 66, 90-93, 1969
(5) GARDEN, R.S.: Stability and Union in Subcapital Fractures of the Femur. J. Bone Joint Surg. 46-B, 630-647, 1964
(6) OTREMSKI, I., KATZ, A., DEKEL, S., SALAMA, R., NEWMANN, R.J.: Natural History of Impacted Subcapital Femoral Fractures and its relevance to treatment options. Injury 21, 6, 379-381, 1990
(7) RAAYMAKERS, E.L., MARTI, R.K.: Non operative Treatment of Impacted Femoral Neck Fractures. A prospective Study of 170 Cases. J. Bone Joint Surg. 73, 6, 950-954, 1991

Bipolare Kopfprothetik -
die bio'logische' Therapie der Schenkelhalsfraktur

A. Ekkernkamp • P. A. W. Ostermann • G. Muhr

Zusammenfassung

Das Einsetzen einer bipolaren Prothese bei der Schenkelhalsfraktur ist logisch, technisch einfach, patientenorientiert und erfolgversprechend. Dem Patienten wird bei Einbuße des Femurkopfes der Verlust seines natürlichen Acetabulums erspart, die belegten Nachteile der Kopfprothese (Pfannenusur, Protrusio) können vermieden werden. Zu beachten sind die technischen Details (exakte Cup-Größe, richtige Reihenfolge der drei Kopfanteile und Zusammensetzen auf dem Instrumententisch, Verzicht auf großzügige Kapselresektion) sowie die Beachtung der Kontraindikationen (Coxarthrose, fortgeschrittene Osteoporose, Hüftdysplasie).

Heute konkurrieren mehrere Verfahren um die Behandlung des medialen Schenkelhalsbruches, konservative und operative, kopferhaltende und -ersetzende. Unter alleiniger Beleuchtung der Endoprothetik stellt sich die Frage, ob es sinnvoll und logisch ist, bei einer Fraktur des proximalen Femurendes mit weitgehend unverbrauchtem Acetabulum nicht nur das Femur zu behandeln, sondern auch die Hüftpfanne operativ zu ersetzen.

Die Analyse qualitätssichernder Maßnahmen der Ärztekammern Nordrhein und Westfalen-Lippe belegt, daß noch immer die Mehrzahl der Chirurgen auf den Schenkelhalsbruch des älteren Menschen mit der Implantation einer Totalendoprothese (TEP) reagiert (5).

Als Begründung wird die Gefahr der Protrusio acetabuli bei Hemiarthroplastik angegeben. Die Nachteile der TEP liegen jedoch auf der Hand: die größere Wunde, sei es durch den ausgedehnteren Zugang, das Aufraspeln und Vorbereiten der Pfanne, die längere Operationszeit durch Pfannenpräparation und Zementierung, schließlich die höhere Fehlerquote.

Zahlreich ist diese belegt, zuletzt konnte sie in Graz quantifiziert werden (14).

Herausgegriffen wurde dort ein Kollektiv von 72- bis 79jährigen Patienten. Die Hospitalisationszeit bei Totalersatz betrug durchschnittlich 26,1 Tage, nach Hemiprothese 19,2 Tage. Statistisch signifikant waren die Unterschiede in der Luxationsrate (24,1% TEP, 4,5% Hemiarthroplastik) und bei dem Auftreten periartikulärer Verkalkungen (41,0% TEP, 11,3% HEP).

Zu tolerieren wären solche Nachteile, wenn die Langzeitergebnisse der Totalendoprothetik bessere Resultate zeigen würden. MORSCHERS Nachuntersuchungsvergleich unter 2.547 Patienten mit Schenkelhalsfrakturen konnte signifikante Unterschiede zwischen total- und ausschließlich kopfersetzten Patienten jedoch nicht bestätigen (12).

Auch beim US-amerikanischen AO-Kurs wurde die TEP beim medialen Schenkelhalsbruch als "selten indiziert" bezeichnet, sie sei Methode der Wahl bei vorbestehend rheumatoider Arthritis (6).

Im Zeitraum 1984 bis 1989 wurden an den Berufsgenossenschaftlichen Krankenanstalten Bergmannsheil in Bochum 150 Patienten mit Femurkopfprothesen verschiedener Implantattypen konsekutiv verfolgt. Nur in wenigen Fällen gelang die Nachuntersuchung mehr als 24 Monate nach dem Eingriff (verstorben, im Pflegeheim, nicht transportfähig etc.).

Im Gegensatz zu anderen Autoren (2) kam die Kopfprothese nur als Primärimplantat des biologisch mindestens 80jährigen zum Einsatz: so konnten 144 Patienten (96%) innerhalb von zwei Tagen nach dem Unfall versorgt werden, die meisten direkt am Unfalltag. Postoperativ verstarben drei Patienten im Krankenhaus (2%), 18 Patienten innerhalb von 6 Monaten (12%), was den Angaben in der Literatur entspricht.

Unter den Komplikationen waren 5 Revisionen erforderlich, ein tiefer Infekt nicht zu verzeichnen. Nach 6 Monaten waren 2 der nachuntersuchten Patienten im Bereich des Hüftgelenkes eingesteift. 3 Patienten wurden beidseits mit Kopfprothesen erfolgreich versorgt.

Wesentliches Kriterium ist weder ein objektiver Hip-Score, noch das isolierte Faktum der Benutzung von Stockhilfen, entscheidend ist vielmehr, ob der Verletzte - alter Patient - in der Lage ist, den Mobilisationsgrad wiederzuerreichen, den er vor der Unfallverletzung gehabt hat.

Immerhin 115 der 150 Patienten oder sogar 115 der 129 überlebenden Patienten (89,2%) kehrten nach Operation in den Krankenanstalten Bergmannsheil zum früheren Mobilitätsgrad zurück. Zu verzeichnen war ausschließlich eine Protrusio acetabuli, auf die mittels Implantation einer TEP mit Pfannendachabstützschale reagiert werden mußte.

Bei nachgewiesenermaßen guten Kurzzeitergebnissen bleibt die Frage nach Langzeitproblemen. HEGI und ROTH beschrieben bereits 1975 die gefürchtete Usur der Gelenkpfanne beim alleinigen Kopfersatz (7), SCHIPPINGER und SZYSKOWICZ mußten 1992 8% Pfannenprotrusionen dokumentieren (14).

Zu betrachten ist als dritter Weg zwischen Totalendoprothese und Kopfersatz die pfannenprotektive bipolare Prothese.

RAHMANZADEH veröffentliche 1985 eine Nachuntersuchung von 367 Patienten 2-5 Jahre nach Operation mit einem Durchschnittsalter von 82,4 Jahren. Er sah eine Protrusionsrate unter den Patienten ohne vorbestehende Coxarthrose nach Kopfendoprothetik von 28,0%, nach bipolarer Prothetik (Soft-Top) von 0,5%. In der von BREYER veröffentlichen Sammelstatistik aus dem Jahre 1983, in der 1.301 von 2.712 Patienten 1-4 Jahre nach Operation untersucht werden konnten, ergab der Vergleich der bipolaren Prothesen Soft-Top (0-4%) und Hard-Top (0%) keine statistisch signifikanten Unterschiede.

BHULLER beschreibt 1982 die 15%ige Dislokationsrate der bipolaren Prothese als Hauptnachteil, andere Autoren beklagen die Unmöglichkeit der geschlossenen Reposition nach Prothesenverrenkung (8, 9). MÖLLERS und STEDTFELDT verglichen 1982 verschiedene Prothesentypen (11). Unter den Duokopfprothesen fanden sie Luxationsraten von 3,5%, tiefe Infekte von 3,1%, in weniger als 1% der Fälle mußte ein Verfahrenswechsel durchgeführt werden.

Seit 1992 verwenden wir die selbstausrichtende Modular-Bipolare-Prothese (Protek AG, Bern). Hier basiert die dynamische Pfannenausrichtung auf einer Verschiebung des inneren Rotationszentrums der bipolaren Prothese, also des Zentrums des Prothesenkopfes gegenüber dem Rotationszentrum der Außenschale auf der Längsachse des Prothesenhalses. Durch diese Verschiebung besteht beim Einwirken des Körpergewichtes und der beim Stehen oder Gehen auftretenden Rotationskraft ein Drehmoment, das die bipolare Prothese in eine stabile Lage gegenüber dem natürlichen Acetabulum dreht. Daneben ermöglicht die Prothese bei einer inneren Rotationsfreiheit von etwa 40 Grad noch immer eine stabile Stellung gegenüber der Außenschale, bevor der Prothesenhals den Polyaethyleneinsatz berührt und die Schale mit dem Acetabulum artikulieren muß. Die positiven Effekte bestehen in der Schonung des Pfannenknorpels einerseits und dem auf ein Minimum reduzierten Kontakt zwischen Prothesenhals und Pfannenrand andererseits.

Die drei Anteile des Implantates bestehen aus einem Keramikkopf, einem Polyaethyleneinsatz mit axial eingeschnittener innerer Gleitfläche sowie einer Metallschale, die nach Einschnappen eines Verriegelungsringes des Polyaethyleneinsatzes in die Nut auf der Innenseite dieser Schale eine sichere Verbindung der drei Komponenten ermöglicht. Femoral benutzen wir einen Müller-Geradschaft (Abb. 1, 2).

um die "ausgeprägte Hüft-Dysplasie". Operationstechnisch vermeiden wir die Kapselresektion, diese wird geschlitzt und nach Einsetzen des bipolaren Implantates wieder vernäht.

Andere Autoren verfügen über größere Erfahrung: WHETHERELL et al. untersuchten 322 Patienten mit einer Hastings-Prothese nach und fanden 5,5% Komplikationen (15). Während der deutschsprachige Raum die bipolaren Prothesen nahezu ausschließlich für den primären Einsatz bei Schenkelhalsfrakturen des alten Menschen verwendet, gehen andere Autoren weit darüber hinaus. Aus der Mayo-Klinik in Rochester/Minnesota kommt der Vergleich von bipolaren mit Totalendoprothesen bei avaskulären Nekrosen des Femurkopfes (4),

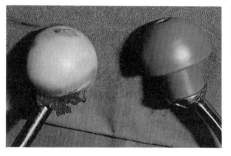

Abb. 1: Die Cup-Größe kann durch Direktmessung des resezierten Kopfes oder mittels Probierkopf (blau) bestimmt werden. Probereposition möglich.

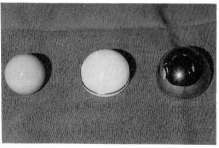

Abb. 2: Das bipolare System muß auf dem Instrumententisch in der richtigen Reihenfolge (von links nach rechts) zusammengesetzt werden.

Seit dem 1. Juli 1992 werden die Patienten prospektiv verfolgt. Eine detaillierte Analyse bleibt späteren Veröffentlichungen mit größerer Zahl vorbehalten. Die durchschnittliche Operationszeit der ersten 50 Patienten betrug 65 Minuten, was unter dem Gesichtspunkt der Großklinik mit wechselnden Operateuren zu sehen ist. Die bekannten Kontraindikationen "Coxarthrose" und "fortgeschrittene Osteoporose" ergänzen wir

weitere Autoren nennen als Indikationen die fehlgeschlagene TEP sowie Pfannenrekonstruktionen.

LORTAL-JACOB et al. untersuchten 116 Patienten durchschnittlich 6 Jahre nach Implantation bipolarer Implantate in Paris nach. Hier lag das Durchschnittsalter der Patienten wesentlich niedriger, nämlich bei 70 Jahren; die Autoren nennen eine Erfolgsrate von 90% (10).

Literatur

(1) BHULLER, G.S.: Use of the Bipolar Endoprosthesis in Femoral Neck Fractures. Clin. Orthop. 162, 165-169, 1982
(2) BOCHNER, R.M., PELICCI, P.M., LYDEN, J.P.: Bipolar Hemiarthroplasty for Fracture of the Femoral Neck. J. Bone Joint Surg. 70-A, 1001-1010, 1988
(3) BREYER: Bipolare Prothesen. Sammelstatistik, 1983
(4) CABANELA, M.E.: Bipolar versus total hip arthroplasty for a vascular necrosis of the femoral head. A comparison. Clin. Orthop. 262, 59-62, 1990
(5) EKKERNKAMP, A., HIERHOLZER, G.: Referenzbereiche und Indikatoren der Qualitätssicherung Chirurgie: hüftgelenknahe Oberschenkelfraktur. Vortrag 1. Tagung Chir. Arbeitsgem. Qualitätssicherung. Dt. Ges. Chirurgie Stuttgart 5.-6.2.1993
(6) GOULET, J.A.: Femoral Neck Fractures - Controversies and Results of Treatment. AO-Advanced Courses Marco Island/USA 2-7. May 1993
(7) HEGI, E., ROTH, H.: Kopfendoprothetik bei Schenkelhalsfrakturen. Chirurg 46, 78-84, 1975
(8) KWOK, D.C., CRUESS, R.L.: Retrospective Study of Moore and Thompson Hemiarthroplasty. Clin. Orthop. 169, 179-185, 1982
(9) LONG, J.W., KNIGHT, W.: Bateman UPF prosthesis in fractures of the femoral neck. Clin. Orthop. 152, 198-201, 1980
(10) LORTAT-JACOB, A., VIDECOG, PH., HARDY, PH., FONTES, D., DE SOMER B., BENOIT, J.: La prothèse intermèdiaise dans les fractures du col du fémur. Rev. Chir. Orthop. 78, 191-200, 1992
(11) MÖLLERS, M., STEDTFELD, H-W., PECHTHLER, S., WALD, A.: Hemiarthroplastik des Hüftgelenkes: Konzentrische oder positiv exzentrische (selbstzentrierende) Duokopfprothese? Unfallchirurg 95, 224-229, 1992
(12) MORSCHER, E., ROSSO, R.: Isoelastische Hüftendoprothese bei traumatischen Hüft-Affektionen. Hefte Unfallheilk. 174, 502-506, 1985
(13) RAHMANZADEH, R.: Die Duo-Kopf-Prothese. Hefte Unfallheilk. 174, 493-495, 1985
(14) SCHIPPINGER, G., FELLINGER, M., WILDBURGER, R., HOFER, H.P.: Die Versorgung der Schenkelhalsfraktur im höheren Lebensalter mittels Kopfendoprothese. Unfallchirurg 95, 506-510, 1992
(15) WHETHERELL, R.G., HINVES, B.L.: The Hastings Bipolar Hemiarthroplasty for Subcapital Fractures of the Femoral Neck. J. Bone Joint Surg. 72-B, 788-793, 1990

Zementlose Implantation von Hüftgelenks-Teil-Endoprothesen – ein noch aktuelles Konzept?

H.-G. Breyer • M. Fell • R. Rahmanzadeh • E. Höynck

Zusammenfassung

Die zementierte Implantation von Hüftgelenkprothesen führt zwar zu primär belastungsstabilen Ergebnissen, birgt jedoch bei alten Patienten die Gefahr toxischer Kreislaufreaktionen. Daher wurden in einem Fünfjahreszeitraum 70 Duokopfprothesen unter Verwendung eines nicht zementierten CLS Schaftes implantiert. Die im Rahmen einer klinischen und röntgenologischen Nachuntersuchung gewonnenen Ergebnisse zeigen, daß bei guter Primärverankerung eine sofortige Vollbelastung im Rahmen der Mobilität der multimorbiden betagten Patienten ohne Nachsinken des Protesenschaftes möglich ist. Die Schaftverankerung ist jedoch beim osteoporotischen Knochen anspruchsvoll und kann zu gehäuften intraoperativen Komplikationen (Fissuren, Frakturen) führen.

Die Hüftgelenks-Teil-Endoprothetik

Die Endoprothetik hat mit der Implantation von Stahlkopf-Schaftprothesen bei Oberschenkelhalsbrüchen von Fred THOMPSON (1953) und Austin T. MOORE (1957) ihren wesentlichen Anfang genommen. Die zementfrei implantierten Moore-Schäfte wiesen in den Langzeitergebnissen nicht selten Lockerungen auf (STEEN-JENSEN und HOLSTEIN 1975, SONNE-HOLM et al. 1982). Durch die Einführung des Polymethylmetacrylats (PMMA) in die Endoprothetik (CHARNLEY 1960) hat sich zunächst auch bei den Femurkopfprothesen ein Wandel zur Zement-Implantation des Schaftes eingestellt.

Die Femurkopfprothese wurde jedoch wegen der hohen Protrusionsrate bei noch gehfähigen Patienten (HEGI u. ROTH 1974, WHITTAKER et al. 1972) vor vielen Jahren aus unserem Behandlungskonzept gestrichen, nicht aber die intermediären (bipolaren) Prothesen zur Behandlung von Schenkelhalsfrakturen alter Menschen (BREYER u. RAHMANZADEH 1989).

Intermediäre Hüftgelenksprothesen sind in vielfachen Modifikationen im Handel. Ihre Schäfte werden fast ausschließlich zementimplantiert.

Zementfreie Implantation

Durch bereits intraoperative Kreislaufdepression vor dem Einbringen des Zementes gezwungen, haben wir in 10 Jahren 3 mal die zur Zementimplantation vorgesehenen Schäfte bei alten, gesundheitlich kritischen Patienten ohne Zement implantieren müssen. Zwei dieser Patienten konnten wir unerwarteterweise einige Jahre nach der Implantation nachuntersuchen und stellten dabei fest, daß die Schäfte gut fixiert waren und keine Lockerungserscheinungen zeigten (Abb. 1).

Da wir mittlerweile in der Totalendoprothetik mit den CLS-Schäften (Spotorno) gute Erfahrungen gesammelt hatten, entschlossen wir uns bei multimorbiden Patienten, DUO-Köpfe mit CLS-Schäften zu kombinieren. Als Vorteile des Verfahrens sahen wir die kurze Operationszeit durch den Fortfall der Zementeinbringung und -aushärtung und damit auch den Fortfall möglicher toxischer Kreislaufreaktionen durch PMMA.

Als möglicher Nachteil ist zu diskutieren: Die Frage einer dauerhaften stabilen Schaftverankerung wegen der Notwendigkeit der sofortigen Vollbelastung und den meist bestehenden Osteoporosen. Theoretisch besteht bei instabiler Schaftfixation auch eine größere Gefahr des Auftretens einer Protrusio acetabuli LANGLAIS et al. 1979). Darüber hinaus ist zu erörtern, ob nicht aufgrund der fehlenden Abdichtung des Femurmarkraumes durch PMMA bei den zementfrei implantierten Schäften mit einem größeren postoperativen Blutverlust zu rechnen sei.

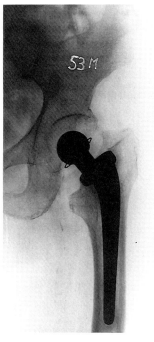

Abb. 1: Pat. A.N., 81 J., weibl.; zementlose Implantation einer "soft-top"-DUO-Kopf-Prothese wegen intraoperativen Blutdruck-Abfalls. 4^1/$_2$ Jahre später Prothesenschaft klinisch und röntgenologisch fest.

Patienten

Im Zeitraum von September 1987 bis April 1992 wurden bei 69 Patienten insgesamt 70 solcher zementfreier DUO-Kopf-CLS-Prothesen implantiert. In einer jetzt durchgeführten retrospektiven Studie sollte die Frage des Langzeitverhaltens solcher zementfreier Teilendoprothesen geklärt werden. Die Langzeit-Studie stieß erwartungsgemäß auf die Schwierigkeit, daß sich die Patienten zum Unfallzeitpunkt bereits in einem hohen Alter befanden (Durchschnittsalter 83,8 Jahre) und multimorbide waren. So lagen zum Zeitpunkt der Operation 59 x Herz-Kreislauferkrankungen, 28 x Stoffwechselkrankheiten, 11 x pulmonale Erkrankungen und 11 x Gefäßkrankheiten sowie 8 x maligne Grunderkrankungen vor. Durchschnittlich bestanden 2,9 ernsthafte Krankheiten pro Patient.

Nachuntersuchung

Dementsprechend waren 3 Jahre nach der Operation bereits 44 Patienten verstorben, zum Zeitpunkt der *Nachuntersuchung,* die 1 - 5 Jahre nach der Operation stattfand, lebten nur noch 20 der 69 Patienten, von denen 18 untersucht und die beiden anderen persönlich befragt wurden.

Als *lokale Komplikationen* fanden wir (bezogen auf alle 70 implantierten Prothesen) 8 x intraoperative Frakturen oder Fissuren im proximalen Femurabschnitt, die mit Cerclagen stabilisiert werden konnten. In allen Fällen wurde von den Patienten das operierte Bein vollbelastet, ohne daß im Frühverlauf klinisch diagnostizierbare Instabilitäten auftraten. *Röntgenologisch* sahen wir trotz der sofortigen Vollbelastung bei 14 Patienten, die auch im 2. postoperativen Monat kontrolliert werden konnten, keine Instabilitätszeichen. Als *Infektionskomplikationen* traten 3 x Weichteilinfektionen und 2 x Protheseninfektionen auf, die zur Revisionsoperation zwangen. Gehäuft sahen wir *paraartikuläre Ossifikationen,* die sich bereits in den röntgenologischen Frühverläufen zeigten. Solche gehäuft auftretenden paraartikulären Ossifikationen sind von ÖRNSHOLDT und ESPERSEN (1975) und SONNE-HOLM et al. (1982) auch bei einem Drittel der MOORE-Prothesen beschrieben worden.

Tab. 1: Paraartikuläre Ossifikationen bei Duo-Kopf-CLS-Prothesen

2 Monate postop. (u = 15)		1 - 5 Jahre postop. (u = 12, nicht identisch mit den 15 vorunters. Patienten)	
Keine	3	Keine	5
BROOKER I	3	BROOKER I	1
II	2	II	3
III	7	III	3

Der *Mobilisationsgrad* der Patienten ließ sich für alle 69 Patienten ermitteln: Bei den innerhalb von 3 Monaten postop. 14 Verstorbenen lag der Anteil der immobilen Patienten bei 68%. Die meisten waren nur wenige Schritte im Zimmer oder auf dem Flur gelaufen. Dagegen blieben von den Patienten, die die Operation länger als 3 Monate überlebten, nur 4 nicht gehfähig, der überwiegende Anteil (32 Patienten) erreichte eine Gehfähigkeit innerhalb der Wohnung. Nur insgesamt 16 der verbleibenden 55 Patienten waren auch außerhalb der Wohnung gehfähig. Unter Berücksichtigung der Tatsache, daß es sich hier um ein ausgewähltes, besonders krankes Patientenklientel handelte, wurde damit bei der überwiegenden Zahl durch die Prothesen-Implantation der präoperative Zustand wiederhergestellt.

Bei der Nachuntersuchung gaben 14 der 20 nachuntersuchten Patienten *Schmerzen* im operierten Bein an, jedoch nur 3 schilderten Schmerzen, die im Zusammenhang mit der durchgeführten Operation stehen konnten. Davon gab eine 96jährige Patientin Schmerzen im Femur an. Bei ihr war der Schaft auch röntgenologisch gewandert. Die *Röntgenuntersuchung* der anderen 11 auch röntgenologisch Nachuntersuchten zeigte Resorptionssäume bei einem weiteren Patienten. Am Acetabulum fanden sich bei keinem Patienten Gelenkspaltverschmälerungen (Abb. 2), die als Hinweis auf eine Atrophie des Gelenkknorpels durch eine erhöhte mechanische Belastung zu deuten wären (OLIVIER et al. 1979, MIDDHA u. SINGHAL 1992).

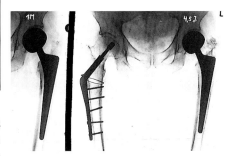

Abb. 2: Pat. W.B., 78 J., männl.; "hardtop"-DUO-Kopf mit CLS-Schaft. 4½ Jahre nach zementfreier Implantation Schaft fest, Acetabulum unverändert.

Ergebnisse

Aus den *Ergebnissen* der retrospektiven Untersuchung können folgende Schlüsse gezogen werden:
- Die Implantation des CLS-Schaftes ist beim osteoporotischen Knochen alter Menschen technisch anspruchsvoll. Fissuren und Frakturen des proximalen Femurs treten gehäuft auf, ebenso paraartikuläre Ossifikationen.
- Die sofortige Vollbelastung des operierten Beines ist bei den alten Menschen bei guter Primärverankerung offensichtlich unproblematisch. Es wird dadurch kein Nachsinken des Prothesenschaftes verursacht.

- Allerdings ist die dauerhafte Stabilität der Schaftverankerung bei erheblicher Osteoporose problematisch, insbesondere wenn bei sehr weitem (zylindrischem) Markraum eine Implantation in Varusposition erfolgte.
- Eine Kombination des CLS-Schaftes mit des DUO-Kopf führt gehäuft zu einer Beinverlängerung. Sie kann durch eine Variation der Halslänge, z. B. mit dem Vario-Konus-System, vermieden werden.
- Die zementfreie Implantation der intermediären Prothesen mit CLS-Schäften führt nach unseren Erfahrungen nicht zu einem bedeutsamen Blutverlust aus dem Markraum.

Die Verwendung des CLS-Schaftes zur zementfreien Implantation von intermediären Hüftgelenksprothesen erfordert größere Erfahrung mit diesem Schaftsystem. Die zementfreie Implantation sollte deshalb auf den Einzelfall beschränkt bleiben und vorläufig nur im Rahmen kontrollierter Studien zur Untersuchung von Langzeit-Ergebnissen durchgeführt werden.

Literatur

(1) BREYER, H.-G., RAHMANZADEH, R.: Die Behandlung hüftgelenksnaher Femurfrakturen mit intermediären Prothesen - Indikationen und Ergebnisse. Hefte Unfallheilk. 207, 137, 1989

(2) HEGI, E., ROTH, H.: Zum Knochenumbau in der Hüftgelenkspfanne bei Kopfendoprothesen. Helv. chir. Acta 41, 237-260, 1974

(3) LANGLAIS, F., COURPIED, J.P., DEPLUS, P., POSTEL, M.: Les prothèses fémorales simples. Facteurs influencant le resultat. 5. Fixation de la prothèse au femur. Rev. Chir. Orthop. 65, 137-139, 1979

(4) MIDDHA, V.P., SINGHAL, K.: Radiographic assessment of cup migration in bipolar arthroplasty: intra-observer and interobserver errors and tolerance limits. Arch. Orthop. Trauma Surg. 111, 230-231, 1992

(5) MOORE, A.T.: The self-locking metal hip prosthesis. J. Bone Joint Surg. 39, 811-812, 1957

(6) ÖRNSHOLDT, J., ESPERSEN, J.O.: Para-articular ossifications after primary prosthetic replacement ad modum Austin T. Moore. Acta orthop. Scand. 46, 643-650, 1975

(7) OLIVIER, H., FROT, B., CHRISTEL, P.: Les prothèses fémorales simples - Evaluation radiologique. Rev. Chir. Orthop. 65, 127-130, 1979

(8) SONNE-HOLMS, S., WALTER, S., STEEN-JENSEN, J.: Moore Hemi-Arthroplasty with and without Cement in Femoral Neck Fractures. Acta orthop. Scand. 53, 953-956, 1982

(9) STEEN-JENSEN, J.S., HOLSTEIN, P.: A long-term follow-up of Moore-arthroplasty in femoral neck fractures. Acta orthop. Scand., 46, 764-774, 1975

(10) THOMPSON, F.R.: $2^1/_2$ years experience with a vitallium intramedullary hip prosthesis. Jone Bone Joint Surg. 35A, 1032-1033, 1953

(11) WHITTAKER, R.P., ABESHAUS, N.M., SCHOLL, H., CHUNG, ST.M.K.: Fifteen years experience with metallic endoprothesis replacement of the femoral head. J. Trauma 12, 789-806, 1972

Ausnahmeindikationen für Duokopfendoprothesen

M. Mittag-Bonsch • F. Hahn • X. Kapfer • R. Balk

Zusammenfassung

Die Duokopfprothese eignet sich nicht nur für die Versorgung medialer Frakturen bei sehr alten Menschen. Auch per- und subtrochantäre Frakturen sind schonend und primär belastungsstabil zu versorgen. Mit dem angeschäfteten Nagel können pathologische und drohende Femurfrakturen auch in Kombination belastungsstabil dauerhaft versorgt werden. Das System bietet sich weiter als guter letzter Ausweg nach fehlgeschlagenen anderen Verfahren oder als Wechselimplantat an.

Einleitung

Bei der Schenkelhalsfraktur des älteren Patienten hat sich die Duokopfprothese hervorragend bewährt. Die schonende und sichere OP-Technik ist zeitsparend, die sofortige Mobilisation unter Vollbelastung möglich. Diese Vorteile führen zur Ausweitung der Indikationsstellung.

Material und Methoden

Seit 1985 haben wir 492 Duokopfprothesen implantiert. Die häufigste Indikation ist die Schenkelhalsfraktur mit 47%, gefolgt von den per- und subtrochantären Frakturen mit 43%, die somit für uns keine Ausnahmeindikation mehr darstellen. Die Duokopfprothesen mit Nagel und die Ausnahmeindikationen machen jeweils 5% der Patienten aus (Tab. 1).

Bei den per- und subtrochantären Frakturen ist die intraoperative Einschätzung der Länge und Rotation nicht ganz einfach. Das kragenförmige proximale Fragment wird bewahrt. Hierzu muß entsprechend der Dislokation ungewohnt steil osteotomiert werden. Das Fragment wird beim Einzementieren auf die Prothese aufgefädelt und medial eingestaucht. Wir bevorzugen hierzu die Schäfte mit 180 und 240 mm Länge und legen bei Bedarf unter sparsamster Freilegung Cerclagen.

Als Ausnahmeindikation implantieren wir Duokopfprothesen bei Coxarthrosen, bei Tep-Wechseln und nach fehlgeschlagenen anderen Verfahren - einmal sogar bei Acetabulumfraktur (Tab. 2) bei entsprechenden Risikopatienten (Tab. 3).

Tab. 1

Duokopfprothesen 1985-6/93		
gesamt	492	100 %
Schenkelhalsfrakturen	231	47 %
Per- und subtrochantäre Frakturen	213	43 %
Ausnahmeindikationen	23	5 %
Duokopfprothesen mit Nagel	25	5 %

Tab. 2

Ausnahmeindikationen für Duokopfprothesen
Coxarthrose
Tep-Wechsel
Fehlgeschlagene andere Verfahren

Tab. 3

Der Risikopatient
Eingeschränkte Lebenserwartung (Konsumierende Erkrankung)
Schlechte Mobilisierbarkeit (Z.n. Apoplex, M. Parkinson, MS)
Höchstes OP-Risiko

Insgesamt erhielten 7 Patienten bei Coxarthrose eine Duokopfprothese.
Bei 4 Patienten setzten wir die Duokopfprothese als Implantat bei Tep-Wechseln ein. In 11 Fällen wurde bei fehlgeschlagenen anderen Verfahren auf die Duokopfprothese umgestiegen.
Weiter subtrochantäre Femurfrakturen und Kombinationsverletzungen lassen sich primär belastungsstabil versorgen, indem man einen passend gekürzten Marknagel auf die Duokopfprothese steckt. Der Nagel läßt sich bei Bedarf distal verriegeln. In Tabelle 4 sind die Indikationen aufgelistet.

Tab. 4

Indikation für die Duokopfprothese mit Marknagel
Subtrochantäre Femurfraktur
Femurstück und Etagenfraktur
Femurfraktur mit Schenkelhalsfraktur
Pathologische Fraktur, drohende Fraktur
Schaftfraktur bei Tep-Wechsel
Schaftfraktur bei liegender Prothese
Fehlgeschlagene andere Methoden

Günstig ist beim Duokopfnagel die sichere, endgültige, lebenslange Lösung mit voller Mobilisierungsmöglichkeit. Dies kommt besonders bei pathologischen und drohenden Frakturen, aber auch bei massiver Osteoporose zur Geltung. Gegenüber der Tumorprothese schätzen wir den Duokopfnagel als schnellere und schonendere Methode.

Kommt es beim alten Menschen beim Tep-Wechsel zur Femurschaftfraktur, ist der Duokopfnagel das günstige Wechselimplantat. Auch bei planmäßigen "open Femurzugängen" beim Tepwechsel eignet sich der Duokopfnagel als sofort belastbares Wechselsystem.

Ergebnisse und Komplikationen

Wir haben die 492 Patienten nach Duokopfprothesen nachbetreut und über die nachbehandelnden Ärzte weiterverfolgt. Die reinen Komplikationen sind in Tabelle 5 aufgelistet. Das Durchschnittsalter der Patienten lag bei 82 Jahren. Bei der Geschlechterverteilung überwiegen die Frauen 3,5 : 1.
Nach einem Zeitraum von 1,5 Jahren sind 60% der Patienten noch gehfähig. Die Zahl der Patienten, die noch im eigenen Haushalt leben können, hat sich um 20% verringert.
Bei 492 implantierten Duokopfsystemen traten in 4% der Fälle Hämatome oder Infekte auf. 2% waren revisionspflichtig. Die für die starre Kopfprothese bekannte Protrusion ist bei der Duokopfprothese mit 1% kein Problem.
Wir beobachten sehr mobile Patienten jetzt bis zu 5 Jahren. Eine Schaftlockerung trat bei 3 Patienten auf. 2% der durchschnittlich 82jährigen Patienten verstarben in den ersten 2 Tagen nach OP.
33% verstarben innerhalb der ersten 1,5 Jahre, diese Zahl liegt etwas über der natürlichen Absterberate in dieser Altersgruppe.

Tab. 5

Komplikationen Duokopfprothesen (n = 492)		
Hämatom, Infekt	19 Pat.	4,0 %
Luxation	2 Pat.	0,4 %
Protrusio acetabuli	5 Pat.	1,0 %
Schaftlockerung	3 Pat.	0,6 %
Fragmentinterposition (Cup-Pfanne)	1 Pat.	0,2 %
Mortalität 48h	10 Pat.	2,0 %

Literatur

(1) ALBRECHT, F.: Unfallchirurgie im Alter. In: Holzgreve, A. (Hrsg.): Alterschirurgie. Hans Marseille Verlag, München, 133-160, 1985

(2) AUGENEDER, M., BOSCOTTA, H., OHRENBERGER, G., PASSL, R.: Zur Letalität nach Endernagelung pertrochantärer Frakturen. Unfallchirurg 90, 380-385, 1987

(3) BÖHLER, N., KUDERA, S.: Ergebnisse der Endernagelung in Österreich. Arch. Orthop. Unfallchir. 88, 339-349

(4) BREYER, H.-G.: Zur Problematik der intermediären Hüftgelenksprothesen. Habilitationsschrift 21.2.1984, Freie Universität Berlin

(5) BROOS, P.L.O., WILLEMSEN, P.J.A., ROMMENS, P.M., STAPPAERTS K.H., GRUWEZ, J.A.: Pertrochanteric fractures in elderly patients. Unfallchir. 92, 243-239, 1989

(6) BUCHINGER-AL HADDAD, REICHEL, K.: Indikationsstellung und Technik der Duokopf-Hüftendoprothese. In: Rehn, J. (Hrsg.): Der alte Mensch in der Chirurgie. Springer, Berlin - Heidelberg - New York, 92-96, 1979

(7) FRISCH, W., KAISER, N.: Die Variokopfprothese. Chir. Praxis 42, 85-91, 1991

(8) HERZOG, T., SCHNEIDER, I., SCHMID, H., BECK, H.: Erfahrungen mit der Endernagelung in 671 Fällen. Unfallchir. 17 (Nr. 3), 152-155, 1991

(9) HOLZGREVE, A.: Indikationen und besondere Risiken bei Operationen alter Menschen. In: Holzgreve, A. (Hrsg.): Alterschirurgie. Hans Marseille Verlag, München, 11-23, 1985

(10) KAHL, Ch.: Die mediale Schenkelhalsfraktur. Einteilung und Therapie. Unfallchir. 89, 57-61, 1986

(11) NIEBUHR, H., NAHRSTEDT, U., BRÜNING, M., RÜCKERT, K.: Die Variokopfprothese in der Behandlung der Schenkelhals- und schenkelhalsnahen Fraktur. Unfallchir. 17 (Nr. 3), 146-151, 1991

(12) ORTNER, F., WAGNER, M., TRAJAN, E.: Operative Versorgung der pertrochanteren Frakturen mit der dynamischen Hüftschraube (DHS) der AO. Unfallchirurg 92, 274-281, 1989

(13) PAUWELS, F.: Der Schenkelhalsbruch, ein mechanisches Problem. Grundlagen des Heilvorgangs - Prognose und kausale Therapie. Enke, Stuttgart, 1935

(14) PLATT, D., SUMMA, J.-D.: Rehabilitation im Alter - andere Ziele als bei Jüngeren. Dt. Ärzteblatt 86, Heft 22, 1192-1196, 1989

(15) QUINT, U., WAHL, H.-G.: Die Stabilisierung der hüftgelenknahen Femurfrakturen. Unfallchirurg 17 (Nr. 2), 80-90, 1991

(16) RAHMANZADEH, R.: Die Duokopfprothese. Mschr. Unfallhlk. 174, 493-495, 1985

(17) RAUNEST, J., KASCHNER, A., DERRA, E.: Zur Komplikationsinzidenz und Frühletalität bei der operativen Versorgung coxaler Femurfrakturen. Langenbecks Arch. Chir. 357, 156-160, 1990

(18) WEINFURTER, J.: Die operative Versorgung hüftnaher Frakturen unter besonderer Berücksichtigung alter Patienten und deren Mobilität. Dissertation, Freie Universität Berlin 1989

Bedeutung der Hüftendoprothesen in der operativen Behandlung der pertrochantären Fraktur des älteren Menschen

R. Pauschert • F.U. Niethard • B. Schöning

Einleitung

Nur wenige Autoren empfehlen bisher den primären endoprothetischen Gelenkersatz bei pertrochantären Femurfrakturen des älteren Menschen (BROOS 1993). Die Indikation zur Hüftendoprothese wird bis dato als nicht absolut notwendig angesehen, da die Gefahr der Pseudarthrose oder aseptischen Hüftkopfnekrose, wie z.B. bei der medialen Schenkelhalsfraktur, kaum gegeben ist (WATSON-JONES 1976). Andere Autoren halten die Protheseninplantation für zu traumatisierend; sie erscheint besonders dann diffizil, wenn proximale Teile des Femurs reponiert und befestigt werden müssen (BROOS 1985, RÜTER und BURRI 1979). Im Gegensatz zu diesen negativen Argumenten garantiert der totale Hüftgelenkersatz beim älteren Patienten aber zweierlei: sofortige Vollbelastung der operierten Extremität bei nur geringem Risiko mechanischer Probleme (BROOS 1991, CLAES 1985, LORD 1983). Bei diesem Stand der Diskussion sollte unsere Studie die Wertigkeit operativer Interventionen bei der pertrochantären Femurfraktur des Hochbetagten am Kriterium der Letalitätsquote (Lq) überprüfen (IMMICH 1974).

Krankengut

In den abgeschlossenen Operationsjahrgängen 1975 bis 1991 fanden sich retrospektiv 825 Patienten mit Frakturen am coxalen Femurende (FCF), von denen 298, d.h. 36%, pertrochantär gelegen waren (Tab. 1).
Bei diesen erfolgte in 44,3% eine Versorgung mit Endernägeln sowie in 37,2% mit einer Totalendoprothese (TEP); Winkelplatten, Dynamische Hüftschraube (DHS) und Hemiendoprothese (HEP) wurden bei 26 und 15 bzw. 14 Fällen verwendet. Bei Schichtung des Kollektivs über Jüngere und

Tab. 1: Die 298 Patienten mit pertroch. FCF aus den Operationsjahrgängen 1975 - 1991 über 5 Altersklassen. Stiftung Orthop. Univ.-Klinik Heidelberg. - Im Tabellenfeld sind die Entlassenen und Verstorbenen einzeln aufgeführt. (n = gesamte Zellenbesetzung, + = Anzahl der Verstorbenen pro Zelle, p% = deren prozentuale Häufigkeit)

Operationsart	Altersklassen (in Jahren)					Gesamt		
	≤ 54	55-65	66-74	75-84	≥ 85	n	+	p%
Bündelnagl.	10 (+1)	12	30 (+2)	42 (+10)	16 (+ 9)	132	22	16,7
TEP	1	2	12	50 (+ 3)	40 (+ 3)	111	6	5,4
Winkelpl.	8	7	2	6 (+ 3)	-	26	3	11,5
DHS	6	6	2	1 (+ 1)	-	15	1	6,7
HEP	-	-	-	3 (+ 3)	5 (+ 3)	14	6	42,9
Gesamt	26 (+1)	27	46 (+2)	101 (+20)	61 (+15)	298	38	12,75

Hochbetagte (Tab. 2) resultiert, daß 66% der Patienten älter als 75 Jahre waren und daß bei den letzteren die Versorgung in 39% aus intramedullärer Schienung bestand; in 49% wurde eine primäre TEP-Versorgung vorgenommen. Numerisch waren bei den > 75jährigen nur diese beiden Operationsverfahren miteinander vergleichbar.

Ergebnisse und Diskussion

Hinsichtlich des operativen Zugangs und der notwendigen Weichteiltraumatisierung stellt die Bündelnagelung das schonendere Verfahren dar: der durchschnittliche Blutverlust pro Operation unterschied sich um 590 ml (Endernagel: 280 ml, TEP 870 ml), die durchschnittliche Operationszeit um 38 min (Endernagel: 68 min, TEP 106 min). Das chirurgische Kriterium für diesen dringlichen Eingriff ist aber die Letalitätsquote (PAUSCHERT 1992, SCHÖNING 1980). Zahlreiche Publikationen über die Lq dieser Verletzung und deren Abhängigkeit von der Behandlungsform bedürfen einer kritischen Wertung. Einzelne Autoren sprechen in ihren Angaben nur die während des Krankenhausaufenthaltes verstorbenen Patienten an; andere beziehen das erste halbe Jahr, nicht wenige den variablen Zeitraum bis zur angestrebten Kontrolluntersuchung ein. Entscheidend sind aber die ersten 3 Monate nach dem Unfallereignis, denn erst nach diesem Zeitraum hat sich der traumatisierte Hochbetagte mit einer operativ versorgten frischen Fraktur des coxalen Femurendes wieder in die biologische Absterbequote seiner Altersklasse eingeordnet (ALFFRAM 1964).

Unter diesem Gesichtspunkt zeigt die Tabelle 2, daß die Letalitätsquote der über 75jährigen bei Versorgung mit Endernägeln viermal höher ist als bei primärer TEP-Implantation. In Tabelle 3 sind die statistischen Gegebenheiten unseres Kollektivs im einzelnen untersucht. Die Letalitätsquote dieser älteren Patienten (> 75 Jahre) ist bei intramedullärer Schienung höher als bei endoprothetischer Versorgung ($p < 0,005$). Dieser Unterschied läßt sich in den nun aufgeteilten beiden Altersklassen der über 75jährigen ebenfalls, wenn auch mit unterschiedlicher Signifikanzgrenze, sichern: 0,05 vs. 0,001. Daß bei den Patienten > 85 Jahre trotz umfangreicherer Weichteiltraumatisierung, größeren Blutverlusten und längerer Operationszeit die primäre TEP-Versorgung als das chirurgische Verfahren der Wahl anzusehen ist, folgt nach IMMICH (1974) aus der Signifikanzgrenze.

Die mit (!)-Zeichen versehenen auffälligen großen Unterschiede in den beiden Altersklassen der Hochbetagten lassen sich u.E. auf die biologische Selektion und/oder auf den Einsatz der perioperativen Intensivmedizin zurückführen. Möglicherweise ist die

Tab. 2: Die Patienten der Tabelle 1 über 2 Altersklassen. (n = Zellenbesetzung, + = Verstorbene, p% = deren prozentuale Häufigkeit pro Zelle)

	< 75 Jahre			> 75 Jahre			Gesamt		
Operationsart	n	+	p%	n	+	p%	n	+	p%
Bündelnagl.	55	3	5,5	77	19	24,7	132	22	16,7
TEP	15	-	-	96	6	6,3	111	6	5,4
Winkelpl.	17	-	-	9	3	33,3	26	3	11,5
DHS	14	-	-	1	1	100,0	15	1	6,7
HEP	--	-	-	14	6	42,9	14	6	42,9
Gesamt	101	3	2,97	197	35	17,77	298	38	12,75

Tab. 3: Letalitätsquotenunterschied bei pertrochantärer Fraktur über Lebensalter bzw. Alter und 2 Operationsverfahren.
(LQ = Letalitätsquote [Häufigkeit der Verstorbenen s. Tab. 2]. p = Signifikanzschranke).
Das Verhältnis der LQ Schienung vs. TEP betrug in Frage 3 und 4 4:1 bzw. 8:1. - NB Die auffällig unterschiedlich großen Signifikanzgrenzen (!) bei Frage 3 und 4 zeigen mögliche Einflüsse (nicht verifiziert) von biologischer Selektion oder perioperativer Intensivmedizin

Frage	Chi-Quadrat	p	
1. LQ < 75 vs. > 75 Jahre (n = 298)	14,85	< 0,0005	
2. LQ > 75 Jahre Schienung vs. TEP (n = 173)	10,32	< 0,005	
3. LQ 75 - 84 Jahre Schienung vs. TEP (n = 92)	4,73	< 0,05	(!)
4. LQ $\geq$ 85 Jahre Schienung vs. TEP (n = 56)	10,64	< 0,001	(!)

jüngere Altersklasse nach dieser Untersuchung doch weniger stabil, als man nach der bisherigen klinischen Empirie grosso modo den 75-84jährigen zutraute.

Schlußfolgerung
Die Hüftendoprothese gewinnt in der operativen Behandlung der pertrochantären Fraktur des älteren Menschen ihre Bedeutung vor allem aus 2 Fakten:
1. Die Möglichkeit sofortiger Vollbelastung der operierten Extremität bei nur geringem Risiko mechanischer Probleme.
2. Die Fraktur bzw. das Operationstrauma stellt für die o.g. Patientengruppe eine kleinere Belastung dar als die p.o. Immobilisation.

Die Indikation zur TEP-Implantation kann somit bei instabiler pertrochantärer Fraktur oder begleitender ausgeprägter Coxarthrose/Osteoporose vertreten werden.

Literatur
(1) ALFFRAM, P.A.: An epidemiologic Study of Cervical and Trochanteric Fractures of the Femur in an Urban Population. Acta Orthopaed. Scand. Nr. 65, 1964
(2) BROOS, P.L.O.: Primary prosthetic replacement for pertrochanteric fractures in eldery patients. In: Marti/Jakobs (Ed): Proximal femoral fractures. Medical Press, London, 529-550, 1993
(3) BROOS, P.L.O.: Hip fractures in the elderly. A prospective Study of 384 consecutive cases. Thesis, Acco Leuven, 1985
(4) BROOS, P.L.O., ROMMENS, P.M., DELEYN, P.R.I., GEEN, V.R., STAPPAERTS, K.H.: Pertrochanteric fractures in the elderly. Are there some indications for primary prosthetic replacement? Jrnl. of Orthop. Trauma, 5, 446-451, 1991
(5) CLAES, H., BROOS, P., STAPPAERTS, K.: Pertrochanteric fractures, treatment with Ender nails? Blade Plate? Endoprosthesis? Injury 16, 261-264, 1985
(6) IMMICH, H.: Medizinische Statistik. Schattauer Stuttgart, New York, 1974
(7) LORD, G., MAROTTE, J.P., BLANCHARD, I.L., GUILLAMON HANNOUN, L.: Place de l'artroplastie cervicocephalique dans le traitement des fractures pertrochanterienne apres 70 ans. A propos de 140 observations. Rev. Chir. Orthop. 63, 135-148, 1977
(8) MICHEL, D.: Der plastische Totalersatz des Hüftgelenkes als primäre Behandlungsmaßnahme bei hüftgelenknaher Oberschenkelfraktur beim sehr alten Menschen. In: Rehn (Ed): Der alte Mensch in der Chirurgie. Springer Verlag, Berlin, 99-102, 1979
(9) PAUSCHERT, R., NIETHARD, F.U., SCHÖNING, B.: Letalitätsquote operierter Frakturen am coxalen Femurende (n = 1.942). Vortrag DGU- Berlin Nov. 1992 Veröff. in Vorbereitung
(10) RÜTER, A., BURRI, C.: Die pertrochantere Fraktur. In: Rehn (Ed.): Der alte Mensch in der Chirurgie. Springer Verlag, Berlin, 103-110, 1979
(11) SCHÖNING, B., SCHULITZ, K.P., PFLUGER, T.: Statistical analysis of perioperative mortality of patients with prosthetic replacement of hip joint. Arch. Orthop. Traumat. Surg. 97, 21-26, 1980
(12) WATSON-JONES, R.: Fractures and joint injuries. Vol. 2, 5th ed. Churchill Livingstone Ltd. Edinburgh, 951, 1976

"Starre" versus "dynamische" Osteosyntheseverfahren bei Frakturen des coxalen Femurendes

R. Ketterl • W. Wittwer • B. Stübinger • B. Claudi

Zusammenfassung

Die Forderung an ein Osteosyntheseverfahren bei stabilen und instabilen hüftgelenksnahen Frakturen beinhaltet eine technisch einfache Operationsmethode mit geringer Komplikationsrate. Die Nachuntersuchungsergebnisse von 422 Patienten nach durchschnittlich 36 Monaten ergeben, daß in über 85% mit den dynamischen Osteosyntheseverfahren gute bis sehr gute Ergebnisse erzielt werden konnten, während bei einem starren Implantat (Winkelplatte) nur in ca. 74% gute und sehr gute Ergebnisse erreicht werden konnten. Die Vorteile einer osteosynthetischen Versorgung hüftgelenksnaher Frakturen mittels einer dynamischen Hüftschraube oder dynamischen Condylenschrauben liegen in der einfachen, standardisierten Operationstechnik, in kurzen Operationszeiten, in geringen Komplikationsraten, in der Eignung für alle Frakturtypen, in der sofortigen Möglichkeit der postoperativen Mobilisation bei belastungsstabiler Osteosynthese und in einem günstigen funktionellen Spätresultat.

Die Anzahl von alten Menschen und daher auch die Anzahl von hüftgelenksnahen Frakturen zeigt einen stetigen Anstieg. Es hat sich grundsätzlich eine operative Versorgung dieser Frakturen durchgesetzt (Broos 1989, Cleveland 1989). Das chirurgische Vorgehen hängt dabei von dem Typ der Frakturen sowie von möglichen zusätzlichen Faktoren wie z.B. dem Vorliegen einer Coxarthrose ab. Für intrakapsuläre Schenkelhalsfrakturen hat sich im Alter über 70 Jahre im wesentlichen die prothetische Versorgung durchgesetzt. Lediglich eingestauchte mediale Schenkelhalsfrakturen mit einer Dorsalabkippung von weniger als 20 Grad werden einer konservativen Therapie zugeführt und eingestauchte mediale Schenkelhalsfrakturen mit einer Dorsalabkippung von mehr als 20 Grad werden kopferhaltend durch eine Schraubenosteosynthese therapiert. Für die extrakapsulären Frakturformen stehen uns eine Reihe von Osteosyntheseverfahren zur Verfügung, wobei die dynamischen Verfahren wie DHS und DCS mehr und mehr die starren Osteosyntheseverfahren wie Winkelplatte und Endernagelung abgelöst haben.

Das Ziel der operativen Versorgung einer hüftgelenksnahen Fraktur muß bei alten Patienten eine stabile Osteosynthese sein, da der alte Patient nur selten in der Lage ist, neue Bewegungsabläufe wie das Gehen an Gehstützen bei Entlastung der Extremität zu erlernen.

In der hier vorgestellten Arbeit werden unsere Erfahrungen mit dem Einsatz einer Dynamischen Hüftschraube (DHS) bzw. einer Dynamischen Condylenschraube (DCS) im Vergleich zu Winkelplattenosteosynthesen in der Versorgung von hüftgelenksnahen Femurfrakturen dargestellt.

Patienten und Methoden
Im Zeitraum 1982 bis 1992 wurden 1274 (767 Frauen, 507 Männer, Durchschnittsalter 77,2 (21-97) Jahre) wegen einer Fraktur

des coxalen Femurendes operativ versorgt. Bei 649 Patienten erfolgte die Osteosynthese mit einer DHS, bei 94 Patienten mit einer DCS und bei 120 Erkrankten mit einer Winkelplatte (Tab. 1). Es handelte sich dabei um 508 Frauen und 355 Männer mit einem Durchschnittsalter von 73,4 (24-97) Jahren. Neben den Patienten mit prothetischem Hüftgelenkersatz wurden die mit Gammanagel und mit Endernägeln versorgten Patienten wegen zu geringer Fallzahlen nicht in den Vergleich einbezogen. Zudem wurde die Patientengruppe mit Schraubenosteosynthese nicht ausgewertet, da in dieser Gruppe vorwiegend jüngere Patienten mit intrakapsulärer Schenkelhalsfraktur zu finden waren.

Bei mehr als 75% der Patienten lagen zwei oder mehrere manifeste Begleiterkrankungen wie Herzinsuffizienz, Nieren-, pulmonale- oder cerebro-vasculäre Insuffizienz sowie Stoffwechselerkrankungen vor.

Tab. 1: Operationsverfahren bei 1274 Patienten mit Frakturen des coxalen Femurendes

	n	%
DHS	649	50,9
DCS	94	7,4
Winkelplatte	120	9,4
Schraubenosteosynthese	93	7,4
Gammanagel	29	2,3
Endernägel	18	1,4
Hüfttotalendoprothese	111	8,7
Hüftendo-/Duokopfprothese	139	10,9
Wagner-Revisionsprothese	21	1,6
Gesamt:	*1274*	*100,0*

Die Analyse unseres Krankengutes erfolgte dabei einerseits durch die Auswertung der Röntgenbilder, der Kranken- und Ambulanzkarten und andererseits durch die Nachuntersuchung von 422 Patienten. Der Nachbeobachtungszeitraum betrug im Durchschnitt 36 Monate. Nachuntersucht wurde die Hüftgelenkfunktion nach dem Schema von MERLE D´AUBIGNE. Dieses Punkteschema beurteilt Gangbild, Mobilität und Schmerzen mit einem Punktwert von 0 bis maximal 6 und addiert die erreichten Punkte. Die Hüftfunktion wird je nach erreichtem Punktwert als sehr gut (17-18 Punkte), gut (12-16 Punkte), mäßig (6-11 Punkte) und schlecht (0-5 Punkte) bewertet.

Ergebnisse

Eine durchschnittliche Operationsdauer von 54 Minuten für die DHS und von 75 Minuten für die DCS verdeutlicht die einfache Handhabung der angewandten Implantate. Zur Osteosynthese mit einer Winkelplatte war im Mittel ein Zeitbedarf von 85 Minuten erforderlich. Im Durchschnitt betrug die stationäre Aufenthaltsdauer der Patienten 15 Tage, wobei mehr als die Hälfte der Patienten in belastungsfähigem Zustand in eine Nachsorgeklinik verlegt wurden. Die Krankenhausletalität wurde bei unseren Patienten mit weniger als 3% errechnet, wobei hier die vorliegenden Begleiterkrankungen ursächlich für den letalen Ausgang waren. Eine direkte Beziehung zum angewandten Osteosyntheseverfahren konnte nicht festgestellt werden.

Die bei unseren Patienten gefundenen Komplikationen sind mit ihrer Häufigkeit aufgeschlüsselt für DHS, DCS und Winkelplattenosteosynthese in der Abbildung 1 dargestellt.

Die Komplikationsraten zeigten sich für Winkelplattenosteosynthesen mit Ausnahme einer ausgeprägten Knochensinterung um mehr als 1 Zentimeter durchweg höher im Vergleich zur Versorgung mit einer DHS oder DCS.

Die Ergebnisse der Hüftgelenksfunktion bei den 422 nachuntersuchten Patienten sind in der Tab. 2 dargestellt. Lediglich bei weniger als 15% der mit DHS oder DCS versorgten nachuntersuchten Patienten mußten wir bei einem Beobachtungszeitraum von durch-

Tab. 2: Nachuntersuchungsergebnisse bei 422 Patienten nach durchschnittlich 36 Monaten

	DHS (n = 296)		DCS (n = 72)		Winkelplatte (n = 54)	
	n	%	n	%	n	%
sehr gut (17-18 Punkte)	153	51,7	30	41,7	19	35,2
gut (12-16 Punkte)	99	33,4	32	44,4	21	38,8
mäßig (6-11 Punkte)	31	10,8	8	11,1	11	20,4
schlecht (0-5 Punkte)	12	4,1	2	2,8	3	5,6

schnittlich 36 Monaten eine mäßige oder schlechte Hüftgelenksfunktion feststellen, während für 25% der mit Winkelplatte versorgten Patienten eine mäßige bzw. schlechte Hüftfunktion zu verzeichnen war. Bei den Patienten mit unbefriedigender Funktion war ein hoher Anteil mit Komplikationen wie Infektion, sekundärer Dislokation, Kopfperforation oder Pseudarthrose vertreten.

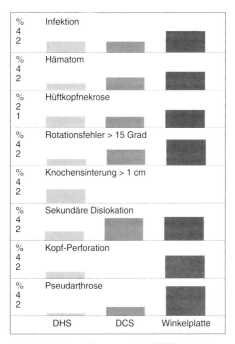

Abb. 1: Komplikatonen bei 863 Patienten mit Osteosynthese bei Fraktur am coxalen Femurende.

Diskussion

Die Forderung an ein Osteosyntheseverfahren bei hüftgelenksnahen Frakturen beinhaltet eine technisch einfache Operationsmethode mit einer geringen Komplikationsrate. Zudem sollte es bei allen stabilen und instabilen (bei fehlender postero-medialer Abstützung) Frakturen anwendbar sein und eine sofortige Belastung gestatten. Eine frühe Mobilisierung des in der Regel alten Patienten (80% der Patienten mit Fraktur des coxalen Femurendes sind älter als 65 Jahre) ist dabei zur Senkung der Mortalität die wichtigste Voraussetzung.

Aufgrund der hier vorgestellten Ergebnisse ist im Einklang mit Literaturangaben (KRÜGER 1985, OEHLER 1984, REGAZONNI 1981) der Einsatz einer DHS oder DCS als einfache Operationsmethode mit geringer Komplikationsrate für die osteosynthetische Versorgung nahezu aller Frakturen des coxalen Femurendes gewährleistet. Lediglich die Versorgung von medialen Schenkelhalsfrakturen im Sinne einer kopferhaltenden Osteosynthese sollte dem jüngeren Patienten vorbehalten bleiben, wie auch von anderen Autoren befürwortet wird (OEHLER 1984, VÉCSEI 1985).

Der direkte Vergleich von starren Osteosyntheseverfahren wie der Winkelplatte mit der DHS oder DCS zeigte die Überlegenheit der dynamischen Osteosyntheseverfahren (HÖNTZSCH 1990, REGAZONNI 1981). Die Vorteile einer osteosynthetischen Versorgung hüftgelenksnaher Frakturen mittels einer DHS oder DCS sind:

- einfache, standardisierte Operationstechniken,
- kurze Operationszeiten,
- geringe Komplikationsraten,
- für alle Frakturtypen geeignet,
- sofortige postoperative Mobilisation möglich,
- belastungsstabile Osteosynthese,
- geringe allgemeine operative Belastung,
- günstiges funktionelles Spätresultat.

Aufgrund der hier aufgezeigten Vorteile und unseren eigenen positiven Erfahrungen können wir den Einsatz der DHS oder der DCS zur Versorgung von hüftgelenksnahen Frakturen, insbesondere auch von instabilen Frakturformen, empfehlen.

Literatur

(1) BROOS, P.L.O., WILLEMSEN, P.J.A., ROMMENS, P.M., STAPPAERTS, K.H., GRUWEZ, J.A.: Pertrochanteric fractures in elderly patients. Treatment with a longstem/long-neck endoprothesis. Unfallchirurg. 92, 234-239, 1989

(2) CLEVELAND, M., BOSWORTH, D.M., THOMPSON, F.R., WILSON, H.J., ISHIZUKA, T.: A ten-year analysis of intertrochanteric fractures of the femur. J. Bone Joint Surg. (Am.) 41, 1399-1408, 1959

(3) HÖNTZSCH, D., WELLER, S., KARNATZ, N.: Die dynamische Hüftschraube (DHS) im Vergleich zur Endernagelung. Akt. Traumatol. 20, 14-19, 1990

(4) KRÜGER, P., WISCHHÖFER, E., M. OBERNIEDERMAYER, M., SCHWEIBERER, L.: Die dynamische Hüftschraube. Chirurg 56, 9-15, 1985

(5) OEHLER, W.D., JANKA, P., STILLER, H.: Die stabile Versorgung hüftelenksnaher Oberschenkelfrakturen mit der Kompressions-Laschengleitschraube. Zbl. Chirurgie 109, 36-41, 1984

(6) REGAZONNI, L, JÄGER, G., OP DEN WINKEL, R., ISAY, M., ALLGÖWER, M.: Ein Vergleich verschiedener Implantate bei rertrochanteren Femurfrakturen. Helv. chir. Acta 48, 677-679, 1981

(7) VÉCSEI, V., MANNINGER, J.: Diagnostische Maßnahmen und therapeutisches Vorgehen bei dislocierter medialer Schenkelhalsfraktur im Sinne der Körperhaltung vor dem Prothesenalter. Z. Unfallchirg. Vers. med. Berufskr. 76, 151-154, 1985

Ergebnisse nach operativer Behandlung pertrochantärer Oberschenkelfrakturen

K. Dresing • S. Assenmacher • K. M. Stürmer • P. Bösing

Zusammenfassung

Die Tendenz zur DHS (AO 1992, BANNISTER 1990, BONNAIRE 1992, WU 1991) zeigt sich auch in unserem Krankengut. In den ersten beiden Jahren des Untersuchungszeitraumes wurden noch 130°-Winkelplatten eingebracht, danach wurde dieses Verfahren verlassen, ähnlich dem Vorgehen in anderen Kliniken (SCHLEMMINGER 1992, WU u. SHIH 1991).

Die Endernagelung wird in unserer Klinik seit Mitte 1987 nicht mehr angewendet (Gründe: Komplikationsrate, Fehlstellungen, Instabilitäten) (SCHMELZEISEN u. MEYER 1991).

Bei den instabilen A3-Frakturen wurde die Condylenplatte als Standardimplantat eingesetzt. Allein schon die Operationsdauer unterstreicht die Vorzüge der DHS mit einer Operationsdauer von im Median 90 Minuten, gegenüber der Condylenplattenosteosynthese mit 190 Minuten und der Winkelplattenosteosynthese mit 230 Minuten.

Die oft multimorbiden und alten Patienten (Median 81 Jahre) haben, wenn sie innerhalb der ersten 24 Stunden operiert werden, nur eine geringe perioperative und 30-Tage-Letalität (2,16%). Für diese frühe Sterblichkeit besteht eine deutliche Abhängigkeit von der Anzahl der Risikofaktoren bzw. Begleiterkrankungen und der Zeitverzögerung zwischen Unfall und Operation. Die Begleiterkrankungen haben keine Korrelation zu Intensivdauer und stationärer Behandlungsdauer.

Auf dem Boden der zunehmenden Osteoporose (SERNBO u. JOHNELL 1989), klinisch klassifizierbar am Singh-Index (SINGH u. NAGRATH 1970) nehmen die Frakturen der petrochantären Oberschenkelregion bei steigendem Lebensalter in den letzten Jahren ständig zu (AO-Dokumentation 1992). Bei älteren Patienten reichen häufig geringfügige Unfallursachen aus, um diese Verletzung herbeizuführen (LINDSEY et al. 1991, WU u. SHIH 1991).

Methode

Die Verletzten mit pertrochantärer Fraktur wurden retrospektiv für den Zeitraum 1. 1. 1987 bis 30. 10. 1992 anhand der eigenen Krankenblätter, der Unterlagen der Hausärzte oder der Einwohnermeldeämter analysiert. Verletzte mit pathologischen Frakturen und Patienten mit Voroperation(en) wurden ausgeschlossen (s.a. ASSENMACHER et al.). Die noch Lebenden wurden zur klinischen und radiologischen Untersuchung einbestellt.

Patienten

195 Patienten wurden in der Untersuchungsgruppe erfaßt. Die 74% Frauen und 26% Männer hatten ein Durchschnittsalter zum Zeitpunkt der Operation von 75,16 ± 16,82 (25-101) Jahren (Median 81 Jahre). Die 144 Frauen waren deutlich älter mit einem medianen Alter von 82 Jahren gegenüber den 51 Männern mit einem Alter von 67 Jahren.

Die 6 polytraumatisierten Patienten waren im Median 36,5 Jahre alt.

Begleiterkrankungen

Unter den Männern fanden sich 5 Polytraumatisierte, unter den Frauen nur 1 Patientin mit Polytrauma. 112 Verletzte (57,4%) hatten anamnestisch bzw. klinisch manifeste Begleiterkrankungen.

Die häufigsten Risikofaktoren waren: Diabetes mellitus (20% bezogen auf das Gesamtkollektiv), manifeste Herzinsuffizienz (13,85%), mäßige bis schwere coronare Herzerkrankung (12,82%), respiratorische Insuffizienz und Lungenerkrankungen (7,69%) sowie Hypertonie (7,18%). Im Gesamtkollektiv betrug die durchschnittliche Anzahl an Risikofaktoren 0,82 ± 0,95.

Die polytraumatisierten Patienten hatten 0,17 ± 0,37 Risikofaktoren. Die Männer mit ihrem niedrigeren Durchschnittsalter hatten 0,74 ± 0,96, die Frauen 0,90 ± 0,92 Risikofaktoren.

Nach Altersgruppen differenziert zeigte sich, wie erwartet, ein deutlicher Anstieg der Begleiterkrankungen mit zunehmendem Alter.

Unfallursachen

Es dominierten häusliche Unfälle mit 158 Fällen (80,8%), gefolgt von Unfällen als Fußgänger 17 mal (8,8%). PKW- bzw. LKW-Unfällen und Arbeitsunfällen mit jeweils 9 Fällen (4,8%) sowie 1 Absturztrauma (0,8%).

Das Durchschnittsalter der Patienten mit häuslichen Unfällen lag bei 80,5 ± 10,95 Jahren, das der KFZ-Unfallopfer bei 53,67 ± 16,7 Jahre. 18 Verletzte (9%) erlitten ihren Unfall im Altenheim.

Klassifikation

Alle initialen und postoperativen Röntgenaufnahmen wurden zur Nachklassifikation herangezogen. Die Frakturen wurden nach der AO-Klassifikation (MÜLLER, NAZARIAN, KOCH 1987) und nach der modifizierten Evans-Klassifikation (JENSEN 1980) eingeordnet. An dieser Stelle wird nur auf die AO-Klassifikation eingegangen. 30,28% der Frakturen wurden als 31 A1-Frakturen, 62,05% als 31 A2- und 7,69% als 31 A3-Frakturen bewertet. Während die Altersmediane für A1- und A2-Frakturen mit 79,6 bzw. 79,5 identisch sind, sind die Verletzten mit A3-Frakturen um über 10 Jahre (67 Jahre) jünger.

Operationszeitpunkt

Bedingt durch Verzögerungen bis zur stationären Aufnahme oder durch dekompensierte Begleiterkrankungen ergibt sich die folgende Verteilung: innerhalb der ersten 6 Stunden nach Einlieferung wurden 38,97%, zwischen 6 und 12 h 28,21%, zwischen 12 und 24 h 15,38%, zwischen 24 und 48h 6,67% und später als 48h 10,77%. 82% aller Verletzten wurden also innerhalb von 24 h nach Aufnahme operiert.

Von den verzögert bzw. sekundär operierten Patienten wurden 34 bis zur Operation kurzfristig extendiert.

Operationsverfahren

129mal wurden die Frakturen mit der dynamischen Hüftschraube der AO (DHS), 45mal mit Condylenplatten-, 14mal mit Winkelplattenosteosynthesen, 5mal mit einer Totalendoprothese und in der Anfangszeit zweimal mit Endernagelung versorgt.

Die 59 A1-Frakturen wurden folgendermaßen versorgt: 54 DHS, 4 Winkelplatten, 1 TEP. Die 121 A2-Frakturen wurden in 75 Fällen mit DHS, in 31 Fällen mit Condylenplattenosteosynthese, sowie 9mal mit Winkelplatten, zweimal mit Endernagelung und 4mal mit Totalendoprothese versorgt. Die A3-Frakturen wurden bis auf eine Winkelplattenosteosynthese sämtlich mit Condylenplatten stabilisiert.

Ergänzend zu den genannten Hauptimplantaten wurden besonders bei der DHS Spongiosaschrauben als Antirotationsschraube im Kopf verankert (89,15%), die Trochanteren mit Zugschrauben (Trochanter major in 1,55%, Trochanter minor in 15,5%) oder

Zuggurtung (Trochanter major in 70,54%, Trochanter minor in 21,71%) fixiert.
Alle Patienten erhielten perioperativ für 24 Stunden eine Antibiotikaprophylaxe mit Cephalozolin i.v.. Ebenso wurde konsequent die Thromboseprophylaxe in den ersten 3 Jahren mit 3 x 5000 IE Heparin s.c. und ab 1990 mit niedermolekularem Heparin 1x/d s.c. verabreicht.

Repositionsergebnis
Die postoperativen Röntgenbilder wurden hinsichtlich des Repositionsergebnisses ausgewertet. 56% wurden als anatomisch fugenlos, 31% als anatomisch überbrückend, 8% mit Valgusabknickung, 4% mit Varusfehlstellung und 1% mit Drehfehler eingestuft.

**Primäre operative
und intraoperative Komplikationen**
Intraoperativ wurde 16mal das Verfahren gewechselt. Gründe für intraoperativen Verfahrenswechsel waren erhebliche Osteoporose oder Instabilitäten. Von der geplanten Osteosynthese mit einer DHS mußte viermal zu einer Verbundosteosynthese gewechselt, dreimal zu einer Condylenplattenosteosynthese, zweimal zu einer Verbundcondylenplattenosteosynthese und einmal zur Implantation einer Totalendoprothese gewechselt werden. Primäre Condylenplattenosteosynthesen wurden dreimal mit Palacos verstärkt, zweimal wurde intraoperativ die Indikation zur Totalendoprothese gestellt. Todesfälle traten intraoperativ nicht auf.

**Intensiv- und
stationäre Behandlungszeiten**
127 Verletzte (65,13%) wurden postoperativ auf der Intensivstation überwacht bzw. beatmet. Die Dauer auf der Intensivstation betrug im Median 12,5 h. Die stationäre Behandlungszeit lag im Median bei 14 Tagen. Abhängigkeiten zwischen der Anzahl der Risikofaktoren und der Dauer der Intensivbehandlung bzw. der stationären Behandlungsdauer wurden nicht gefunden.
27% der Patienten wurden in geriatrische Kliniken verlegt. 38% konnten in häusliche Pflege entlassen werden. 10% wurden in Kliniken zur Anschlußheilbehandlung, 6% wurden ins Heimatkrankenhaus sowie 18% in Altenpflegeeinrichtungen verlegt.

**Allgemeine postoperative
Komplikationen**
Während der stationären Behandlung fanden sich im einzelnen: Pneumonien 4mal (ein Patient verstarb am 18. Tag an den Folgen); beatmungspflichtige respiratorische Insuffizienz bei 2 Patienten (beide verstarben am 12. bzw. am 14. Tag postoperativ); 4 Unterschenkel-, 1 Oberschenkelvenenthrombose wurden phlebographisch gesichert; von 3 Patienten mit nachgewiesener Lungenembolie verstarben 2 am 3. bzw. 11. Tag postoperativ; 1 Verletzter erlitt schwere Herzrhythmusstörungen, er verstarb am 20. Tag. Harnwegsinfekte wurden in 5 Fällen nachgewiesen. Lagerungsschäden einschließlich Dekubitus wurden nicht beobachtet.

**Früh- und spätsekundäre
operative Komplikationen**
Im einem Zeitraum von 5 Tagen bis 4 Jahren postoperativ wurden insgesamt 7 Patienten reoperiert:
Bei einem Patienten mit sekundärer Osteosynthese wurden am 5. Tage postoperativ ein subfasziales Hämatom entlastet.
5 Tage postoperativ wurde die Klingenperforation einer 130°-Winkelplatte (A2-Fraktur) durch Klingenwechsel behoben.
7 Tage nach Condylenplattenosteosynthese (A2-Fraktur) kam es zu Instabilität und Plattenbruch, der zur Reosteosynthese mit 130°-Winkelplatte, Zuggurtung und Zugschraube führte. 10 Tage postoperativ wurde ein Infekt revidiert, PMMA-Ketten wurden implantiert. Nach Ausheilen des Infekts

wurde eine weitere Reosteosynthese mit einer Condylenplatte durchgeführt.

6 Wochen postoperativ perforierte die Spongiosaschraube bei einer mit DHS versorgten A1-Fraktur den Hüftkopf. Nach Metallentfernung dieser Schraube war die Patientin beschwerdefrei. Nach DHS-Osteosynthese einer A2-Fraktur kam es bei primär sehr cranial im oberen Kopfdrittel liegender DHS-Schraube zum "cutting out". In diesem Fall folgte am 21.Tag postoperativ die Reosteosynthese mit Condylenplatte.

Nach verzögerter Endernagelung einer instabilen A3-Fraktur kam es zu erneuter Instabilität. 2,5 Monate nach Erstoperation wurde die Fraktur mit Condylenplattenosteosynthese stabilisiert. Eine Nagelperforation am distalen Überschenkel nach Endernagelung wurde durch Metallentfernung 4 Jahre postoperativ behoben.

Frühe Letalität

Die 30-Tage-Letalität wurde mit 2,16% errechnet, die intraoperative Letalität betrug 0. Von Patienten < 70 Jahren starb niemand in den ersten 30 Tagen. Korreliert man die 30-Tage-Letalität mit der Anzahl der bestehenden Risikofaktoren, zeigt sich eine deutliche Abhängigkeit ($r2 = 0,797$).

Nachuntersuchung

Das Schicksal von 139 der Patienten konnte aufgeklärt werden. Der Verbleib von 56 Patienten konnte nicht eruiert werden. Zum Zeitpunkt der Nachuntersuchung (1.10.1992 - 31.1.1993) waren 75 Patienten verstorben. Die Nachforschungen bei den o.g. Stellen konnte das Todesdatum nur bei 59 Patienten genau festlegen. Von den übrigen 16 Verstorbenen lagen nur ungenaue Angaben vor. Zur Nachuntersuchung erschienen 54 von 64 einbestellten Patienten. Die Nachuntersuchung fand im Median 317 Tage postoperativ statt. Das Durchschnittsalter der Nachuntersuchten am Tag der Untersuchung lag bei 75,25 ± 13,6 (28-95) Jahren.

Letalität

Einschließlich der innerhalb der ersten 30 Tage verstorbenen Patienten zeigt sich entsprechend der natürlichen Sterblichkeitsquote ein Anstieg der Letalität mit höherem Alter. Von den unter 49jährigen Patienten lebten alle zum Zeitpunkt der Untersuchung.

Funktion und Lebensqualität

Da die Bewegungsmaße für den einzelnen Patienten nicht relevant sind, sondern für die Patienten von wesentlicher Bedeutung ist, ob sie die vor dem Unfall gewohnten Aktivitäten wieder ausführen können, wurden die Verletzten nach funktionellen und sozialen Kriterien befragt und ausgewertet. Entscheidend ist auch unserer Meinung, ob die Verletzten die vor dem Unfall bestehende Funktion, angefangen über einzelne Tätigkeiten bis zur Fähigkeit, wieder allein zu leben, wiedererlangen (CALLAGHAN et al. 1990, JETTE et al. 1986, JOHANSON et al. 1992, JOHNSTON et al. 1990, LIANG u. MOORE 1974, LIANG et al. 1991).

Wir orientierten uns hier an folgenden Scores: dem Mayo Hip Score [MHS] (KAVANAGH u. FITZGERALD 1985), traumatic hip score [THRS] (SANDERS et al. 1988) und dem functional status score [FS] (CAMPION et al. 1987).

Der MHS-Score vergibt maximal 80 Punkte für den klinischen Zustand des Verletzten. Gefragt wird nach Schmerzen, Funktion und Gehstrecke, benötigte Hilfsmittel, Mobilität und Muskelkraft, Gangbild, Treppensteigen u.a.. Im THRS wird nach ähnlichen Kriterien gefragt wie beim MHS. Zusätzlich gehen noch radiologische Auswertung der Reposition, die Muskelkraft und Beweglichkeit sowie die berufliche bzw. häusliche Tätigkeit. Die maximale Punktzahl beträgt 60 Punkte. Im FS werden insbesondere die Aktivitäten und Möglichkeiten des Patienten abgefragt: Gehen innerhalb und außerhalb der Wohnung, Einkaufen, Toiletten-

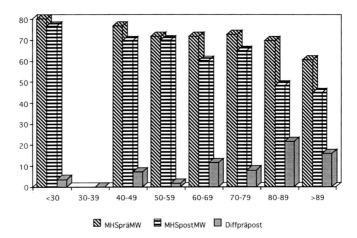

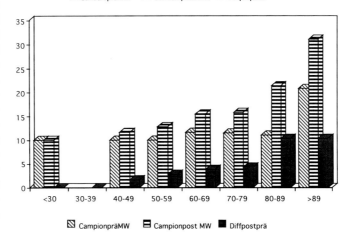

Abb. 1: Gegenüberstellung der ermittelten Punktewerten nach dem Mayo Hip Score (MHS) (KAVANAGH u. FITZGERALD 1985), traumatic hip score (SANDERS) (SANDERS et al. 1988) und dem functional status score (CAMPION) (CAMPION et al. 1987). Die Mittelwerte der Einordnung der präoperativen Einschätzung (präMW) im Vergleich zur Einschätzung zum Zeitpunkt der Nachuntersuchung (postMW) (s. Text).

gang, Selbstversorgung, Treppensteigen u.ä.. In dieser Einstufung waren die uneingeschränkte Aktivitätsmöglichkeit mit 10 Punkten, die Inaktivität oder Unmöglichkeit der Ausführung mit maximal 40 Punkten bewertet.

Mit Hilfe der drei Bewertungssysteme wurden die prä- *und* posttraumatischen Qualitäten erfaßt.

Die durchschnittlich erreichte Punktezahl im MHS betrug 71,22 ± 8,14 Punkte prä trauma zu 60,11 ± 17,80 zum Zeitpunkt der Nachuntersuchung. Im THRS differierten die Werte prä zu post trauma von 55,65 ± 6,33 zu 47,00 ± 11,68 Punkten, im FS von 11,70 ± 4,19 zu 17,15 ± 7,69 Punkten.

Aus der MHS-Auswertung geht hervor, daß die Patienten postoperativ deutlich mehr Schmerzsymptomatik zeigten, die Minderung der Gehstrecke nicht unerheblich war sowie Treppensteigen und Gangbild sich verschlechtert hatten. In dem ähnlich gewichteten THRS waren im Mittel 55,65 ± 6,33 Punkte prä zu 47,0 ± 11,68 Punkte p.op. festzustellen. In dieser Bewertung fiel besonders der Unterschied der Gangqualität mit oder ohne Gehhilfe, der Unterschied in der beruflichen bzw. häuslichen Tätigkeit und der Beweglichkeit bzw. Muskelkraft.

Die Auswertung des FS zeigte, daß die Patienten in ihrer normalen Tätigkeit im Vergleich zu dem Zustand vor dem Unfall in folgenden Bereichen deutlich eingeschränkt waren: Benutzung der Badewanne, Treppensteigen, selbständiges Einkaufen, Teilnahme am öffentlichen und gesellschaftlichen Leben. Komplett bettlägerig war nur eine 92jährige Patientin, die schon vor dem Unfall ihre Wohnung nicht mehr verlassen hatten, 3 Patienten waren nur noch in der Wohnung mobilisierbar.

Intraoperative und postoperative "technische" Komplikationen beruhen nach unserer Analyse durchweg entweder auf der mangelnden Tragfähigkeit des alten Knochens (Osteoporose) und/oder der Fehleinbringung der Implantate. Zum intraoperativen Verfahrenswechsel sollte bei Problemen mit der DHS an die Condylenplatte mit oder ohne Verbund aber auch an die Totalendoprothese gedacht werden. Die Verbundosteosynthese bei Problemen mit der Condylenplatte ist oft ein guter Ausweg (HERTEL et al. 1990, SCHATZKER et al. 1978).

Die Nachuntersuchung zeigt, daß es für den alten Menschen von großer Bedeutung ist, ob er wieder in seine häusliche Atmosphäre zurück kann, ob er auf Hilfe von außen angewiesen ist oder eventuell in einer Pflegeeinrichtung Aufnahme finden muß. Diese Kriterien berücksichtigen die verwendeten Scores. Die angewandten Bewertungssysteme zeigen, daß die funktionelle Qualität und die Lebens-Qualität des Patienten zwar insgesamt abgenommen haben, aber der überwiegende Anteil der Patienten konnte in die eigene Wohnung mit oder ohne häusliche Hilfe oder die Familie entlassen werden. Die operative Versorgung der pertrochantären Fraktur hat insbesondere für den alten Menschen eine vitale Indikation. Das Operationsrisiko ist gering und Mortalität ist im ersten Jahr postoperativ nur gering erhöht.

Literatur
(1) AO-Dokumentation 1980-1989, Bern, Schweiz (1992) zit. nach Stürmer K.M., Dresing K., Meeder, P.J., Hanke, J., Aufmkolk, M., Bosing, P.: Wandel bei der Osteosynthese pertrochanterer und subtrochanterer Femurfrakturen (im Druck)
(2) BANNISTER, G.C., ORTH, M. CH., ORTH, ED., GIBSON, A.G.F., ACKROYD, C.E., NEWMAN, J.H: The Fixation and Prognosis of trochanteric Fractures. A randomized prospective controlled trial. Clin. Orthop. Rel. Res., 254, 242, 1990
(3) BONNAIRE, F., GÖTSCHIN, U., KUNER, E. H.: Früh- und Spätergebnisse nach 200 DHS-Osteosynthesen zur Versorgung pertrochanterer Femurfrakturen. Unfallchirurg, 95, 246, 1992

(4) CALLAGHAN, J.J., DYSART, S.H., SAVORY, C.F., HOPKINSON, W.J.: Assessing the results of hip replacement. A comparison of five different rating systems. J. Bone Joint Surg. Br. 72, 1008, 1990

(5) CAMPION, E.W., JETTE, A.M., CLEARY P.D., HARRIS B.A.: Hip fracture: A prospective study of hospital course, complications, and cost. J. Gen. Internal. Med. 2, 78, 1987

(6) HERTEL, R., AEBI, M., GANZ, R.: Osteosynthese bei hochgradiger Osteoporose. Unfallchirurg 93, 479, 1990

(7) JENSEN J.S.: Classification of trochanteric fractures. Acta Orthop. Scand. 51, 949, 1980

(8) JETTE, J.E., DAVIES, A.R., CLEARY, P.D., CALKINS D.R., RUBENSTEIN, L.V., FINK, A., KOSECOFF, J., YOUNG, R.T., BROOK, R.H., DELBRANCO, T.L.: The functional questionaire: Reliability and validity when used in primary care. J. Gen. Intern. Med., 1, 132, 1986

(9) JOHANSON, N.A., CHARLSON, M.E., SZATROWSKI, T.P., RANAWAT, C.S.: A self-administered hip-rating questionnaire for the assessment of outcome after total hip replacement. J. Bone Joint Surg. Am. 74, 587, 1992

(10) JOHNSTON, R.C., FITZGERALD, R.H.J., HARRIS, W.H., POSS, R., MULLER, M.E., SLEDGE, C.B.: Clinical and radiographic evaluation of total hip replacement. A standard system of terminology for reporting results. J. Bone Joint Surg. [Am.], 72-A, 161, 1990

(11) KAVANAGH, B. F., FITZGERALD, R. H: Clinical and roetgenographic Assessment of Total Hip Arthroplasty. A new hip score. Clin. Orthop. Rel. Res., 193, 133, 1985

(12) LAROS, G.S., MOORE, J.F.: Complications of fixation in intertrochanteric fractures. Clin. Orthop. 101, 101, 1974

(13) LIANG, M.H., KATZ, J., SWAN, K.: Evaluation of Quality of Life in Chronic Rheumatic Disease. In Quality of Life Assessment in Clinical Trials. Raven Press, 1990

(14) LIANG, M.H., KATZ, J.N., PHILLIPS, C., SLEDGE, C., CATS BARIL, W.: The total hip arthroplasty outcome evaluation form of the American Academy of Orthopaedic Surgeons. Results of a nominal group process. The American Academy of Orthopaedic Surgeons Task Force on Outcome Studies. J. Bone Joint Surg. Am. 73, 639, 1991

(15) LINDSEY, R. W., TEAL, P., PROBE, R. A., RHOADS, D., DAVENPORT, ST., SCHAUDER, K.: Early experiences with the Gamma Interlocking Nail for Peritrochanteric Fractures of the Proximal Femur. J. Trauma, 31, 1649, 1991

(16) MÜLLER, M.E, NAZARIAN, S., KOCH, P.: Classification AO des fractures. Springer Verlag, Berlin - Heidelberg - New York, 1987

(17) SANDERS, R., REGAZZONI, P., ROUTT, M.L.: The treatment of subtrochanteric fractures of the femur using the dynamic condylar srew. Presented at the American Academy of Orthopedic Surgeons Annual Meeting, Atlanta, Georgia Febr. 4-9., 1988

(18) SCHATZKER, J, HA'ERI, G.B., CHAPMAN, M.: Methylmethacrylate as an adjunct in the internal fixation of intertrochanteric fractures of the femur. J. Trauma 18, 732, 1978

(19) SCHLEMMINGER, R., KNIESS, T., SCHLEEF, J., STANKOVIC, P.: Ergebnisse nach Winkelplattenosteosynthese der per- und subtrochanteren Brüche beim alten Menschen. Aktuel. Traumatol. 22, 149, 1992

(20) SCHMELZEISEN, H., MEYER, R.: Das Management bei pertrochanteren Femurfrakturen. Bündelnagelung oder dynamische Hüftschraube. Aktuel. Traumatol. 21, 237, 1991

(21) SERNBO, I., JOHNELL, O.: Changes in bone mass and fracture type in patients with hip fractures. A comparison between the 1950s and the 1980s in Malmö, Sweden. Clin. Orthop. Rel. Res. 238, 139, 1989

(22) SINGH, M., NAGRATH, A.R., MAINI, P.S.: Changes in trabecular pattern of the upper end of the femur as an index of osteoporosis. J. Bone Joint Surg. 52-A, 457, 1970

(23) WU, CH-CH., SHIH, CH.-H.: Biomechanical analysis of the dynamic hip srew in the treatment of intertrochanteric fractures. Arch. Ortop. Trauma Surg. 110, 307, 1991

Spätergebnisse nach Winkelplattenosteosynthese von Schenkelhalsfrakturen

C. Würtenberger • A. Meißner • R. Rahmanzadeh

Zusammenfassung

Die Femurkopfnekroserate liegt im eigenen Krankengut bei 28,1% (Abb. 1) und bewegt sich somit vollständig im Einklang mit den mitgeteilten Daten aus der Literatur bei Winkelplattenosteosynthesen. Nach Schraubenosteosynthese bzw. DHS liegt die Nekroserate nach Literaturangaben zwischen 16 und 25% (BRAUN et al. 1991, HERMICHEN et al. 1991, SCHWARZ 1982).

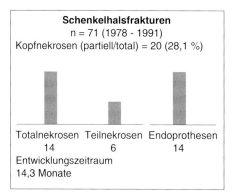

Abb. 1: Femurkopfnekrosenrate nach gelenkerhaltender Osteosynthese von Schenkelhalsfrakturen (n = 71).

Biomechanische Untersuchungen hierzu haben gezeigt, daß sich die Stabilität durch die Kompression bei der Schraubenosteosynthese noch erhöht und dadurch die Nekroserate abnimmt. Wir sind nach unseren Erfahrungen jedoch der Meinung, daß die Vorteile der Winkelplattenosteosynthese bei häufig osteoporotischem Knochen in der verbesserten Rotationsstabilität, der größeren Auflagefläche mit gleichzeitiger Impaktierung der Spongiosa und dem ständigen, stabilen und breiten Fragmentkontakt sowie in der möglichen Verwendung zur gleichzeitigen Umstellungsosteotomie liegen.

Die Hauptkomplikationen nach femurkopferhaltender Operation eines Schenkelhalsbruches bestehen in der Hüftkopfnekrose und Schenkelhalspseudarthrose (SCHWARZ 1982). Während seit Mitte der 70er Jahre größere Fallzahlen ohne Pseudarthrosenbildung besonders durch den verstärkten Einsatz der Kompressionsverschraubung mitgeteilt wurden, liegt auch in jüngeren Publikationen der Anteil der Hüftkopfnekrosen bei 25-58% (WEIGAND et al. 1984). Neben dem Frakturverlauf, der direkten Kontusion und Dislokation mit eventuellem traumatischem Abriß der lateralen Epiphysengefäße werden das intrakapsuläre Hämatom, eine verspätete Reposition, das Implantat und die postoperative Lage des Implantats für die unterschiedliche Häufigkeit der Kopfnekrose verantwortlich gemacht (BONNAIRE 1993).

Material und Methode

Von 1978 bis 1991 wurden an unserer Klinik 646 Patienten mit Schenkelhalsfrakturen operiert, davon 161 mit hüftkopferhaltender Osteosynthese (Abb. 2).
Von diesen 161 Patienten konnten 1992 71 klinisch und radiologisch nach dem Schema

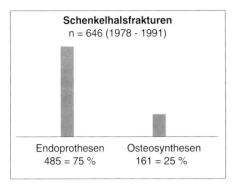
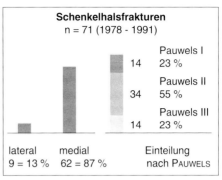

Abb. 2: Aufteilung des Kollektivs in gelenkerhaltend und endoprothetisch versorgte Patienten (n = 646).

Abb. 3: Pauwels-Klassifikation bei medialer SHF im nachuntersuchten Kollektiv (n = 62).

von MERLE D'AUBIGNÉ nachuntersucht werden. 23 Männer und 48 Frauen im Alter zwischen 13 und 85 Jahren. Durchschnittsalter 54,8 Jahre und einem Follow-up von 6,5 Jahren (1,5 - 13 Jahre) erlitten 62 mediale und 9 laterale Schenkelhalsfrakturen.

Der Unfall ereignete sich bei 27 Patienten infolge eines Sturzes als Fußgänger, 13mal im Haushalt, 11mal im Straßenverkehr (7 x Fahrrad, 1 x Motorrad, 3 x PKW), 7mal beim Sport und 3mal bei der Arbeit.

Bei 11 Patienten (15,7%) bestanden erhebliche Begleitverletzungen, davon 4 Schädelhirntraumen, 6 Frakturen der oberen Extremitäten, 2 Beckenringfrakturen und 5 Femurschaft- bzw. Unterschenkelfrakturen.

Die Schenkelhalsbrüche wurden nach PAUWELS zur Abschätzung der Pseudarthrosenrate, nach GARDEN zur Beurteilung der Femurkopfnekrosenrate und nach der AO-Klassifikation, die beide Prognosekriterien berücksichtigt, eingeteilt.

Dabei fanden sich bei 62 medialen Schenkelhalsfrakturen 14 Pauwels I-, 34 Pauwels II- und 14 Pauwels III-Verletzungen (Abb. 3).

Die Garden-Einteilung ergab 11mal Garden I-, je 21mal Garden II- und Garden II-I sowie 9 Garden IV-Verletzungen (Abb. 4).

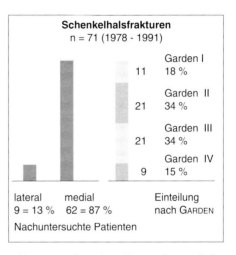

Abb. 4: Garden-Klassifikation bei medialer SHF im nachuntersuchten Kollektiv (n = 62).

Die AO-Klassifikation zeigte 31 B.1.-Frakturen, 18 B.2.-Frakturen und 22 B.3.-Verletzungen (Abb. 5).

Bei 58 von 62 Patienten mit medialer Schenkelhalsfraktur erfolgte die operative Stabilisierung mittels 130° 1-Lochwinkelplatte der AO. Davon wurde bei 28 Patienten eine zusätzliche Spongiosazugschraube

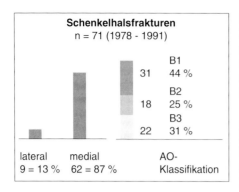

Abb. 5: AO-Klassifikation bei medialer SHF im nachuntersuchten Kollektiv (n = 62).

cranial der Winkelplatte eingebracht. 2mal erfolgte bei veralteter Fraktur und bestehender Pseudarthrose eine Valgisationsosteotomie mit der 120° Umlagerungsplatte. 2 Patienten mit gleichzeitiger unilateraler pertrochantärer Femurfraktur erhielten eine 130° 6-Lochwinkelplatte. Bei 9 lateralen Schenkelhalsfrakturen kamen 4mal eine 130° 4-Lochwinkelplatte, davon 3 mit zusätzlicher Spongiosazugschraube, einmal eine 130° 1-Lochwinkelplatte und bei 4 jugendlichen Patienten eine Spongiosazugschraubenosteosynthese zum Einsatz. Der durchschnittliche Klinikaufenthalt betrug 24 Tage.

Ergebnisse und Diskussion

31mal fanden sich ausgezeichnete, 14mal sehr gute, 9mal gute, 6mal befriedigende und jeweils 5mal ausreichende bzw. schlechte Ergebnisse nach dem Schema von MERLE D'AUBIGNÉ.

19 von 62 Patienten (30,6%) mit Winkelplattenosteosynthese nach medialer Schenkelhalsfraktur entwickelten eine Femurkopfnekrose. Darunter bei 5 von 14 Patienten (35,7%) mit Pauwels I-Frakturen, 8 von 34 (24,2%) mit Pauwels II- und 6 von 14 (42,8%) Fälle mit Pauwels III-Verletzungen.

Erwartungsgemäß fanden sich in der Gruppe der Garden III- und IV-Verletzungen bei 14 von 30 Patienten (46,6%) eine partielle oder totale Hüftkopfnekrose.

Bei 32 Garden I- und II-Verletzungen erlitten nur 5 Patienten (15,6%) eine Femurkopfnekrose. Zusätzlich wurde der Alignment-Index auf den postoperativen Röntgenbildern bestimmt (GARDEN 1971).

Trotz anatomischer Reposition und Stabilisierung entwickelten sich knapp die Hälfte aller aufgetretenen Femurkopfnekrosen bei einem Alignment-Index von 160° in der a.p. Projektion bzw. 180° in der axialen Ebene (Abb. 6).

Eine leichte Valgisierung von 165° bei einer axial neutralen Ausrichtung zeigte keine Fe-

Schenkelhalsfrakturen n = 71 (1978 - 1991) Alignement-Index nach Reposition : Femurkopfnekrose						
	140	150°	160°	165°	170°	a.p.
150°				2 (1)		
160°		1	4 (1)			
170°	1 (1)		5 (3)	3 (2)	3	
180°	1 (1)		7 (2)	11	12 (1)	
190°		5 (1)	4 (1)	4 (3)	7 (3)	
200°			1			
axial						

Abb. 6: Beziehung zwischen Femurkopfnekrose ( ) und Alignement-Index nach der Reposition.

murkopfnekrosen und scheint einen günstigen Einfluß auf die Kopfdurchblutung zu haben. Nach der AO-Klassifikation entwickelten sich in 54,5% bei den B.3.-Verletzungen Femurkopfnekrosen, während bei den weniger dislozierten B.1.- und B.2-Frakturen nur in 16,3% Hüftkopfnekrosen auftraten. 14 der 20 Patienten mit partieller oder totaler Femurkopfnekrose, davon 2 mit gleichzeitiger Pseudarthrose im Stadium Garden III, mußten mit einer Hüfttotalendoprothese versorgt werden.

Die Pseudarthrosenrate wird in der Literatur mit 0 - 34% angegeben (WENTZENSEN u. WELLER 1983, HERMICHEN et al. 1991, ZILCH 1976, STRÖMQVIST et al. 1988), im eigenen Patientengut fanden sich 2,8%.

Zu einem Schrauben- bzw. Winkelplattenbruch kam es bei jeweils einem Patienten. Eine Klingenperforation trat bei 5 Patienten auf, 2mal wurde die Platte gewechselt.

Literatur

(1) BONNAIRE, F., MULLER, B., KOHLBERGER, E.: Kopferhaltende Operationsmethoden bei der Schenkelhalsfraktur des Erwachsenen. Hefte zur Zeitschrift "Der Unfallchirurg" 228, 44-75, 1993

(2) BRAUN, W., RÜTER, A., WIEDEMANN, M., KISSING, F.: Kopferhaltende Therapie bei medialen Schenkelhalsfrakturen. Unfallchirurg 94, 325-330, 1991

(3) GARDEN, R.S.: Malreduction and avascular necrosis in subcapital fractures of the femur. J. Bone Joint Surg. (Br) 53, 183-197, 1971

(4) HERMICHEN, H.G., THIELEMANN, F.W., HÖFLER, R., WELLER, S., HOLZ, U.: Die primäre Valgisationsosteotomie bei Schenkelhalsfrakturen. Aktuel. Traumatol. 21, 104-111, 1991

(5) SCHWARZ, N.: Die Verschraubung subcapitaler Schenkelbrüche. Drei-Jahres-Ergebnisse. Unfallheilkunde 85, 457-463, 1982

(6) STRÖMQVIST, B., NILSSON, L.T., EGUND, N., THORNGREN, K.G., WINGSTRAND, H.: Intracapsular pressures in undisplaced fractures of the femoral neck. J. Bone Joint Surg. (Br) 70, 192-194, 1988

(7) WEIGAND, H., RITTER, G., ROTH, W., SCHWARZKOPF, W.: Klinische Untersuchungen und theoretische Betrachtungen über die Beziehung zwischen Frakturform und Komplikationen der medialen Schenkelhalsfraktur anhand 150 kopferhaltend behandelter Fälle. Hefte Unfallheilkd. 164, 669-673, 1984

(8) WENTZENSEN, A., WELLER, S.: Die Pseudarthrose als Komplikation der Schenkelhalsfraktur. Aktuel. Traumatol. 13, 72-76, 1983

(9) ZILCH, H.: Verbessert die Kompressionsverschraubung die Prognose des medialen Schenkelhalsbruches? Unfallheilkunde 79, 263-269, 1976

Winkelplatten:
Analyse des Implantatversagens und Lösungswege

F. König • M. Fuchs • R. Schlemminger • A. Schmid • F. Schmid

Zusammenfassung

Bei 331 Winkelplattenosteosynthesen (1/84-1/92) wurde eine Fehleranalyse durchgeführt, in der das Implantatversagen im Einzelfall analysiert wird und die Gesetzmäßigkeit aufgezeigt wird, um bei ähnlichen Fällen diese Fehler nicht zu wiederholen. Es ergab sich eine implantatspezifische Versagensquote von 11% (37 Fälle) bei der Winkelplattenosteosynthese. Eine Korrekturoperation war in 5% erforderlich. Zur Vermeidung von Rotationsfehlern, Beinlängenverkürzungen, Plattenbrüchen, Klingenausbrüchen und Pseudarthrosen sowie Hüftkopfnekrosen empfehlen wir folgende Maßnahmen: Exakte Reposition zum Beispiel mit Extensionstisch, korrekte Einstellung des Röntgengerätes und Anfertigung einer Planungsskizze zur Beurteilung der Plattenlage; weiterhin eine intraoperative biplanare Röntgentechnik und durchleuchtungsgezielte Röntgenaufnahmen in der Nachsorge. Bei A2 und A3-Frakturen des proximalen Femurs bzw. Valgisationsosteotomien ist eine primäre Spongiosaplastik bzw. eine früh-sekundäre Spongiosaplastik indiziert.

Erkenntnisstand ist, daß die dynamische Hüftschraube die Winkelplatten zur Stabilisierung per- und subtrochantärer Femurfrakturen auf Grund wesentlicher Vorteile zurückgedrängt hat. Nach Industrieangaben werden bundesweit jährlich über 7000 Winkelplatten in traumatologischen Kliniken implantiert. Das Verfahren Winkelplattenosteosynthese ist mit einer vergleichsweise hohen Komplikationsrate behaftet. Zur Evaluierung des Verfahrens führten wir bei unseren 331 Winkelplattenosteosynthesen (1/84-12/92) eine Fehleranalyse durch mit dem Ziel, das Implantatversagen im Einzelfall zu analysieren und die Gesetzmäßigkeit zu erkennen, um für ähnliche Fälle über präventive Maßnahmen zu verfügen und Fehler nicht zu wiederholen.

Zur Versorgung per- und subtrochantärer Femurfrakturen wurden in unserer Klinik vom 1. 1. 1984 - 31. 12. 1992 331 Winkelplattenosteosynthesen durchgeführt (130°-Winkelplatte 236mal, 95°-Winkelplatte 95mal). Die Analyse dieser 331 Winkelplattenosteosynthesen ergab eine implantatspezifische Versagensquote von 11% (37 Fälle). Eine Korrekturoperation war 18mal (5%) notwendig. Die Einzelanalyse dieser 37 Implantatversager konnte folgende implantatspezifische Komplikationen nachweisen:

- 15mal Außenrotationsfehler über 15°;
- 4mal Beinlängenverkürzung über 3 cm;
- 4mal Plattenbruch;
- 4mal Klingenausbruch;
- 5mal Pseudarthrose mit z.T. Varusfehlstellung;
- 5mal Hüftkopfnekrose.

Die Außenrotationsfehlstellungen und die Beinlängenverkürzungen führten zu keiner wesentlichen Behinderung der postoperativen Mobilisierung, so daß auf eine Korrektur verzichtet werden konnte.
Rotationsfehler wurden verursacht durch eine ungenügende Reposition. Die exakte

Reposition der Fraktur wird erschwert durch eine fehlerhafte präoperative Einstellung des Röntgengerätes, die eine genaue Beurteilung des Schenkelhalses und des proximalen Femurs im a.p.- und axialen Strahlengang nicht zuläßt. Eine inkorrekte Plazierung der Klinge im Schenkelhals unter Mißachtung der Antetorsion hat ebenfalls einen Rotationsfehler zur Folge.

Die Beinlängenverkürzungen kamen durch Sinterungen im Frakturbereich zustande. Begleitend sind große dorsomediale Knochendefekte bei den A2- und A3-Frakturen des proximalen Femurs (MÜLLER, 1990) nicht angemessen beachtet worden, so daß nach Belastung der Winkelplattenosteosynthese Varusfehlstellungen resultierten.

Plattenbrüche (Abb. 1) wurden verursacht durch eine fehlende plattenferne knöcherne Abstützung. Große dorsomediale Defektzonen, der Verlust der medialen Abstützung oder Trümmerzonen bedingen bei den subtrochantären Frakturen deren Instabilität. Unter Vollbelastung wird die Biegespannung von 130°-Winkelplatten bei sehr hohen Biegemomenten dieser Implantate um das 2-3fache überschritten (LANGENDORFF, H.U. 1989). Bei instabiler Fraktur wird das Implantat hohen Wechseldruckbelastungen ausgesetzt, wobei die Last vollständig auf das Implantat übertragen wird.

Klingenausbrüche entstanden nach Belastung bei Sinterungen im Frakturbereich v.a. in Trümmerzonen. Dabei wurde meist der Hüftkopf durch die Klinge perforiert, da auf Grund einer Fehleinschätzung des Ausmaßes der Fraktursinterung eine zu lange Klinge verwendet wurde (Abb. 2).

Eine andere Ursache von Klingenausbrüchen war die Fehlplazierung der Klingenspitze außerhalb des Ward'schen Dreieckes bzw. außerhalb des Adam'schen Bogens. In diesen Regionen ist die Spongiosastruktur am dichtesten, so daß sich die Klingenspitze dort am besten verklemmen kann.

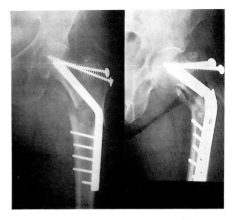

Abb. 1: Versorgung einer Reversed-Fracture mit großer dorso-medialer Defektzone der Trochanterregion mittels 130° Winkelplattenosteosynthese und zweier Spongiosaschrauben.
Unter Vollbelastung Klingenbruch durch Überschreitung der Biegespannung bei fehlender medialer knöcherner Abstützung.

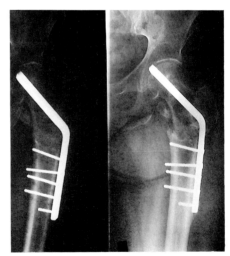

Abb. 2: Versorgung einer per- und subtrochantären Femurfraktur mittels 130° Winkelplatte, wobei die Klingenspitze subchondral im Hüftkopf plaziert wurde.
Unter Vollbelastung und nach Fraktursinterung Klingenperforation des Hüftkopfes.

Pseudarthrosen entstanden bei Trümmerbrüchen mit areaktiven Fragmenten, v.a. bei zusätzlicher Instabilität der Osteosynthese.

Bei allen Pseudarthrosen fehlte die knöcherne mediale Abstützung, wobei nach Belastung der instabilen Winkelplattenosteosynthese in der Regel eine Varusfehlstellung des Schenkelhalses auftrat.

Die Hüftkopfnekrosen waren bedingt durch Verletzung der Kapselgefäße durch eine falsche Implantationstechnik der Klinge. Mehrmalige Korrekturen der Klingenlage im Schenkelhals verursachten z.T. größere Spongiosadefekte im Hüftkopf.

Auf Grund unserer Analyse der implantatbedingten Komplikationen bei Winkelplattenosteosynthesen empfehlen wir folgende Maßnahmen zur Vermeidung dieser Komplikationen:

- präoperativ: exakte Reposition, z.B. mit Extensionstisch, korrekte Einstellung des Röntgengerätes, Anfertigung einer Planungsskizze zur Beurteilung der Plattenlage;
- intraoperative biplanare Röntgentechnik;
- primäre Spongiosaplastik bei A2- und A3-Frakturen des proximalen Femurs bzw. Valgisationsosteotomien;
- durchleuchtungsgezielte Röntgenaufnahme in der Nachsorge;
- früh-sekundäre Spongiosaplastik.

Literatur

(1) MÜLLER, M.E., NAZARIAN, S., KOCH P., SCHATZKER, J.: The Comprehensive Classification of Fractures of the Long Bones. Springer-Verlag, 1990
(2) LANGENDORFF, H.U.: Biomechanik und Verfahrenswahl am coxalen Femurende. Hefte zur Unfallheilkunde, Heft 207, Springer-Verlag, 1989

Hat die 130-Grad-Winkelplatte bei der Stabilisierung hüftgelenksnaher Frakturen noch ihre Berechtigung?

U. Huberts • H.G. Wahl • M. Hani • U. Quint

Zusammenfassung

Von Januar 1973 bis Dezember 1992 hat sich bei 2216 Patienten mit hüftgelenksnahen Femurfrakturen die 130°-Winkelplatte der AO, insbesondere bei Mehrfragment und instabilen pertrochantären Frakturen mit Trümmerzone und Defekt am medialen Pfeiler sehr gut bewährt.

Zum einen erreichen wir durch die Möglichkeit der Valgisierung eine sofortige Belastungsstabilität, zum anderen kann besonders bei osteoporotischem Knochen mit der Winkelplatte eine erheblich bessere Rotationsstabilität erreicht werden als mit der DHS.

Eine sofortige Belastungsstabilität erreichten 81% aller Patienten, eine Teilbelastung war bei 19% möglich. Sieben Dislokationen der Winkelplatte, drei Implantatbrüche wegen ungenügender medialer Abstützung sowie eine Pseudarthrosenbildung verursachten die technischen Gesamtkomplikationen.

Wir halten, trotz der im Vergleich zur DHS höheren technischen Anforderung, die Winkelplattenosteosynthese besonders bei Frakturen mit Trümmerzone und sehr osteoporotischem Knochen nicht für entbehrlich.

In dem Zeitraum von Januar 1973 bis Dezember 1992 wurden an der Unfallchirurgischen Abteilung der Städtischen Krankenanstalten Krefeld insgesamt 2.216 Patienten mit Frakturen des proximalen Femurs operativ behandelt.

Patientengut

Das Durchschnittsalter der operativ behandelten Patienten betrug 82 Jahre. Frauen waren dreimal häufiger betroffen als Männer. Die älteste Patientin mit medialer Schenkelhalsfraktur war 99 Jahre alt. Die jüngste Patientin war ein zum Zeitpunkt der Operation dreieinhalbjähriges Mädchen mit subtrochantärer Femurfraktur. Es handelte sich um eine Ausnahmeindikation wegen Weichteilinterposition und Fehlstellung. In diesem Fall führten wir eine Osteosynthese mit einer 7-Loch-Drittelrohrplatte und freier Zugschraube durch.

Frakturtypen

Vorherrschender Frakturtyp war altersentsprechend die mediale Schenkelhalsfraktur (n = 1.156). Laterale Schenkelhalsfrakturen fanden wir in 72 Fällen. Bei 733 Patienten lagen pertrochantäre, bei 255 subtrochantäre Frakturen vor (Abb. 1).

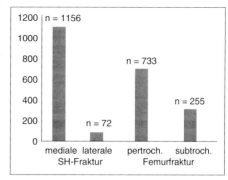

Abb. 1: Frakturtypen (n = 2.216).

Osteosyntheseverfahren

Die von uns gewählten Osteosyntheseverfahren sind in Abbildung 2 wiedergegeben. Bei allen Osteosyntheseverfahren wurde grundsätzlich eine perioperative Antibiotikaprophylaxe durchgeführt. Ein prothetischer Hüftgelenksersatz war 986mal indiziert. Osteosynthesen mittels 130-Grad-Winkelplatte der Arbeitsgemeinschaft für Osteosynthese (AO) wurden bei 816 Patienten durchgeführt. Hierbei hatten 92 Patienten eine mediale Schenkelhalsfraktur, 613 einen pertrochantären und 155 Patienten einen subtrochantären Frakturverlauf. In der Anwendung der von der AO entwickelten dynamischen Hüftschraube (DHS) waren wir anfangs, insbesondere bei jüngeren Patienten, zurückhaltend, einerseits wegen von uns beobachteter gelegentlicher Rotationsinstabilität, andererseits wegen der entstandenen Knochendefekte nach Metallentfernung und der Gefahr der Refraktur, die wir nicht selten beobachteten. Von den aufgeführten 90 Osteosynthesen mittels DHS wurden 65 in den letzten beiden Jahren durchgeführt (Abb. 2).

Bei 81 Prozent aller Patienten konnte nach Osteosynthese eine sofortige Belastungsstabilität erreicht werden, in 19 Prozent war nur eine Teilbelastung möglich.

Allgemeine Komplikationen

Im Vordergrund standen kardiale Komplikationen (11%) bei entsprechenden Vorerkrankungen. Trotz Thromboembolieprophylaxe beobachteten wir bei 46 Patienten Thrombosen (2%), klinisch manifeste Lungenembolien bei 35 Patienten (1,5%). Die Gesamtletalität lag bei 9,8 Prozent (n = 217).

Technische Komplikationen

Die technischen Komplikationen sind aus Abbildung 3 ersichtlich. Bezüglich der von uns implantierten Winkelplatten sahen wir siebenmal eine Dislokation, dreimal einen Bruch des Implantates wegen nicht ausreichender medialer Abstützung sowie eine Pseudarthrosenbildung. In diesen Fällen erfolgte ein Austausch der Winkelplatten; zweimal wurde sie durch eine Totalendoprothese ersetzt (Abb. 3).

In unserem Krankengut von 2.216 Patienten mit hüftgelenksnahen Femurfrakturen hat sich die 130-Grad-Winkelplatte der AO, insbesondere bei Mehrfragment- und instabilen pertrochantären Frakturen mit Trümmerzone und Defekt am medialen Pfeiler, sehr gut bewährt. Zum einen erreichen wir durch die Möglichkeit der Valgisierung eine sofortige Belastungsstabilität, zum anderen

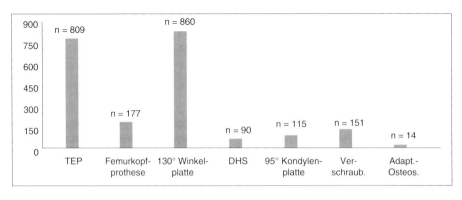

Abb. 2: Osteosyntheseverfahren.

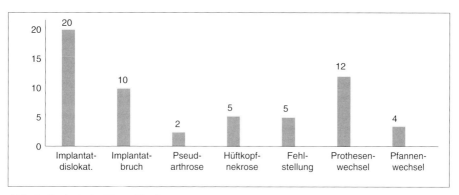

Abb. 3: Technische Komplikationen.

kann, besonders bei osteoporotischen Knochen, mit der Winkelplatte eine erheblich bessere Rotationsstabilität erreicht werden als mit der DHS.

Wir halten, trotz der im Vergleich zur DHS höheren technischen Anforderungen, die Winkelplattenosteosynthese, besonders bei Frakturen mit Trümmerzone und sehr osteoporotischen Knochen, nicht für entbehrlich. Bei den von uns aufgezeigten Indikationen und aufgrund der von uns gewonnenen Erfahrungen in der Anwendung der bereits 1959 von der AO entwickelten Winkelplatte hat diese auch heute noch, trotz der technisch ausgereiften Entwicklung der DHS, weiterhin ihre Berechtigung.

Vergleich von Endernägel und DHS bei der pertrochantären Fraktur

A. Janousek • J. Buch • K. Schatz

Zusammenfassung

Im Jahre 1986 wurden von 140 Patienten mit pertrochantärer Fraktur 65% mit Endernägel und 35% mit der DH-Schraube versorgt. Bei 116 Patienten mit einem kardialen Risikoscore über fünf nach GOLDMAN wurden die beiden Methoden hinsichtlich der Mortalität innerhalb der ersten drei Monate verglichen. Es zeigte sich eine etwa doppelt so hohe Mortalität bei den mit Endernägel versorgten Patienten gegenüber den mit DHS versorgten. Die Frakturklassifikation wurde dabei nicht berücksichtigt. Dies leitete an unserer Klinik einen bis heute anhaltenden Trend zur DHS ein. So wurden im Jahre 1991 bei 139 versorgten Patienten zu 78% die DHS und nur zu 22% die Endernägel verwendet.

Bei der Behandlung der pertrochantären Fraktur stehen mehrere Behandlungsverfahren zur Auswahl. Wir setzen an unserer Klinik die Dynamische Hüftverschraubung (DHS) und die Endernagelung ein. Der Gammanagel und der totale Hüftgelenksersatz sind bei uns als Therapie der pertrochantären Fraktur nicht in Verwendung.

1986 wurden an unserer Klinik 140 Patienten wegen einer pertrochantären Fraktur operiert. 91 (65%) wurden mit Endernägel und 49 (35%) wurden mit der DHS versorgt. Das durchschnittliche Alter der Patienten betrug 78 Jahre. Die durchschnittliche Operationszeit betrug 70 Minuten bei der DHS und 40 Minuten bei der Endernagelung.

Der durchschnittliche Nachuntersuchungszeitraum betrug 26 Monate. Wir konnten 56 Patienten (28 DHS, 28 Endernägel) nachuntersuchen, 59 (16 DHS, 43 Endernägel) waren bereits verstorben, die restlichen Patienten waren entweder unbekannten Aufenthalts (1/7) oder lehnten die Nachuntersuchung ab (7/14).

Vor allem wegen der im Durchschnitt kürzeren Operationszeit und dem frakturfernen Zugang wurde die Endernagelung bei Risikopatienten eher bevorzugt. Wir stellten uns die Frage: Ist die Endernagelung wirklich die schonendere Methode?

Bei 116 Patienten über 70 Jahre betrug die Mortalität nach drei Monaten (m3mo) 29%. Aufgeschlüsselt nach dem kardialen Risikoscore von GOLDMAN et al. wurden Patienten mit vergleichbarem kardialen Risiko gegenübergestellt und es zeigte sich bei der DHS eine m3mo von 20%, bei der Endernagelung war die m3mo mit 42% doppelt so groß. Die Frakturklassifikation wurde in diesem Vergleich nicht berücksichtigt.

Wengleich wir mit der Endernagelung durchaus gute Ergebnisse erzielen konnten, (Abb. 1a, b) leitete dies an unserer Klinik doch einen Trend zur DHS bei der Versorgung der pertrochantären Fraktur ein.

Im Jahre 1991 wurden bei uns 139 Patienten mit einem durchschnittlichen Alter von 77,7 Jahren mit dieser Verletzung operiert. Bei 108 Patienten (78%) mit einem durchschnittlichen Alter von 76,7 Jahren wurde eine DHS implantiert, wobei nun die durchschnittliche Operationszeit 65 Minuten be-

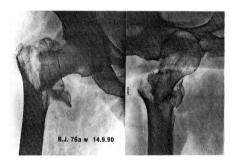

Abb. 1a: 76jährige Patientin mit einer frischen A2-Fraktur.

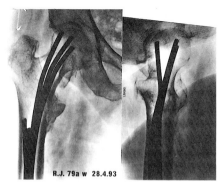

Abb. 1b: Gutes Ergebnis 31 Monate postoperativ, drei Endernägel im Kopf aufgefächert, zwei Füllnägel im Schaft liegend.

trug. Der Anteil der mit Endernägel versorgten Patienten reduzierte sich auf 31 Patienten (24%) mit einem durchschnittlichen Alter von 81,3 Jahren. Die OP-Zeit betrug im Schnitt 53 Minuten. Die Endernagelung stellt nur für den geübten Operateur eine sogenannte "einfache Methode" dar. Sie bietet den kleinen Vorteil des frakturfernen Zugangs. Sonst sehen wir auch in unserem Hause einen anhaltenden Trend zur DHS.

Literatur

(1) BUCH, J., BLAUENSTEINER, W., JANOUSEK, A., KORNINGER, H. CH.: Verfahrenswahl und Komplikationen bei der Versorgung von pertrochanteren Brüchen ein Vergleich der Federnägel mit der dynamischen Hüftschraube. Hefte zur Unfallheilkunde, Heft 207, Springer, 1989

(2) BÖHLER, N., KUDERNA, H.: Ergebnisse der Endernagelung in Österreich unter spezieller Berücksichtigung der Fälle des Lorenz Böhler Krankenhauses. Arch. orthop. Unfall-Chir. 88, 339-346, 1977

(3) ENDER, H.G.: Fixierung trochanterer Frakturen mit elastischen Kondylennägeln. chir. praxis 18, 81-89, 1974

(4) POIGENFÜRST, J., HERTZ, H., HOFER, ST.: Erste Erfahrungen mit der dynamischen Hüftschraube im Vergleich zu anderen Osteosyntheseverfahren. Unfallchirurgie 9, 98 -103 (Nr. 2), 1983

Die Endernagelung bei proximaler Femurfraktur

H. Rudolph • V. Studtmann

Die zu Beginn der 70er Jahre von ENDER und SIEMON-WEIDNER eingeführten Federnägel liegen als intramedullärer Kraftträger im proximalen Femur parallel zu den Spannungstrajektorien. Es treten nur zu einem geringen Teil Biege-, in erster Linie jedoch Druckkräfte auf (BAUMGARTL et al. 1980, RUDOLPH et al. 1983). Sie ermöglichen eine Kompression der Fraktur durch Sinterung, wobei die Federnägel weiter nach distal gleiten können und so eine Perforation des Hüftkopfes vermieden wird (ENDER et al. 1970, SCHÖTTLE et al. 1975).

Wir überblicken ein Krankengut von 371 Endernagelungen, nahezu 3mal soviele Frauen wie Männer (RUDOLPH et al. 1974, RUDOLPH et al. 1990). Das Durchschnittsalter betrug *82 Jahre.* Zur Versorgung mit Endernägeln eignen sich (ENDER et al. 1970, RUDOLPH et al. 1988, SCHWANDER 1986):

Laterale Schenkelhalsfrakturen sowie per- und subtrochantäre Oberschenkelfrakturen, nicht jedoch die häufig beschriebene sogenannte "intermediäre" Schenkelhalsfraktur, was immer man darunter auch verstehen mag - die mediale Schenkelhalsfraktur ist eine Kontraindikation zur Endernagelung.

Die Indikation zur Endernagelung ergibt sich bei sorgsamer Abwägung der Vorteile gegenüber den Nachteilen (RUDOLPH et al. 1990, TONCZAR et al. 1980):

Wir versorgen alle *die* Patienten mit Endernägeln, bei denen aus verschiedensten Gründen - wie hohes Lebensalter, sehr schlechter Allgemeinzustand, schwerwiegende Begleiterkrankungen, infektiöse Prozesse - eine anatomisch korrekte Rekonstruktion mit Winkelplatte oder Hüftschraube und einer damit verbundenen längeren Operationszeit mit weitreichender Freilegung von Weichteilen und Knochen im Frakturbereich nicht mehr in Frage kommt. Aktive, gesunde Patienten in gutem Allgemeinzustand mit hohen Ansprüchen an das Operationsergebnis werden natürlich exakt reponiert und mit Winkelplatte, DHS oder ähnlichem versorgt. Die besonderen Vorteile der Endernagelung sind:

1. Nach der Operation ist bei den sehr alten Menschen häufig eine Belastung der operierten Extremität möglich.
2. Die Operationszeit ist beim Erfahrenen in aller Regel kurz. Operationszeiten von 15 bis 20 Minuten sind durchaus realistisch.
3. Kleine und insbesondere auch frakturferne Inzision.
4. Das von ENDER und WEIDNER hervorgehobene "technisch einfache" der Methode gilt sicher nur für erfahrene Operateure.

Nachteilig ist unzweifelhaft, daß eine anatomisch korrekte Reposition des proximalen Femur nicht immer möglich ist. Dies spielt aber beim alten Menschen in der Regel keine wesentliche Rolle.

Grundsätzlich streben wir die Primärversorgung an, d.h. die Operation sofort nach Aufnahme in die Klinik, *auch nachts!* - Ohne Zweifel die *entscheidende* Thromboseprophylaxe! (RUDOLPH et al. 1990, Schwander 1986, TONCZAR et al. 1980). Eine Sekundärversorgung erfolgt nur, wenn der Patient nach dem Unfall bereits einige Tage unversorgt zuhause gelegen hat, - was gar nicht so selten ist - bei anaesthesiologischem Veto gegen die Operation oder bei fehlender Einverständniserklärung z.B. bei entmündigten Patienten. In nur *10,8%* unserer Fälle lagen zwischen Unfall und Operation mehr als 24 Stunden. Hier sind eingeschlossen 19 Patienten, die erst mehrere Tage nach dem Unfall, teilweise zu Fuß, in die Klinik kamen sowie 3 Tumorpatienten mit pathologischen Frakturen, bei denen kein adäquates Trauma vorlag.

Operiert wird auf dem Extensionstisch. In Adduktion und leichter Innenrotation wird häufig bereits eine sehr gute Reposition erreicht. Präoperativ werden zwei Bildwandler in exakt senkrecht aufeinander stehenden Ebenen - a.p. und axial - fest positioniert. Nur so ist eine rasche und sichere Orientierung gewährleistet. Das zeitaufwendige, durch die sterile Abdeckung deutlich behinderte Umstellen des Rö-Gerätes und die Gefährdung der Asepsis während der Operation entfällt damit. Die nicht exakte Einstellung der Bildwandler ist eine der häufigsten Ursachen für intraoperative Behandlungsfehler (Tab. 1).

Tab. 1: Intraoperative Fehler und Gefahren bei der Endernagelung

Intraoperative Gefahren
1. Femurschaftperforation
2. BV falsch eingestellt:
- Hüftkopfperforation
- Endernägel zu kurz
3. Unzureichende Vorbiegung
4. Suprakondyläre Fraktur
5. Nagelenden distal nicht im Markraum versenkt

Die Nagellänge wird präoperativ unter dem Bildwandler ausgemessen. Der Zugang erfolgt über einen ca. 8 cm langen Hautschnitt vom Epikondylus medialis femoris nach proximal. Die Femurtrepanationsstelle liegt proximal des direkt suprakondylär quer verlaufenden subperiostalen Gefäßbündels. Liegt die Femureröffnung zu weit distal, können die Endernägel nicht fest genug verankert werden und wandern leicht nach distal. Liegt die Öffnung zu weit proximal, kann es durch die Vorspannung der Nägel zu Knochenfissuren oder -absprengungen aus der spröden Kortikalis kommen, wodurch die Stabilität ebenfalls gemindert wird (Tab. 1).

Zur breiten Auffächerung und festen Verankerung in der Kopf-Hals-Region des Femur werden die Endernägel entspechend vorgebogen. Mit dem Schränkeisen nach KUDERNA wird der Antetorsion des Schenkelhalses Rechnung getragen. Der früher häufige Außenrotationsfehler fällt nicht mehr ins Gewicht.

Insbesondere der erste und am stärksten vorgebogene Endernagel muß sehr vorsichtig vorangetrieben werden, um eine bei den sehr alten Patienten durchaus mögliche Schaftperforation oder suprakondyläre Femurfraktur zu vermeiden.

Für eine stabile Verankerung der Federnägel im Kopf-Hals-Bereich und für eine rasche knöcherne Durchbauung der Fraktur ist die Erhaltung der spongiösen Strukturen des Markraumes besonders wichtig. 3 Endernägel sind in der Regel vollkommen ausreichend, bei großer Markraumhöhle können es auch einmal 4 sein. Zwar ist eine breite Auffächerung der Nagelenden in 2 Ebenen im Kopf-Hals-Bereich erwünscht, dies darf jedoch nicht aus röntgenkosmetischen Gründen erzwungen werden! Die übliche korrigierende Herumstocherei führt lediglich zur Zerstörung der Spongiosa und in der Folge zu verzögertem Durchbau der Fraktur oder Dislokation der Nägel nach distal.

Häufigster Fehler bei der Endernagelung ist ein unkorrekt eingestellter Bildwandler. So werden Hüftkopfperforationen intraoperativ leicht übersehen. Aber auch das Gegenteil kann die Folge sein: Die Endernägel werden zu kurz gewählt und nicht weit in den Hüftkopf vorangetrieben. Eine sekundäre Dislokation aufgrund zu schwacher Verankerung ist vorprogrammiert.

Postoperative Kniebeschwerden sind selten, wenn die distalen Nagelenden im suprakondylären Femur versenkt werden und ohne präoperative Tibiakopfextension primär operiert wird.

Volle Belastung wurde bei unseren Patienten nach durchschnittlich 20 Tagen postoperativ erreicht. Dies ergibt sich zum einen aus dem Frakturtyp, zum anderen jedoch auch aus der Gebrechlichkeit der hochbetagten Patienten.

Bei entsprechender Indikationsstellung und korrekter technischer Durchführung ist die Endernagelung ein Verfahren mit sehr geringer Belastung für die Patienten und mit niedriger Komplikationsrate (Tab. 2). Die Letalität innerhalb von *4 Wochen* nach der Operation bei den zumeist multimorbiden Patienten betrug *7,1 %* bei einem Durchschnittsalter der Verstorbenen von *87 Jahren!*

Zum Schluß noch ein Wort zu den heutzutage immer wichtiger werdenen Kosten des Verfahrens. Das benötigte Instrumentarium besteht aus: Ein- und Ausschlaginstrumente, Biegeinstrument, Schränkeisen n. KUDERNA und Weichteilschutz. Ein Kostenvergleich der alternativen Osteosyntheseverfahren zeigt, daß die Endernagelung sowohl von Seiten des Instrumentariums als auch von Seiten der Implantate konkurrenzlos billig ist (Tab. 3).

Wir halten die Endernagelung auch im Zeitalter von DHS und Gamma-Nagel für eine ideale Ergänzung unseres operativen Spektrums.

Tab. 3: Kostenvergleich alternativer Osteosyntheseverfahre zur Versorgung von Frakturen des proximalen Femurs

	Instrumentarium	Implantat
Gamma-Nagel	12.239,–	687,–
DHS / DCS	5.249,–	599,–
Winkelplatte	3.003,–	239,–
Kondylenplatte	2.926,–	326,–
Endernagel	2.389,–	45,–

Tab. 2: Komplikationen nach Endernagelung; Literatur und eigene Komplikationen

	BÖHLER 1977 N = 2137	RAPPOLD 1991 N = 61	RUDOLPH 1993 N = 371
Nagelwanderung n. distal	9,9 %	6 = 9,8 %	8 = 2,2 %
Hüftkopfperforation	1,4 %	1	6 = 1,6 %
Via falsa	1,4 %	–	1 = 0,3 %
Sec. Frakturdislokation	–	–	4 = 1,1 %
Supracondyl. Fraktur	0,1 %	1	2 = 0,5 %
Hämatom	–	2 = 3,2 %	1 = 0,3 %
Infekt	1,9 %	–	0
insgesamt	*13,9 %*	*8 = 13 %*	*22 = 5,9 %*

Literatur

(1) BAUMGARTL, F., HOHENBLEICHER, R., SELING, K.: Oberschenkel. In: Baumgartl, F., Kremer, K., Schreiber, H.W.: Spezielle Chirurige für die Praxis. Thieme Verlag Bd. III/2, 267 ff., 1980

(2) ENDER, J., SIMON-WEIDNER, R.: Die Fixierung der trochanteren Brüche mit runden, elastischen Condylennägeln. Acta. Chir. Austr. 2, 40, 1970

(3) RUDOLPH, H., SCHÖTTLE, H.: AO-Winkelplatte. 114. Tagung der Vereinigung Nordwestdeutscher Chirurgen 5. - 7.12.1974 in Hamburg. Zbl. Chir. 100, 1021, 1975

(4) RUDOLPH, H., DÖLLE, H., HÜLSBERGER, S.: Indikation und Behandlungsergebnisse bei der Endernagelung. Nostalgiekurs der Schweizerischen AO zum 25-jährigen Bestehen 12/83, 1983

(5) RUDOLPH, H., STUDTMANN, V.: Ender-Nagelung. 52. Jahrestagung der Deutschen Gesellschaft für Unfallheilkunde e.V. Berlin. In: Hefte zur Unfallheilkunde 207, Springer Verlag, 95-99, 1989

(6) RUDOLPH, H., STUDTMANN, V., BACKHAUS, H.J.: Die Endernagelung. In: Deutscher Verband für Materialforschung und -prüfung e.V., 10. Wissenschaftliche Sitzung 1989:"Intramedulläre Implantate". Schnelldruck Grässer Karlsruhe, 57-69, 1990

(7) SCHWANDER, R.: Die Endernagelung proximaler Oberschenkelfrakturen im hohen Lebensalter - Erfahrungen und Ergebnisse. Unfallchirurgie 12, 258-262 (Nr. 5), 1986

(8) SCHÖTTLE, H., RUDOLPH, H., JUNGBLUTH, K.H.: Ender-Nagelung und AO-Winkelplatte bei pertrochanterer Fraktur. Mschr. Unfallheilkunde, 22-26, 1975

(9) TONCZAR, Ö., GALLE, P., SCHMID, L., BUNZEL, B.: Der optimale Operationszeitpunkt der pertrochanteren Fraktur beim alten Menschen. Unfallheilkunde 83, 477-479, 1980

Ergebnisse der Frakturbehandlung mit dynamischer Hüftschraube beim alten und multimorbiden Menschen

K. Lohscheidt • W. Stegmaier • H. J. Refior

Zusammenfassung

An 48 Patienten von über 60 Jahren mit Frakturen des proximalen Femurendes wurde die Eignung der operativen Frakturbehandlung mit dynamischer Hüftschraube analysiert.

Schwerpunkte der Untersuchungen waren der intra- und postoperative Verlauf unter Berücksichtigung der besonderen Belange der zum Teil multimorbiden alten Patienten. In einer zusätzlichen Nachuntersuchung nach im Mittel 2,6 Jahren wurden auch die mittelfristigen Ergebnisse bezüglich Lebensqualität und radiologischem Verlauf untersucht.

In 10% der Fälle wurden mediale Schenkelhalsfrakturen, in 14% laterale Schenkelhalsfrakturen, in 72% pertrochantäre Frakturen und in je 2% subtrochantäre Frakturen und Kombinationsfrakturen unter Beteiligung des Femurschaftes mit einer DHS osteosynthetisch versorgt. Bei einem medianen Blutverlust von 600 ml und einem mittleren Transfusionsbedarf von 1,3 Erythrozytenkonzentraten traten keine schwerwiegenden anästhesistischen Komplikationen intraoperativ auf. Auch technische Schwierigkeiten wurden nicht beobachtet.

In 8% der Fälle versagte die Osteosynthese postoperativ, meist durch Ausriß der DHS innerhalb der ersten Wochen bei Frühmobilisation. In 77% der Fälle kam es zur funktionell günstigen Frakturheilung, während bei 15% der Patienten das funktionelle Endergebnis bei Frakturheilung unbefriedigend war.

Einleitung

Die operative Behandlung von Frakturen des proximalen Femurendes beim alten und multimorbiden Menschen stellt besondere Anforderungen an das Osteosyntheseverfahren. Im Hinblick auf Alter und Grunderkrankung des Patienten ist eine möglichst kurze OP-Zeit, ein möglichst geringer Blutverlust und eine frühe postoperative Mobilisation und Wiederbelastung zu fordern. Gerade der alte und multimorbide Patient ist in seinen Möglichkeiten zur postoperativen aktiven Entlastung des osteosynthetisierten Knochens erheblich begrenzt.

Seit etwa 1985 (OSTERWALDER, 1985) wird zur operativen Therapie vornehmlich der pertrochantären Femurfraktur die sogenannte Dynamische Hüftschraube (DHS) in größerem Umfange eingesetzt. Das Prinzip dieser gleitenden Schraube wurde erstmals von SCHUMPELICK (1955) in Form eines Implantates realisiert und geht auf eine Weiterentwicklung der POHL'schen Laschenschraube zurück (SCHRÖDER, 1986).

Das zugrundeliegende biomechanische Prinzip ist die Elimination von Scherkräften am Bruchspalt durch eine intramedulläre Schienung der Fraktur (FRIEDL, 1987) bei gleichzeitiger Umleitung der Kräfte auf eine rein axiale Belastung des Bruchspaltes. Damit entspricht das Wirkprinzip der DHS weitgehend dem des Marknagels.

Material und Methode

An insgesamt 48 Patienten von über 60 Jahren, die in den Jahren 1986 bis 1991 an unserer Klinik eine DHS erhalten hatten, wurde die Eignung der Osteosynthese bezüglich der besonderen Situation des alten und multimorbiden Patienten analysiert.

Es wurden perioperative Besonderheiten, wie Frakturtyp, die Zeit zwischen Fraktur und Operation, die Krankenhausverweildauer, intraoperative Besonderheiten wie OP-Dauer, Blutverlust, Anästhesiekomplikationen, Transfusionen sowie das postoperative outcome der Patienten in der stationären und poststationären Phase ausgewertet. Besonderes Augenmerk wurde auf die postoperative Teilentlastung der operierten Extremität gerichtet.

Außerdem wurde der Zustand der Patienten zum Zeitpunkt des vorläufigen Behandlungsabschlusses ca. 3 Monate postoperativ und zum Nachuntersuchungszeitpunkt (im Mittel 2,6 Jahre postoperativ) erfaßt.

Ergebnisse

Unter den 48 Patienten befanden sich 34 Frauen und 14 Männer. Somit betrug der Frauenanteil 71%.

Bei den Frakturen handelte es sich in 5 Fällen (10%), die mit einer DHS behandelt wurden, um mediale Schenkelhalsfrakturen. Dies waren vor allem Patienten, die einen alloarthroplastischen Gelenkersatz ablehnten. In 7 Fällen (14%) bestanden laterale Schenkelhalsfrakturen, in 29 Fällen (60%) pertrochantäre Femurfrakturen ohne und in 5 Fällen (10%) pertrochantäre Femurfrakturen mit Dislokation des Trochanter minors. In je einem Falle (2%) fand sich eine subtrochantäre Fraktur sowie eine pertrochantäre Fraktur mit gleichzeitiger Femurschaftfraktur. Mit 52% war die rechte Seite nicht signifikant häufiger betroffen als die linke.

Als Frakturursache war in 94% ein adäquates Trauma zu eruieren und in 3 Fällen lag ein Ermüdungsbruch vor.

Das mittlere Operationsalter betrug 78 Jahre (60-95). In Tabelle 1 sind die wichtigsten Begleiterkrankungen zusammengefaßt.

Tab. 1

Morbidität	
Osteoporose	38
Herzinsuffizienz	23
Komp. Niereninsuffizienz	6
Koronare Herzkrankheit	14
Leberzirrhose	2
Cerebrale Perfusionsstörungen	5
Maligner Tumor	3

In 5 Fällen (10%) wurde eine 2-Loch-135° DHS, in 2 Fällen (4%) eine 12-Loch-135° DHS und in 41 Fällen (86%) eine 4-Loch-135° DHS eingesetzt.

Bei der Operation trat ein medianer Blutverlust von 600 ml auf, es wurden im Mittel 1,3 Konserven transfundiert. Die größten Blutverluste bis 2200 ml traten bei Patienten auf, die bereits an der Hüfte voroperiert worden waren oder an einer hepatogenen hämorrhagischen Diathese litten.

Die mediane OP-Dauer betrug 72 Minuten. Bei einer Korrelationsanalyse fand sich eine hochsignifikante Korrelation von Op-Dauer und Blutverlust mit einem Korrelationskoeffizienten von 0,75 und einer Irrtumswahrscheinlichkeit von $p = 0.0001$.

Ebenfalls hoch korreliert waren OP-Dauer und Anzahl der transfundierten Konserven (Korr.-Koeff.: 0,66, $p = 0,0001$). Schwach korrelierten die Operationsdauer mit der postoperativen Krankenhausverweildauer (Korr.-Koeff.: 0,45, $p = 0.006$). Die Krankenhausverweildauer betrug im Mittel 25 Tage.

Die dokumentierte Dauer der postoperativen Teilentlastung der operierten Extremität betrug im Mittel 5,1 Wochen mit einer Standardabweichung von 3.1 Wochen.

Intraoperativ kam es in zwei Fällen zu einem Blutdruckabfall, der jedoch medikamentös und ohne Folgen für den Patienten beherrscht werden konnte. Weitere anästhesistische Komplikationen traten nicht auf.

In 4 Fällen (8%) versagte die Osteosynthese in der postoperativen Phase unter Entwicklung einer Pseudarthrose oder bei Dislokation der DHS, so daß eine Totalendoprothese implantiert werden mußte. Thrombosen traten nur in einem Falle auf, Lungenembolien wurden in der Stichprobe nicht beobachtet.

In keinem Fall kam es zum Bruch der DHS oder zur Wundinfektion in der Nachbeobachtungszeit. Weitere postoperative Komplikationen sind in Tabelle 2 aufgeführt.

Tab. 2: Komplikationen des stationären Verlaufes nach DHS-Osteosynthese (komplikationslos = 36 Fälle)

Komplikationen	
Dislokation der DHS	3
Pneumonie	1
Radiusfraktur nach Sturz	1
Humerusfraktur nach Sturz	1
Transitorisch ischämische Attacke	1
Obere gastrointestinale Blutung	1
Pulmonale Dekompensation	1
Ulcus ventriculi	1
Postoperative Trochanterdislokation	1
Phlebothrombose	1

Nach der Entlassung der Patienten aus der stationären Behandlung wurde von 72% der Patienten die Möglichkeit der Anschlußheilbehandlung in einer Rehabilitationsklinik wahrgenommen.

Zum Zeitpunkt der Nachuntersuchung waren bereits 4 Patienten zwischenzeitlich altersbedingt oder an einer malignen Grunderkrankung verstorben. Die Todesfälle standen mit der DHS-Operation nicht im Zusammenhang und traten 6 Monate bis 17 Monate nach der Operation auf.

Bei der klinischen und radiologischen Nachuntersuchung konnte eine Verkürzung des operierten Beines um median 3 mm nachgemessen werden (Radiologische Messung an Bezugspunkten). In drei Fällen waren Beinverkürzungen von mehr als 10 mm aufgetreten. Heterotope Ossifikationen waren in 64% der Fälle nicht nachweisbar, in 28% der Fälle bestanden erstgradige und in 8% zweitgradige heterotope Ossifikationen nach DeeLee (1976).

Im Mittel 2,6 Jahre nach der Operation bestanden bei den 44 überlebenden Patienten etwa zu 45% keine Schmerzen mehr an der operierten Hüfte. Ein Viertel klagte über gelegentliche leichte Schmerzen und bei 6 Patienten bestanden zum Teil heftige Schmerzen überwiegend belastungsabhängig. In 2 Fällen wurden deshalb Analgetika eingenommen.

54% der Patienten konnten ohne Gehhilfe gehen, 14% benutzten einen einfachen Gehstock und in 11% wurde ein Paar Unterarmgehstützen zur Hilfe genommen.

Insgesamt 3 Patienten waren gehunfähig und in 2 Fällen wurde ein Gehwagen zum Zwecke der Mobilisation benutzt. Die Gehstrecken betrugen in 26 Fällen (59%) wenigstens 1 km. Die Hüftgelenksbeugefähigkeit betrug in nur 4 Fällen weniger als 45°, in 45% der Fälle war sie besser als 90°.

Die Ursachen für die Gehbehinderung waren in den allermeisten Fällen nicht in der durchgeführten Osteosynthese mit der DHS zu sehen (Tabelle 3), sondern lagen häufiger an begleitenden Erkrankungen. Lediglich bei 4 Patienten war das Ergebnis wegen einer erheblichen Beinverkürzung oder einer Trochanterdislokation funktionell unbefriedigend.

Tab. 3: Operationsfremde Ursachen für eine Gehbehinderung zum Nachuntersuchungszeitpunkt

	Fälle
Allgemeinzustand	2
Coxarthrose	4
Cerebrale Insuffizienz	2
Blindheit	1
Tumor an der Hüfte	1
Gonarthrose	3

In 44 Fällen (92%) kam es zur Frakturheilung während in 4 Fällen (8%) die Osteosynthese versagte und eine Revisionsoperation mit alloarthroplastischem Gelenkersatz erforderlich wurde. Die Osteosynthese versagte in 2 Fällen bei einer medialen Schenkelhalsfraktur und in je einem Falle bei einer pertrochantären Femurfraktur und einer subtrochantären Femurfraktur (Tabelle 4).

Tab. 4: Zusammenfassung der Ergebnisse nach DHS-Implantationen

Versagen der Osteosynthese	4 (8 %)	8 % keine Frakturheilung
Ausriß der DHS aus osteoporotischem Hüftkopf	3 (6 %)	
Pseudarthrose, Hüftkopfnekrose	1 (2 %)	
Materialbruch an der DHS	0	
Funktionell schlechte Ergebnisse	7 (15 %)	92 % Frakturheilung
Funktionell gute Ergebnisse	37 (77 %)	

Diskussion

Das Versagen einer DHS äußerte sich in unserer Stichprobe zumeist im Ausbrechen der Schraube aus einem osteoporotischen Hüftkopf nach lateral. Wie zu erwarten, trat diese Komplikation signifikant häufiger bei medialen Schenkelhalsfrakturen auf, die auf Wunsch der betreffenden Patienten nach gelenkerhaltender Operation mit einer DHS therapiert worden waren (vgl. BLYME et al. 1990, SPERNER et al. 1989 und THOMAS 1991).

Im Vergleich zu anderen Arbeiten (BONNAIRE et al. 1992, ORTNER et al. 1989) konnte die Fähigkeit zur Frühmobilisation nach DHS-Implantation bestätigt werden. Zwar wurde den Patienten nach Aufzeichnungen in den Krankenakten empfohlen, im Mittel über 5,1 Wochen unter Verwendung von Gehhilfen das operierte Bein teilweise zu entlasten. Doch ist aus den Erfahrungen während des stationären Aufenthaltes eher anzunehmen, daß diese Teilentlastung nicht konsequent durchgeführt wurde. Über die tatsächliche Belastungssituation in der frühen postoperativen Phase lassen sich jedoch unmöglich verläßliche Aussagen gewinnen. Eine Mobilisation ohne primäre Teilentlastung ist unseres Erachtens jedoch nicht zu empfehlen.

Die Häufigkeit von operationsunabhängigen Ursachen für eine Gehbehinderung der Patienten in unserem Krankengut bei den 2,6 Jahres-Ergebnissen zeigt bei insgesamt 92% Frakturheilungen, daß dem Patienten durch den Einsatz der DHS meistens keine zusätzliche Limitierung der Lebensqualität entsteht. Lediglich in 15% der Fälle war eine Reduktion der Lebensqualität durch ein funktionell schlechtes Ergebnis gegeben. Da die Frakturen im höheren Alter neben der mitursächlichen Osteoporose nicht selten Ausdruck einer Gangunsicherheit im Rahmen einer cerebrovasculären oder cardialen Insuffizienz ist, erstaunt nicht, daß die Gehfähigkeit Jahre nach der Operation zum Teil erheblich reduziert ist. Zudem befanden sich die Patienten im Mittel bereits am Rande ihrer natürlichen Lebenserwartung.

Der intraoperative Blutverlust verbunden mit dem Transfusionsbedarf war für die meisten Patienten durchaus tolerabel, so daß keine ernsthaften perioperativen Komplikationen daraus entstanden.

Die in der Korrelationsanalyse ermittelte enge Korrelation zwischen Operationsdauer und Blutverlust unterstreicht die Forderung nach kurzen Operationszeiten und technisch ausgereiften reproduzierbaren Verfahren.

Im Vergleich mit anderen Osteosyntheseverfahren, die auf dem gleichen biomechanischen Prinzip beruhen, beispielsweise mit dem sogenannten Gamma-Nagel konnte von GUYER (1991 und 1992) gezeigt werden, daß die Belastung des Patienten durch Operationsdauer und perioperativen Blutverlust deutlich höher lagen.

Zusammenfassend läßt sich daher sagen, daß sich unter Beachtung der Indikationsgrenzen bezüglich des Frakturtyps das Verfahren der Osteosynthese mit der DHS beim alten Menschen als vorteilhaft erwiesen hat. Die besten Ergebnisse lassen sich bei der DHS mit pertrochantären Femurfrakturen mit nur einer medial austretenden Frakturlinie erzielen (A1.x und A3.1 nach AO-Klassifikation). Bedingt geeignet erscheinen Mehrfragmentfrakturen, subtrochantäre Frakturen und laterale Schenkelhalsfrakturen. Eine geringe Beinverkürzung ist obligate Begleiterscheinung dieses Osteosyntheseverfahrens und funktionell erst dann ungünstig, wenn sie einen Wert von mehr als 10 mm hat.

Literatur

(1) BLYME, P. J., IVERSEN, E., BURGAARD, P.: Subcapital fracture of the femoral neck following internal fixation with a dynamic hip screw. Acta. Orthop. Belg. 56 (2), 517-519, 1990

(2) BONNAIRE, F., GOTSCHIN, U., KUNER, E.H.: Früh- und Spätergebnisse nach 200 DHS-Osteosynthesen zur Versorgung pertrochanterer Femurfrakturen. Unfallchirurg. 95 (5), 246-253, 1992

(3) DEELEE, J., FERRARI, A., CHARNLEY, J.: Ectopic Bone Formation following Low Friction Arthroplasty of the Hip. Clin. Orthop. 121, 53-59, 1976

(4) FRIEDL, W., RUF, W.: Experimentelle Untersuchungen zur Wirksamkeit des Gleitprinzips der dynamischen Hüftschraubenosteosynthese und ihrer Wertigkeit bei der Versorgung instabiler petrochanterer Femurfrakturen. Chirurg. 58 (2), 106-112, 1987

(5) GUYER, P., LANDOLT, M., EBERLE, C., KELLER, H.: Der Gamma-Nagel als belastungsstabile Alternative zur DHS bei der instabilen proximalen Femurfraktur des alten Menschen. Helv. Chir. Acta. 58 (5), 697-703, 1992

(6) GUYER, P., LANDOLT, M., KELLER, H., EBERLE, C.: Der Gamma-Nagel bei per- und intertrochantären Femurfrakturen - Alternative oder Ergänzung zur DHS? Eine prospektive randomisierte Studie anhand von 100 Patienten mit per- und intertrochantären Femurfrakturen. Aktuel. Traumatol. 21 (6), 242-249, 1991

(7) ORTNER, F., WAGNER, M., TROJAN, E.: Operative Versorgung der pertrochanteren Frakturen mit der dynamischen Hüftschraube (DHS) der AO. Unfallchirurg. 92 (6), 274-281, 1989

(8) OSTERWALDER, A., DIETSCHI, C., MARTINOLI, S.: Erste Erfahrungen mit der dynamischen Hüftschraube (DHS) der AO. Z. Orthop. 123 (2), 193-200, 1985

(9) SCHRÖDER, D., KIEL, G., UNGEHEUER, E.: Die Pohlsche Laschenschraube zur operativen Behandlung der Schenkelhalsfraktur. Bewährtes Operationsprinzip oder überholtes Verfahren? Aktuel. Traumatol. 16 (2), 71-73, 1986

(10) SCHUMPELICK, W., JANTZEN, P.M.: A new principle in the operative treatment of trochanteric fractures of the femur. J. Bone Joint Surg. 37-A, 693, 1955

(11) SPERNER, G., WANITSCHEK, P., BENEDETTO, K.P., GLOTZER, W.: Verfahrensfehler und Frühkomplikationen bei der Osteosynthese pertrochanterer Oberschenkelfrakturen mit der dynamischen Hüftschraube. Unfallchirurg. 92 (12), 571-576, 1989

(12) THOMAS, A.P.: Dynamic hip screws that fail. Injury. 22 (1), 45-46, 1991

Komplikationen nach DHS-Osteosynthese
- Grenzen des Verfahrens und des Implantates -

B. Hillrichs • E. Fecht • V. Echtermeyer

Zusammenfassung
Die Zahl der Reoperationen läßt sich bei korrekter Indikationsstellung und subtiler Einhaltung der standardisierten OP-Technik noch weiter verringern, wenn die hier genannten Grundsätze berücksichtigt werden:
1. *Das A und O einer korrekten Osteosynthese ist die exakte Plazierung des Führungsdrahtes.*
2. *Bei inter- und subtrochantären Frakturen muß die Schraubeneintrittsstelle sicher außerhalb der Frakturzone liegen.*
3. *Absicherung eines Trochanter-major-Fragmentes durch eine Cerclage.*
4. *Bei potentieller Femurschaftmedialisierung sog. Trochanterabstützplatte.*
5. *Alternative Techniken müssen sicher beherrscht werden.*
6. *Kritische Indikationsstellung bei medialen Schenkelhalsfrakturen. Beachtung der noch ausstehenden Studienergebnisse.*

Die überzeugenden Vorteile gegenüber konkurrierenden Osteosyntheseverfahren wie der Winkelplattenosteosynthese und der Endernagelung (REGAZZONI et al. 1981, MOMMSEN et al. 1983, HERZOG et al. 1989, LÜDKE-HANDJERY et al. 1991) verhalfen der DHS zu einem raschen Durchbruch zur Versorgung pertrochantärer Frakturen. Diese Vorteile in Verbindung mit der einfachen und weitgehend standardisierten OP-Technik (REGAZZONI et al. 1982, EULER et al. 1990) führten aber auch dazu, daß die ursprüngliche Indikation pertrochantärer Fraktur ausgedehnt wurde auf die Versorgung von Schenkelhalsfrakturen (SIEBLER und KUNER 1986) und subtrochantärer Frakturen (KWASNY et al. 1991, VON FLÜE et al. 1987). Damit ergaben sich allerdings neue Komplikationsmöglichkeiten. So wurden die Grenzen des Verfahrens nicht nur erreicht, sondern oft auch überschritten.

Wir sehen nach 433 DHS-Osteosynthesen eine Infektion bei 13 Patienten, entsprechend 3%, darunter finden sich nur 4 tiefreichende Infektionen.

Die Rate der implantat- oder op-technisch bedingten Reoperationen beträgt 3%, infolge der Lernkurve in den letzten 2 Jahren allerdings nur noch unter 2% (Tabelle 1).

Tab. 1

	n	
Infekte		
oberflächlich	9	2 %
tief	4	1 %
Re-Operationen		
bei Fehllage		
Refraktur etc.	13	3 %
Kopfnekrose		
bei SH-Frakturen	4	8 %

Ähnliche Zahlen werden auch von anderen Autoren veröffentlicht (SIEBLER et al. 1987, MÜLLER u. FÄRBER 1988, BONNAIRE et al. 1992).

Übereinstimmend ist die häufigste zur Reoperation führende Komplikation die Schraubenperforation bzw. der Schraubenausbruch. Zu unterscheiden ist zwischen der schon intraoperativ auftretenden Schraubenperforation infolge der Fehllage des Führungsdrahtes und der mangelnden oder falsch interpretierten intraoperativen Durchleuchtung sowie dem Schraubenausbruch nach der Mobilisation bei suboptimaler Plazierung der Schraube im Schenkelhals. Derartige Komplikationen wären bei korrekter Plazierung des Führungsdrahtes vermeidbar! Nur in extrem seltenen Fällen ergibt sich eine Perforation der Schraube durch die Kopfcorticalis bei korrekter Lage des Implantates bei Patienten mit einer extremen Osteoporose, nachdem es zu einer starken Zusammensinterung im Frakturbereich und zur Erschöpfung des dynamischen Gleitweges des DHS-Systems gekommen ist.

Nach eingetretener Schraubenperforation infolge Fehllage des Implantates wurde bei uns mehrfach erfolgreich die Reosteosynthese erneut mit einer DHS durchgeführt, indem jetzt eine bewußt exzentrische Lage im bereits aufgebohrten Kopf-Hals-Fragment gewählt wurde und das alte Schraubenlager mit Spongiosa aufgefüllt wurde.

In unserer Klinik stellte die DHS über 4 Jahre das Standardimplantat zur kopferhaltenden Therapie der Schenkelhalsfrakturen dar, während jetzt zunehmend die Schraubenosteosynthese mit kanülierten 6,5er-Spongiosaschrauben zum Einsatz kommt. Wir selbst überblicken bei 49 durch DHS versorgten Schenkelhalsfrakturen 5 Fälle mit einer Femurkopfnekrose, wobei von einer höheren Dunkelziffer auszugehen ist. Ob die Rate der Femurkopfnekrosen bei der Versorgung mit der DHS (EULER et al. 1990, SCHMIDT et al. 1991) höher ist als nach der Schraubenosteosynthese, die eine solche Entwicklung naturgemäß auch nicht immer verhindern kann, ist Ziel einer laufenden Multi-Centerstudie.

Mit dem Ziel belastungsstabiler Versorgung wurde die DHS auch bei inter- und subtrochantären Frakturen und sog. Umkehrfrakturen eingesetzt. Hier taucht u.a., besonders bei ausgedehnten Frakturzonen, nach Belastung das Problem einer zunehmenden Medialisierung des Femurschaftes auf. Nachdem eine derartige Entwicklung bereits eingetreten war, behalfen wir uns in einem Falle, um der multimorbiden Patientin eine ausgedehnte Reoperation zu ersparen, mit der Anwendung einer sog. Antigleitplatte, indem eine die DHS-Platte nach kranial überragende breite DC-Platte aufgedoppelt wurde. In einem anderen Fall, wo sich bereits intraoperativ eine ähnliche Entwicklung abzeichnete, wurde primär eine 150°-DHS-Platte mit entsprechender stärkerer Valgisierung mit Aufdoppelung einer die diese Platte kranial überragenden 4,5er-T-Platte implantiert. Ähnliche Improvisationen, die mit dem Nachteil verbunden sind, daß die Dynamik des DHS-Systems blockiert wird, sobald die DHS-Schraube auf die aufgebrachte Platte aufläuft, werden demnächst überflüssig, da im Herbst d.J. ein entsprechend optimiertes Implantat der AO als sog. Trochanterabstützplatte zur Verfügung steht. Bei intertrochantären Frakturen ist zu beachten, daß häufig der Trochanter major ein isoliertes Fragment darstellt. Dann ist eine erfolgreiche Versorgung nur möglich, wenn die Schraubeneintrittsstelle sicher unterhalb der Frakturzone liegt und der Trochanter major durch eine zusätzliche Zuggurtung abgesichert wird.

Literatur

(1) BONNAIRE, F., GÖTSCHIN, K., KUNER, E.H.: Früh- und Spätergebnisse nach 200 DHS-Osteosynthesen zur Versorgung pertrochantärer Femurfrakturen. Unfallchir. 95, 246-253, 1992

(2) EULER, E., KRUEGER, P., SCHWEIBERER, L.: Die Behandlung hüftnaher Femurfrakturen mit der dynamischen Hüftschraube (DHS). Operat. Orthop. Traumatol. 2, 203-214, 1990

(3) VON FLÜE, M., SCHNYDER, S., BLAUE, CH.: Erfahrungen und Resultate nach DHS-Osteosynthesen mit erweiterter Indikationsstellung. Z. Unfallchir. Vers. med. Berufskr., Band 80, Heft 2, 141-143, 1987

(4) VON FLÜE, M., SCHNYDER, S., STAUBLI, A., HILDELL, J., HUBER, A., VOGT, B.: Erste Resultate nach Osteosynthese medialer Schenkelhalsfrakturen mit der dynamischen Hüftschraube (DHS). Helv. chir. Acta 54, 443-446, 1987

(5) HERZOG, T., SCHNEIDER, I., SCHMID, H., BECK, H.: Erfahrungen mit der Ender-Nagelung in 671 Fällen. Unfallchirurgie 17, 152-155, 1991

(6) MÜLLER, M.E., ALLGÖWER, M., SCHNEIDER, R., WILLENEGGER, H.: Manual der Osteosynthese. Springer, Berlin - Heidelberg - New York - London - Paris - Tokyo, 3. Auflage 1992

(7) MÜLLER-FÄRBER, J., WITTNER, B., REICHEL, R.: Spätergebnisse nach Versorgung pertrochanterer Femurfrakturen des alten Menschen mit der DHS. Unfallchirurg. 91, 341-350, 1988

(8) KWASNY, O., FUCHS, M.: Die dynamische Hüftschraube zur Versorgung von per- und subtrochantären Oberschenkelfrakturen. Unfallchirurgie 94, 430-435, 1991

(9) LÜDTKE-HANDJERY, A., MAU, C.: Hat die dynamische Hüftschraube zu recht die Ender-Nagelung in der Versorgung hüftgelenksnaher Femurfrakturen vom Typ A 1 - A 3 und B 2 verdrängt? Unfallchirurg. 94, 157-162, 1991

(10) MOMMSEN, U., SCHMIDT, K.-D., SCHUMPELICK, V., JUNGBLUTH, K.H.: Erfahrungen mit der Endernagelung und der dynamischen Kompressionsschraube der AO bei der Versorgung pertrochantärer Frakturen. Hefte Unfallheilkd. 165, 266-268, 1983

(11) REGAZZONI, P., JAEGER, G., OP DEN WINKEL, R., ISAY, M., ALLGÖWER, M.: Ein Vergleich verschiedener Implantate bei pertrochantären Femurfrakturen. Helv. chir. Acta 48, 677-679, 1981

(12) REGAZZONI, P., HARDER, F.: Die dynamische Hüftschraube. Operationstechnik, klinische Anwendung und Resultate. Chirurg. Praxis 34, 677-679, 1982

(13) SCHMIDT, J., REICHOLD, H.-H., KAMMERER, V.: Die dynamische Hüftschraube bei der medialen Schenkelhalsfraktur. Akt. Traumatol. 21, 234-236, 1991

(14) SIEBLER, G., KUNER, E.H.: Erste Erfahrungen mit der DHS bei der Osteosynthese medialer Schenkelhalsfrakturen. Unfallchirurgie 12, 312-315, 1986

(15) SIEBLER, G., BONNAIRE, F., KUNER, E.H.: Intraoperative und frühe postoperative Komplikationen bei der Osteosynthese pertrochantärer Femurfrakturen mit d. DHS. Unfallchirurg. 90, 407-411, 1987

Die operative Versorgung hüftgelenksnaher Frakturen mit dem Teleskoplaschennagel

W. Knarse • K. Kallmann • W. Hamacher

Zusammenfassung
Für die Versorgung hüftgelenksnaher Femurfrakturen werden beim Einsatz von Winkellaschen statt der Laschenschrauben nach POHL Teleskoplaschennägel verwendet, deren Stirnflächen nur 38% der Schraubenflächen ausmachen.
Das Verfahren wird im Verlaufe von 10 Monaten bei 27 Frakturen älterer Patienten erprobt und weiter empfohlen. Es bietet an Vorteilen: Weniger Instrumente, komplette Montage von Lasche und Nagel, Schonung der Spongiosa und rotationsstabile Verankerung.

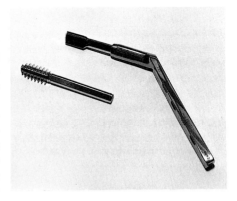

Abb. 1: Vergleichende Darstellung des Schrauben- und Nagelprofils.

Für die operative Behandlung hüftgelenksnaher Frakturen ist das Prinzip der nicht sperrenden Laschenverschraubung nach POHL, in verschiedenen Variationen der Implantate, mit weiter Verbreitung zur Anwendung gekommen. Das Implantat-System sichert die Reposition der hüftgelenksnahen, in der Mehrzahl pertrochantären Femurfrakturen. Dominierendes Prinzip ist der Kompressionseffekt auf die Fraktur unter Körperlast und Muskelzug durch die Gleitmöglichkeit in der Lasche. PÖTHE hat eine Systemerweiterung vorgenommen, indem er die Schraube durch einen Nagel mit sternförmigen Dreilamellenkopfprofil ersetzt hat. Dies führte zu einer Änderung in der Anwendungstechnik (Abb. 1).
Wir berichten über 27 Operationen mit dem Teleskoplaschennagel im Zeitraum vom 1. 7. 1992 bis 30. 4. 1993. Behandelt wurden 22 Frauen (Durchschnittsalter 77,2 Jahre; Minimum 61 Jahre, Maximum 95 Jahre) und 5 Männer (Durchschnittsalter 59,2 Jahre; Minimum 44 Jahre, Maximum 74 Jahre). Beim Frakturtyp handelte es sich um 22 pertrochantäre Frakturen (Typ A_1 und A_2 der AO-Klassifikation) und 5 laterale Schenkelhalsfrakturen (Typ $B_{2.1}$), 14 Frakturen waren rechts und 13 links lokalisiert. Die Wahl der Implantate hinsichtlich Laschenwinkel und Nagellänge richtete sich nach Repositionsergebnis. Anzahlmäßig wurden Laschen mit den Winkelgrößen (10 x 135°; 6 x 140°; 9 x 145°; 2 x 150°) und Nägel mit den Längen (1 x 80mm; 5 x 85mm; 9 x 95mm; 3 x 100mm; 5 x 110mm) eingesetzt. Auffällig war, daß alle 110mm Nägel bei den Männern eingesetzt wurden.
Die Operation wird auf einem Extensionstisch durchgeführt. Das verletzte Bein

geschlossen, mit einer Abduktion von 10-15° und Innenrotation bis zur Horizontalstellung der Kniescheibe bei maximaler Abduktion des kontralateralen Beines, reponiert. Das Ziel ist die anatomische Reposition bzw. Valgisierung der Fraktur. Über einen lateralen Zugang zum Femur gleicht der Operationsablauf und Instrumenteneinsatz, einschließlich der Aufbohrung mit dem Dreistufenbohrer, dem Schraubensystem. Wir fordern für die Lage des Zieldrahtes, und damit auch des Implantates in der ap-Ebene, eine Position nahe des Adam'schen Bogens und in der axialen Ebene zentral im Schenkelhals, so daß die Nagelspitze caudal des Femurkopfzentrums an der Kreuzungsstelle der Zug- und Drucktrabekel liegt. Das Einbringen des Implantates erfolgt jedoch im Gegensatz zum Schraubensystem komplett, d.h. der Nagel steckt in der Lasche. Lasche und Nagel werden zusammen eingebracht und exakt axial am Femur ausgerichtet. Dies ist ein besonderer Vorteil beim Einsatz von langen Laschen mit mehr als 4 Schraubenlöchern. Die Lasche wird vor dem Einschlagen bzw. 'Ausfahren' des Nagels in den Schenkelhals mit einer Plattenhaltezange oder einer Kortikalisschraube am Femur fixiert. Der Nagel wird anschließend schonend und mit sicherer Führung durch die Lasche in den Schenkelhals vorgetrieben.

Implantatlage im Schenkelhals

- ap: Nahe des Adam'schen Bogens
- axial: Zentral im Schenkelhals
- Nagelspitze caudal
  des Femurkopfzentrums

Abb. 2: Implantatlage im Schenkelhals.

Das Implantat-Design des Nagels hat im Vergleich zur Schraube eine deutlich geringere Stirnfläche (Stirnfläche der Schraube 122 mm^2 = 100% gegenüber 46 mm^2 = 38% des Nagels). Nach unserer Meinung wird durch das schonende Einschlagen und der deutlich geringeren Stirnfläche des Nagels weniger Knochensubstanz zerstört. Ein Vorteil bei vielen Patienten im Senium, die häufig eine fortgeschrittene Osteoporose haben. Das sternförmige Profil des Nagels gewährleistet eine torsionsstabile Führung des proximalen Fragmentes.

Vorteile des Teleskoplaschennagels

- Weniger Instrumente
- Komplette Montage (Lasche mit Nagel)
- Sichere axiale Ausrichtung der Lasche am Femur
- Rotationsstabile Verankerung
- Kleinerer Flächenquerschnitt (Spongiosaerhalt)
- Schonende Nagelplazierung

Abb. 3: Vorteile des Teleskoplaschennagels.

Unsere bisherigen Erfahrungen über den relativ kurzen Behandlungszeitraum mit dem Teleskoplaschennagel haben zu einer positiven Bewertung geführt, die den weiteren Einsatz rechtfertigen. Die Vorteile des Systems ergeben sich durch die Vereinfachung in der Anwendung mit weniger Instrumenten, kompletter Montage von Lasche und Nagel, Schonung der Spongiosa bei kleinerer Stirnfläche gegenüber der Schraube, sicher geführtem Nageleinschlag in das proximale Fragment, exakter axialer Plazierung der Lasche am Femur und rotationsstabiler Verankerung. Die Vorteile der dynamischen interfragmentären Kompression durch die Körperlast und den Muskeltonus bleiben erhalten.

Biomechanische Untersuchungen zur Gamma-Nagel-Osteosynthese bei per- und subtrochantären Femurosteotomien

W. Friedl • U. Göhring

Zusammenfassung

Per- und subtrochantären Femurfrakturen sind typische Verletzungen des hohen Lebensalters, die eine primär belastungsstabile Versorgung erfordern. Da es sich hierbei um sehr häufige Verletzungen handelt, ist möglichst ein universell einsetzbares Osteosyntheseverfahren anzustreben. Der Gammanagel besitzt als Verriegelungsnagel entscheidende biomechanische Vorteile. In einem Wechseldruckbelastungsversuch und statischem Maximalbelastungsversuch bei insgesamt 44 Femora von über 60 Jahre alten Verstorbenen wurde die Belastbarkeit der Gammanagelosteosynthese bei instabilen per- und subtrochantären Femurosteotomien und Kontrollfemora untersucht. Die Belastbarkeit bei A_2 Osteotomien mit komplettem medialen Defekt betrug 5672 ± 726N, bei A_3 Osteotomien 5280 ± 2224N, bei subtrochantären reversen Osteotomien 6461 ± 793N und bei den nicht osteotomierten Kontrollfemora 7271 ± 1941N. Nur bei den A_3 Osteotomien kam es in 2 der 8 Femora zu einer Wechseldruckbelastungsinstabilität bei 3000N. Daher erscheint die Gammanagelung als universell einsetzbares Osteosyntheseverfahren bei per- und subtrochantären Femurfrakturen geeignet.

Bisherige experimentelle Untersuchungen bei per- und subtrochantären Femurosteotomien unter physiologischen Wechseldruckbelastungsbedingungen, entsprechend der vollen Schrittbelastung, und Untersuchungen unter statischer Maximalbelastung haben gezeigt, daß eine sichere primärbelastungsstabile Versorgung immer möglich ist. Dazu ist jedoch ein differenziertes Therapiekonzept unter Einsatz anspruchsvoller Operationstechniken notwendig. So ist bei A_2 pertrochantären Osteotomien mit großem medialen Corticalisdefekt eine Valgisationsosteotomie mit Wiederherstellung des medialen Kraftflusses und 150°-DHS Osteosynthese und bei A_3 pertrochantären und bei reversen subtrochantären Osteotomien eine Doppelplattenverbundosteosynthese erforderlich (1). Da per- und subtrochantäre Verletzungen häufige Verletzungen des hohen Lebensalters darstellen, ist nicht nur eine primär belastungsstabile Versorgung dieser Verletzungen, sondern auch eine technisch möglichst einfache und universell einsetzbare Osteosyntheseform anzustreben.

Material und Methode

Der Gamma-Nagel weist aus biomechanischen Gründen eine Reihe von Vorteilen auf:

- intramedulläre Lage mit vermindertem Biegemoment;
- Laschengleitprinzip mit dynamischer Einstauchbarkeit pertrochantärer Frakturen;
- Längen- und Rotationsstabilität durch die distale Verriegelung.

Der Gamma-Nagel ist deshalb im Gegensatz zu sonstigen Implantaten zur Versorgung per- und subtrochantärer Femurfrakturen nicht von der medialen knöchernen Kraftübertragung abhängig. Je 8 Femora, von über 60jährigen Verstorbenen, wurden

zufallsmäßig folgenden Osteotomiegruppen zugeteilt:
- A₂ pertrochantären Osteotomien mit komplettem medialen Corticalisdefekt;
- A₃ reverse pertrochantäre Osteotomien und
- subtrochantäre reverse Osteotomien.

2 weitere Femora wurden nach einfachen A₁ pertrochantären Osteotomien mit einer Gamma-Nagel-Osteosynthese versorgt.

Weitere 16 nicht osteotomierte Femora von Spendern der gleichen Altersgruppe dienten als Kontrolle, so daß insgesamt 42 Femora getestet wurden. Die Femora wurden einem dynamischen Wechseldruckbelastungsversuch von bis zu 3000N und 4000 Cyclen, und falls dabei keine Instabilität auftrat, einem Maximalbelastbarkeitsversuch unterzogen. Die Prüfungen erfolgten mit einer hydraulisch gesteuerten Materialprüfungsmaschine, Modell Testatron. Die Krafteinleitung erfolgte in einem Winkel von 25° zur Femurschaftachse (16° Pauwels Resultante + 9° Adduktionsstellung des Femurschaftes) (4). Als Zielgrößen wurden erfaßt und bewertet:
- das Auftreten von Instabilitäten unter physiologischen Wechseldruckbelastungsbedingungen;
- die maximale Belastbarkeit;
- gesamte und plastische Verformung.

Ergebnisse

Die durchschnittliche Belastbarkeit der nicht osteotomierten Kontrollfemora betrug 7271 ± 1941N. In keinem Fall kam es zu einer Instabilität unter Wechseldruckbelastung. Bei einfachen pertrochantären Osteotomien wurde eine sehr hohe Belastbarkeit von 9.400 ± 800N festgestellt. Sie war der anderer Osteosyntheseformen überlegen (Abb. 1). Deshalb wurde auf eine weitere Testung in dieser Osteotomiegruppe verzichtet.

Bei A2 pertrochantären Osteotomien betrug die durchschnittliche maximale Belastbarkeit 5672 ± 726N. In keinem Fall kam es zu einer Instabilität unter physiologischer Wechseldruckbelastung (Abb. 2).

Die Belastbarkeit war nicht signifikant vermindert im Vergleich zu der Kontrollgruppe und der 150°-Valgisations-DHS-Osteosynthese. Die relativ hohe Belastbarkeit der Doppel T Winkelplatte (Teubnerplatte) mit starrer Klingen-Platten-Verbindung ist auf das hohe Wiederstandsmoment dieses Implantates zurückzuführen. Die starre Klingen-Platten-Verbindung führt jedoch regelmäßig zu einer Perforation des Femurkopfes, was einen klinischen Einsatz dieses Implantates bei dieser Frakturform verbietet.

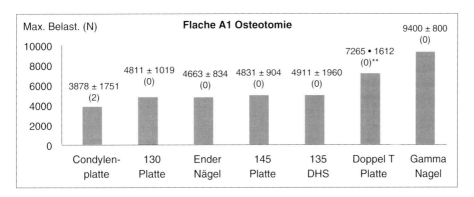

Abb. 1: Maximale Belastbarkeit verschiedener Implantate bei A₁ pertrochantären Osteotomien.

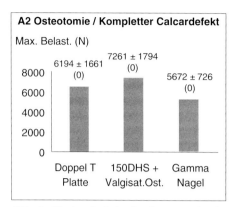

Abb. 2: *Maximale Belastbarkeit verschiedener Implantate bei A_2 pertrochantären Osteotomien mit komplettem Kakardefekt.*

Bei pertrochantären reversen Osteotomien (A_3) betrug die durchschnittliche Belastung 5.280 ± 2224N.

Sie war somit ebenfalls deutlich über der physiologischen Belastung, die bei diesen Frakturformen mit bis zu 3000N angenommen werden muß.

Es kam jedoch bei 2 der 8 getesteten Femora zu einer Instabilität bei 3000N Wechseldruckbelastung (Abb. 3).

Bei subtrochantären reversen Osteotomien betrug die durchschnittliche maximale Belastbarkeit 6.461 ± 793N.

In keinem Fall trat eine Instabilität unter physiologischer Wechseldruckbelastung auf (Abb. 4).

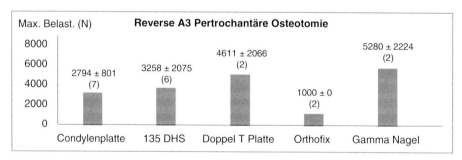

Abb. 3: *Maximale Belastbarkeit verschiedener Implantate bei A_3 reversen pertrochantären Osteotomien.*

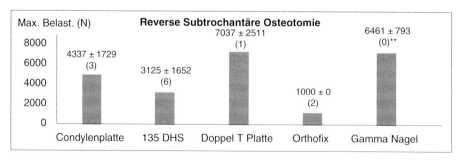

Abb. 4: *Maximale Belastbarkeit verschiedener Implantate bei reversen subtrochantären Osteotomien.*

Diskussion

Aus zahlreichen Untersuchungen ist bekannt, daß die statischen Belastbarkeitswerte einer Osteosynthese nicht der physiologischen Situation entsprechen - sie liegen wesentlich höher -, und daß die Belastungsrichtung eine entscheidende Bedeutung für die Höhe der Belastbarkeit besitzt (2). Der durchgeführte Wechseldruckbelastungsversuch entspricht deshalb der postoperativen Situation des alten Menschen mit voller Belastung, jedoch nur geringen Flexionsbewegungen im Hüftgelenk. Aus Untersuchungen von KREUSCH-BRINKER (3) ist bekannt, daß bei einer sehr hohen Zahl von Wechseldruckbelastungen ein Implantatversagen bei sehr viel niedrigeren Belastbarkeitswerten auftritt. Da die durchschnittliche Schrittzahl dieser Patienten pro Tag um 100 anzunehmen ist, ist bereits nach etwa 4000 Lastwechseln eine wesentliche Knochenheilung und somit Kraftübertragung zu erwarten. Wir glauben daher, daß diese Belastbarkeitsergebnisse der klinischen Situation sehr nahe kommen und können daher die Gammanagel-Osteosynthese als universelles Implantat zur Versorgung per- und subtrochantärer Frakturen empfehlen. Aufgrund der vorliegenden Ergebnisse kann nur bei A_3 reversen pertrochantären Frakturen eine Instabilitätsgefahr bestehen. Wir haben dies jedoch in unserer klinischen Serie von rund 300 Gammanagelosteosynthesen von 1989-1993 nicht feststellen können.

Literatur

(1) FRIEDL, W.: Significance of Osteotomy and Implant Characteristics in Per- and Subtrochanteric Osteotomies in Surgical Forum Vol. XLI, 539-543, 1990

(2) FRIEDL, W., RUF, W.: Experimentelle Untersuchungen zur Wirksamkeit des Gleitprinzips der dynamischen Hüftschraubenosteosynthese bei der Versorgung instabiler pertrochanterer Femurfrakturen. Chirurg 58, 106-112, 1987

(3) KREUSCH-BRINKER, R.: Vergleichende biomechanische und klinische Untersuchungen zur Dauerschwingfestigkeit trochanterer Femurosteosteosynthesen. Habilitationsschrift FU, Berlin (1992)

(4) PAUWELS, F.: Atlas zur Biomechanik der gesunden und kranken Hüfte. Springer Verlag, Berlin, Heidelberg, New York, 1973

Erfahrungen mit dem Gamma-Nagel

L. Schroeder • R. Müller

Zusammenfassung
Frakturen des proximalen Femurs, die häufig bei sehr alten Patienten auftreten, werden bei geringen Komplikationen mit Gamma-Nägeln versorgt. Es wird über 277 Operationen berichtet, die bis auf 4 Ausnahmen geschlossen reponiert wurden. Der Gamma-Nagel ermöglicht auch bei Trümmerfrakturen, ausgeprägten Osteoporosen oder pathologischen Frakturen die sofortige Vollbelastung.

Frakturen des proximalen Femurs treten gehäuft bei alten, multimorbiden Patienten auf; der Altersgipfel im eigenen Patientengut liegt zwischen dem 80. und 84. Lebensjahr, 78% der 277 mit einem Gamma-Nagel versorgten Patienten sind über 70 Jahre alt. Es handelt sich um 52 mediale Schenkelhalsfrakturen, 17 laterale Schenkelhalsfrakturen, 114 pertrochantäre Oberschenkelfrakturen sowie 94 sub- und pertrochantäre Frakturen.
Die Krankenhausletalität beträgt bei den 277 versorgten Patienten 8,5%, an Komplikationen sind 4 Hüftschraubenausbrüche bei medialen Schenkelhalsfrakturen infolge Kopfnekrosen sowie 3 Hüftschraubenausbrüche bei Schraubenfehllage zu nennen. Die sofortige Vollbelastung erfolgt auch bei Trümmerfrakturen, ausgeprägter Osteoporose oder pathologischen Frakturen.
Der Operationserfolg ist maßgeblich von einer genauen Reposition abhängig, die fast immer geschlossen auf dem Extensionstisch möglich ist. Lediglich viermal war eine offene Reposition erforderlich. Auf eine exakte Positionierung der Nageleintrittsstelle am Trochanter major ist unbedingt zu achten, da es bei einem falschen Zugang zu Fissuren oder Sprengungen im Bereich des Trochanter major kommen kann. Die Markhöhle muß mindestens 2mm größer aufgebohrt werden als der gewählte Gamma-Nagel, wir verwenden fast nur noch 12mm Nägel, es ist nicht erforderlich, daß der Nagel im Markraum bün-

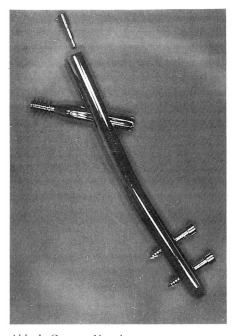

Abb. 1: Gamma-Nagel.

dig liegt. Die Schenkelhalsschraube soll zentral oder besser in der Nähe des Adam´schen Bogens liegen; mit den neuen Verriegelungsbolzen ist das Problem der distalen Verriegelung nahezu gelöst, bei Fehlbohrungen sollten weitere Versuche unterlassen werden, da sonst die Gefahr von Sollbruchstellen besteht.

Die Vorteile der Gamma-Nagel-Osteosynthese bei Frakturen des proximalen Femurs bestehen in der sofort möglichen Vollbelastung, weiterhin im gedeckten Operationsverfahren, so daß das Infektionsrisiko äußerst gering ist.

Auch die zunehmend auftretenden osteoporotischen instabilen Trümmerfrakturen des proximalen Femurs können bei entsprechender Operationstechnik in idealer Weise mit dem Gamma-Nagel versorgt werden.

Die osteosynthetische Versorgung per- und subtrochantärer Oberschenkelfrakturen mit dem Gamma-Verriegelungsnagel

H. von Hollerbuhl • N. Gütte • K. Henkert

Zusammenfassung

Die osteosynthetische Versorgung proximaler Oberschenkelfrakturen mit dem Gamma-Verriegelungsnagel erlaubt die frühzeitige Mobilisierung der vorwiegend älteren Patienten durch Erreichen der Belastungsstabilität in über 90% der Fälle.

Besonders bei instabilen Frakturen der Typen 31 A 2 und 31 A 3 nach AO-Klassifikation hat sich uns die Methode bewährt. Sie gestattet bei geringer Traumatisierung des Weichteilmantels ein gutes Remodelling der Fragmente.

Bei Notwendigkeit eines Verfahrenswechsels nach fehlgeschlagener Osteosynthese mittels anderer Verfahren kann der Gammanagel in seinen Versionen eine günstige Alternative bieten. Das Procedere inklusive des instrument-technischen Designs erlaubt ein weitgehend standardisierbares Vorgehen und damit auch eine kurze Lernkurve des Operateurs. Damit sei zugleich auf ein methodenimmanentes Problem hingewiesen: Fehler ereignen sich dann, wenn man den Gammanagel in seiner guten Handhabbarkeit als anspruchsloses Osteosyntheseverfahren ansieht und verkennt.

Das Funktionsprinzip des Gamma-Verriegelungsnagels fußt auf systematischen Weiterentwicklungen des von KÜNTSCHER inaugurierten Y-Nagels (10, 11). Er kombiniert damit das Prinzip der inneren Schienung durch einen Marknagel (5, 6) und einen speziell gestalteten Kraftträger im Schenkelhals zu einer verwindungs- und rotationsstabilen, aber gleichzeitig dynamischen Osteosynthese. Damit ist eine frühzeitige volle Belastung des betroffenen Beines in über 90% der Fälle möglich.

Die bei der Mehrzahl der Patienten vorliegenden pertrochantären Frakturen werden mit dem Standardmodell von 200 mm Länge unter Variation des Nagelkalibers, des Neigungswinkels der Schenkelhalsgleitschraube sowie deren Länge entsprechend individueller Gegebenheiten versorgt (2).

Bei der Osteosynthese subtrochantärer Frakturen sowie instabiler Frakturen kommen lange und überlange Ausführungen von 280 bzw. 320 mm Länge zur Anwendung. Diese verlängerten Modelle realisieren besser die allmähliche Überleitung der Belastung auf den Femurschaft, die besonders hoch ist bei instabilen Frakturen und auch bei uns in einem Fall zum Nagelausbruch bei Verwendung des relativ zu kurzen Standardmodells bei der Versorgung einer subtrochantären Fraktur geführt hat (2).

Darüber hinaus besteht die Möglichkeit der geordneten Anfertigung individuell gestalteter Nägel durch den Hersteller.

Operationstechnik

Operatives Vorgehen und Zugangswege sind hinreichend bekannt und sollen daher hier keine gesonderte Erwähnung finden. Wir bevorzugen den Einsatz von 2 Röntgenbildwandlern zur Erzielung einer zügigen und anatomiegerechten geschlossenen Reposition sowie einer sicheren und raschen Orientierung im Operationsverlauf ohne Positionswechsel der Röntgentechnik. Abweichend vom üblichen Konzept kann sich bei subtrochantären Frakturen mit ventral in die Oberschenkelmuskulatur eingespießtem proximalen Fragment die offene Reposition erforderlich machen (4, 7, 8). Hier wird die sonst 5-6 cm lange Inzision einige Zentimeter nach distal verlängert und das proximale Fragment zum Einbringen eines dünnen Marknagels aufgebohrt, welcher in bekannter Weise als Hebel zur Reposition benutzt wird.

Aus unserer Erfahrung heraus plazieren wir den Gewindedraht im Schenkelhals und damit die nach dem Aufbohren folgende Gleitschraube eher dem Adams'schen Bogen anliegend als zentral im Schenkelhals, um hierdurch möglichst viel tragende Spongiosa cranial des Schraubenkopfes als Schutz gegen dessen Durchwandern zu erhalten. Auch sollte der Kopf der Schraube weit in den Femurkopf hineinreichen, um die Hebelkräfte auf den Femurhals zu reduzieren.

Eine anatomiegerechte Reposition von Trochanter major und minor ist wünschenswert, bei achsengerechter Reposition der Fraktur aber keine unerläßliche Voraussetzung für eine Konsolidierung und sollte daher zur Schonung der Weichteile nicht erzwungen werden.

Ergebnisse

Vom 01.04.1990 bis 31.12.1992 wurden in unserer Klinik 122 Patienten mit Frakturen des proximalen Femurendes behandelt. In 11 Fällen davon erfolgte die Therapie konservativ. 111 Patienten wurden einer operativen Versorgung zugeführt. Als ausschließliches Osteosyntheseverfahren kam der Gamma-Nagel zum Einsatz.

Die operierten Patienten wiesen in 95 Fällen pertrochantäre Oberschenkelfrakturen, 3 laterale Schenkelhalsfrakturen, 9 subtrochantäre Oberschenkelfrakturen, 2 Oberschenkelschaftfrakturen mit primär im

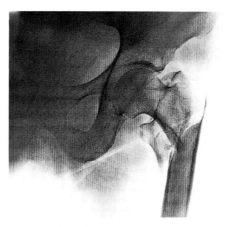

Abb. 1: 59jährige Patientin mit einer pertrochantären Oberschenkelfraktur links 31 A 2 nach AO-Klassifikation.

Röntgenbild nicht dargestellter bzw. sekundär im Verlauf entwickelter pertrochantärer Fraktur und einmal eine simultane pertrochantäre und Oberschenkelschaftfraktur auf. Bei einer auswärts mittels Leziusnagels versorgten pertrochantären Fraktur wurde nach Dislokation des Leziusnagels eine stabile Osteosynthese durch Verfahrenswechsel und Implantation eines langen Gammanagels erzielt.

Von den operierten Patienten waren 33 männlichen und 78 weiblichen Geschlechts. Das Durchschnittsalter betrug insgesamt 69,06 Jahre. Der jüngste Patient war 21 Jahre, die älteste Patientin 96 Jahre alt.

Pro Patient wurden präoperativ durchschnittlich 1-2 Begleiterkrankungen diagnostiziert.

Folgende Komplikationen wurden beobachtet: Auswandern der Schenkelhalsgleitschraube bei 5 Patienten (1 Pat. Behandlung mit 3 Wochen Bettruhe und anschließende Mobilisierung ohne Belastung; 1 Pat. Wechsel des Gammanagels gegen ein Modell mit niedrigerem SH-Winkel; 1 Pat. Entfernung des Gammanagels und Versorgung mit 3 Lochschrauben; 1 Pat. Materialentfer-

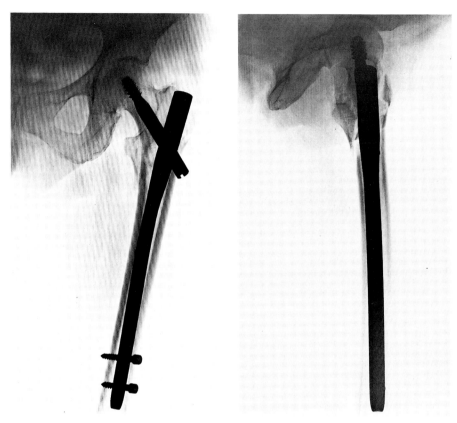

Abb. 2a Abb. 2b
Abb. 2a und b: Versorgung der in Abb. 1 dargestellten Fraktur mit einem langen Gamma-Nagel (280 mm Länge).

nung nach Konsolidierung der Fraktur unter Bettruhe; 1 Pat., die bereits vor der Operation bettlägerig war, verstarb). Ein Ausbruch des Nagels aus dem Femurschaft ereignete sich einmal bei einer subtrochantären Fraktur in beschriebener Weise und mußte durch Implantation einer 95-Grad-Winkelplatte und Anlage eines hüftgelenksüberschreitenden Fixateur externe behandelt werden.

Insgesamt hatten wir 3 Todesfälle zu verzeichnen (1 von 7 Patienten mit Pneumonie, 1 von 3 Patienten mit cerebro-vaskulärem Insult, 1 Pat. mit Herzinsuffizienz), Gesamtletalität 2,7%.

Dekubitalulzera, vornehmlich an der Ferse lokalisiert, traten bei 11 Patienten auf. In einem Fall kam es zu einem Hämatom im OP-Gebiet, welches revidiert werden mußte.

Wir danken dem Institut für Röntgendiagnostik (Amt. Direktor Prof. Dr. W. Reisinger) für die Anfertigung und Überlassung der abgebildeten Röntgenaufnahmen.

Literatur

(1) KÜNTSCHER, G.: Praxis der Marknagelung. Saenger-Verlag, Berlin, 1962
(2) FRIEß, P., RÄDER, L.: Der Gammanagel. Indikation, Technik und Frühergebnisse. Zent. bl. Chir. 117, 132-138, 1992
(3) ASCHE, G.: Universalosteosynthese für trochantäre Frakturen - Erste Erfahrungen mit dem Gammanagel. Vortrag auf dem internationalen Hüftfrakturen-Kongreß, Amsterdam, 1989
(4) GROSSE, A.: Vortrag auf dem Verriegelungsnagel-Symposium und Workshop der AIOD, Hamburg, 23. und 24.10.1992
(5) PROCTER, B.: Biomechanik am proximalen Femur. Vortrag auf dem Verriegelungsnagel-Symposium und Workshop der AIOD, Hamburg, 23. und 24.10.1992
(6) VON KROGE, H. et al.: Stabilitätsmessungen bei proximalen Femurfrakturen; Gammanagel und konkurrierende Verfahren. Vortrag auf dem Verriegelungsnagel-Symposium und Workshop der AIOD, Hamburg, 23. und 24. 10. 1992
(7) SCHRÖDER, L. (Martin-Luther-Krankenhaus, Schleswig): Erfahrungen aus der Praxis. Vortrag Fortbildung und Workshop für OP-Personal und junge Chirurgen, Rostock, 5. 9. 1992
(8) KRÄMER, H. (Friedrich-Ebert-Krankenhaus, Neumünster): Sonderindikationen der Verriegelungsnagelung. Vortrag Fortbildung und Workshop für OP-Personal und junge Chirurgen, Rostock, 5. 9. 1992
(9) LEUNG, K.S.: Behandlung pertrochantärer Frakturen mit dem Gammanagel - Erste Erfahrungen mit 120 geriatrischen Patienten. Symposium über Fortschritte in der Verriegelungsnagelung, Straßburg, Mai 1990
(10) KÜNTSCHER, G., MAATZ, R.: Technik der Marknagelung. Georg-Thieme Verlag, Leipzig, 1945
(11) KÜNTSCHER, G.: Die Marknagelung. Schattauer-Verlag, Stuttgart, 1950

Versorgung subtrochantärer Femurfrakturen: DCS, Gammanagel oder Kondylenplatte? - Eine vergleichende Untersuchung -

H. Bülhoff • A. Dávid • M. Hahn • G. Muhr

Einleitung

Die definitionsgemäße subtrochantäre Fraktur ist vergleichsweise selten, aber dann schwierig zu behandeln. Unter zahllosen Klassifikationen (1, 5, 6) hat sich die Einteilung der AO nach M.E. MÜLLER bewährt (4).

Im Gegensatz zu den viel häufigeren Frakturen von Schenkelhals und Trochanter handelt es sich hier nicht um eine typische Fraktur des alten Menschen. Im Vordergrund stehen direkte Verletzungen oder sogar Hochrasanztraumen mit entsprechendem Weichteilschaden.

Therapie

Das Spektrum der Behandlungsmöglichkeiten ist weit, konservative Ausbehandlungen mit Extension sind aus bekannten Gründen obsolet, eine prothetische Versorgung kommt nur in extremen Sonderfällen beim alten Menschen zur Anwendung.

In unserer Klinik konkurrieren heute drei Implantate um den Einsatz bei der subtrochantären Fraktur.

Die klassische Kondylenplatte hat sich als winkelstabiles Implantat über Jahre bewährt, ist aber technisch anspruchsvoll. Besonders durch den Vormarsch der DHS bei trochantären Frakturen ist nicht jeder Unfallchirurg mit der Implantation dieser dreidimensional auszurichtenden Klinge vertraut. Als weitere Nachteile müssen die Rigidität der Platte und der sehr große Zugang mit Freilegung der Fraktur genannt werden. Diese Probleme gelten in ähnlicher Weise auch für die DCS, die fälschlicherweise analog zur DHS den Namen dynamisch trägt.

Unter anderem wurde der Einsatz der dynamischen Kondylenschraube von Professor KUNZE mehrfach beschrieben (2, 3). Auch hier muß die Fraktur in aller Regel in ganzer Länge freigelegt werden. Durch die Anwendung einer Schraube statt einer Klinge sind die Korrekturen nach Implantation in einer Richtung möglich, so daß das Einsetzen etwas einfacher erscheint.

Die Vergleichbarkeit dieser beiden Implantate bezüglich der mechanischen Festigkeit haben wir bereits 1990 nachgewiesen. Zwischen DCS und Kondylenplatte bestehen keine wesentlichen Unterschiede in der axialen Belastbarkeit. Auch bei Überprüfung der Torsionssteifigkeit findet man keine gravierenden Differenzen.

Seit 1988 steht uns nun der Gammanagel zur Verfügung, der die Vorteile eines intramedullären Kraftträgers mit dem eines winkelstabilen Implantates kombiniert. Als gravierenden Vorteil sehen wir die frühzeitige Belastbarkeit des operierten Beines an.

Ergebnisse

Im Zeitraum von Dezember 1988 bis Juni 1992 haben wir 56 Patienten mit diesen Frakturen versorgt. Dabei handelte es sich um eine vergleichbare Verteilung der Frakturtypen auf die einzelnen Osteosynthesetechniken. Das Durchschnittsalter lag in der Gammanagel-Gruppe um 7,4 Jahre über dem der anderen Gruppen (Abb. 1).

	Frakturtyp		
	CP	DCS	G.N.
A	36 %	29,4 %	28,6 %
B	40 %	41,2 %	35,7 %
C	24 %	29,4 %	35,7 %

Abb. 1: Subtrochantäre Frakturtypisierung nach M. E. MÜLLER (CP: Kondylenplatte; DCS: dynamische Kondylenschraube; G.N.: Gammanagel).

Wir haben die Ergebnisse kontrolliert bezüglich der Frakturkonsolidierung, hinsichtlich der Achsfehlstellung gegenüber der gesunden Seite und bezüglich etwaiger weiterer Komplikationen.

Bei 98 allen Patienten wurde ein knöcherner Durchbau der Fraktur erreicht. 5 Patienten aus der C.P.-Gruppe erhielten innerhalb der ersten 4 Wochen eine Spongiosaplastik zur Sicherstellung der medialen Abstützung. Bei einem Patienten wurde nach einem Jahr eine Pseudarthrose ebenfalls durch Spongiosaplastik erfolgreich behandelt. Die mittlere Entlastungszeit nach dem Eingriff war in der DCS- und CP-Gruppe gleich. Die Patienten mit Gammanagel konnten durchschnittlich deutlich früher belasten. Immerhin 2 (15%) Patienten hatten als relativ schwerwiegende Komplikation eine Schaftfraktur am distalen Nagelende erlitten. In der Kondylenplattengruppe fanden sich immerhin 3 Fehllagen mit extraossär liegender Klingenspitze (Abb. 2).

	CP	DCS	G.N.
Pseudarthrose	1	Ø	Ø
Implantatdislok.	Ø	1	Ø
Infekt	1	Ø	Ø
Fehllage	3	Ø	Ø

Abb. 2: Komplikationen in der Behandlung subtrochantärer Frakturen, eigene Ergebnisse.

Die Durchsicht der unmittelbar postoperativ durchgeführten Röntgenbilder zeigten eine durchschnittliche Varusfehlstellung von 3,4 Grad bei allen eingebrachten dynamischen Kondylenschrauben gegenüber der Gegenseite. Die Kondylenplatte wurde quasi in anatomisch exakter Stellung implantiert, wenngleich auch hier größere Abweichungen aufgetreten sind. Der größte Achsverlust im Verlaufe der knöchernen Konsolidierung trat bei den dynamischen Kondylenschrauben auf. Dies dürfte mit einer nichtrotationsstabilen Verankerung im Schenkelhals zusammenhängen (Abb. 3).

	CP	DCS	G.N.
0 °	48 %	17,6 %	35,7 %
1 - 4 °	40 %	35,4 %	42,8 %
≥ 5 °	12 %	47 %	21,5 %

Abb. 3: Sekundärer Achsverlust bis zur knöchernen Konsolidierung, eigene Ergebnisse.

Zusammenfassung

Aus diesen Ergebnissen ziehen wir folgenden Schluß: Das beste anatomische Resultat ist mit der Kondylenplatte zu erzielen. Sie sollte ihren Einsatz bei jüngeren Patienten finden. Die DCS muß in stärkerer Valgisation implantiert werden, da der sekundäre Achsverlust am größten ist.

Die Frühbelastbarkeit des Gammanagels wiegt nachteilige Achsabweichungen und Beinverkürzungen auf. Ihn verwenden wir jetzt folglich bevorzugt beim alten Menschen.

Literatur

(1) FIELDING, J.W.: Biomechanical characteristics and surgical management of subtrochanteric fractures. Orthop. Clin. North Am. 5, 629-650, 1974

(2) KUNZE, K.: Die Versorgung von subtrochanteren Oberschenkelbrüchen mit der dynamischen Kondylenschraube. Unfallchirurgie 16, 8-11, 1990

(3) KUNZE, K.: Die Verwendung der dynamischen Condylenschraube (DCS) bei Trümmerbrüchen und Etagenfrakturen des coxalen Femurendes. H. Unfallheilk. 207, 124, 1989

(4) MÜLLER, M.E.: Manual of Internal Fixation. Springer Verlag, 138, 1991

(5) SEINSHEIMER, F.: Subtrochanteric fractures of the femur. J. Bone Joint Surg. 60-A, 300-306, 1978

(6) ZICKEL, R.E.: Subtrochanteric fractures. In: Meyers, M.H. (ed): Fractures of the hip. Chicago Yearbook, 4-89, 1985

Der lange Gamma-Nagel
- Eine Alternative bei der Behandlung subtrochantärer Femurtrümmerfrakturen bei alten Menschen -

P.-J. Meeder • U. Göhring • W. Friedl

Zusammenfassung
12 ältere Patienten mit subtrochantären, überwiegend instabilen Femurfrakturen werden 1991/92 durch Implantation von langen Gamma-Nägeln erfolgreich operiert. Dreimal wird geschlossen, neunmal offen reponiert. Es treten keine Komplikationen auf, die operierten Extremitäten werden unter Belastung früh mobilisiert, in allen möglichen Fällen tritt eine knöcherne Konsolidierung der Frakturen ein.

Einleitung
Instabile subtrochantäre Femurfrakturen treten bevorzugt bei zwei unterschiedlichen Patientenkollektiven auf: Einmal als Folge des Rasanztraumas beim polytraumatisierten jungen Menschen und zum anderen als monossäre Verletzung des alten oder durch konsumierende Erkrankungen vorgealterten Patienten.
Prinzipiell eignen sich zur Versorgung dieser Verletzungen Implantate nach dem Zuggurtungs- oder Abstützungsprinzip wie die Condylenplatte und die dynamische Condylenschraube oder solche nach dem Prinzip der inneren Schienung wie der Verriegelungs- oder der Gamma-Nagel. Für die Auswahl des individuell erforderlichen Osteosynthesematerials gilt, daß beim Jüngeren Übungsstabilität und beim Älteren oder beim Patienten mit reduzierter Lebenserwartung die sofortige Belastungsstabilität erreicht werden sollten. Primäre Belastungsstabilität ist generell gegeben nach endoprothetischer Operation oder nach Doppelplattenverbundosteosynthese. Beide Operationsverfahren werden zu Recht als operationstechnisch aufwendig angesehen und erfordern einen speziell ausgebildeten Operateur.

Patientenkollektiv
Als Alternative zu diesen Verfahren wurde vom Februar 1991 bis 31. Dezember 1992 bei 12 Patienten (7 Frauen und 5 Männer) im Alter von 43 - 88 Jahren, im Durchschnitt von 75 Jahren, eine Versorgung durch einen langen Gamma-Nagel vorgenommen.
Vom Frakturtyp lagen 8 instabile subtrochantäre Frakturen vor, 2x eine Fraktur nach Gamma-Nagel-Osteosynthese im Bereich der Nagelspitze und 2x eine pathologische Fraktur bei diffuser Metastasierung eines Mamma- bzw. eines Bronchial-Karzinomes.

Material und Methode
Der lange Gammanagel hat eine Länge von 320 mm und einen Schaftdurchmesser von 12 mm. Im Gegensatz zum normalen Gamma-Nagel gibt es aufgrund der physiologischen Antetorsion des Femurs eine Rechts-Links-Version des Nagels.
Die distale Verriegelung kann nicht mit dem üblichen Zielgerät erfolgen, sondern muß analog der Verriegelung eines Oberschenkelmarknagels in "Freihandtechnik" oder mit dem röntgenstrahlendurchlässigen Winkelgetriebe der AO vorgenommen werden.

Operationstechnik

Die operative Technik folgt im wesentlichen den bekannten Prinzipien der normalen Gamma-Nagel-Osteosynthese: Der Patient wird auf dem Extensionstisch gelagert und die Fraktur unter Bildwandlerkontrolle geschlossen reponiert. Gelingt dies nicht in zufriedenstellendem Maße präoperativ, kann intraoperativ über eine Erweiterung der Incision eine offene Reposition und Retention mittels Drahtcerclagen durchgeführt werden.

Nach Standardincision über der Trochanterspitze und Darstellen der Eintrittsstelle wird der Markraum über einen Bohrdorn aufgebohrt und nach Wechseln des Führungsspießes der lange Gamma-Nagel eingebracht. Wie gewohnt wird die Schenkelhalsschraube mit Hilfe des über dem Nagelende montierten Zielgerätes eingedreht. Dann erfolgt die Verriegelung durch zwei Bolzen am distalen Ende des Nagels. Hierbei muß nach Aufbohren der Verriegelungslöcher in "Freihandtechnik" oder mit dem röntgenstrahlendurchlässigen Winkelgetriebe der AO ein Nachbohren zum Erweitern der Löcher mit dem Bohrer des Gamma-Nagel-Instrumentariums erfolgen.

Ergebnisse

Bei den 12 Patienten wurde in 3 Fällen eine geschlossene Gamma-Nagelung durchgeführt und 9x erfolgte wegen eines nicht befriedigenden Repositionsergebnisses eine offene Reposition mit Einbringen von Cerclagen. Bei zwei der 12 Patienten mußte ein überlanger Gamma-Nagel von 380 mm Länge, der nach Röntgenaufnahmen des gesunden Femurs der Gegenseite spezialangefertigt wurde, implantiert werden.

Intraoperative Komplikationen beobachtete man nicht, postoperativ kam es bei einem Patienten zu einem Haematom, das der Revision bedurfte. Ein Infekt trat bei keinem Patienten auf.

Alle Patienten wurden nach Entfernen der Redondrainagen unter krankengymnastischer Anleitung an Unterarmgehstützen bzw. im Gehwagen unter Belastung der operierten Extremität mobilisiert.

Alle Patienten konnten nachbeobachtet werden, der Beobachtungszeitraum beträgt 3 - max. 24 Monate. In 10 der 12 Fälle kam es zur knöchernen Konsolidierung der Fraktur, bei den beiden Patienten mit pathologischer Fraktur trat naturgemäß keine knöcherne Durchbauung ein. Drei der Patienten sind unfall- und frakturunabhängig in dem Nachbeobachtungszeitraum in Folge anderer Erkrankungen bei fortgeschrittenem Lebensalter verstorben, die beiden Patienten mit pathologischen Frakturen sind ihrem Grundleiden zwischenzeitlich erlegen.

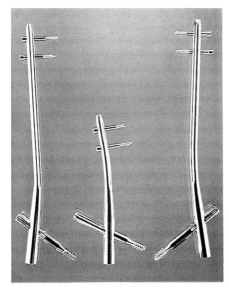

Abb. 1: Der lange Gamma-Nagel (Schaftlänge 320 mm, Schaftdurchmesser 12 mm) ist im Gegensatz zum universell verwendbaren Standard-Gamma-Nagel (Schaftlänge 200 mm, Schaftdurchmesser 12 - 16 mm) aufgrund der physiologischen Antetorsion des Femurs wahlweise als Rechts-Links-Version zu implantieren.

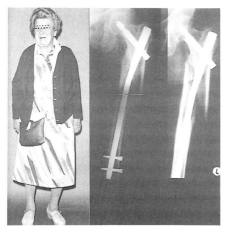

Abb. 2: Ausheilung einer subtrochantären Femurschafttrümmerfraktur bei einer 87jährigen Patientin in fraktur- und versorgungsspezifisch vermehrter Außenrotation des Beines im Hüftgelenk bei Varusposition des Schenkelhalses.

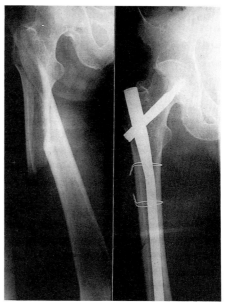

Abb. 3: Die durch offene Reposition und subtrochantäre Cerclagierung erweiterte Gamma-Nagelung verhindert die frakturspezifische Varusposition des Schenkelhalses. Gleichzeitig vermeidet sie eine Versorgung in Rotationsfehlstellung des in verstärkter Außenrotation befindlichen proximalen Femurfragmentes.

Resumé

Das Primat der belastungsstabilen Versorgung einer Fraktur am coxalen Femur beim alten Menschen ist mit der prothetischen Versorgung dislozierter medialer Schenkelhalsfrakturen seit Jahren akzeptiert und für die per- und subtrochantäre Femurfraktur postuliert. Bei instabilen subtrochantären Femurfrakturen, der Gamma-Nagel-spezifischen Fraktur unterhalb der Nagelspitze und bei pathologischen subtrochantären Frakturen ist der lange Gamma-Nagel eine empfehlenswerte Alternative zu operationstechnisch aufwendigen Verfahren wie Endoprothese und Doppelplattenverbundosteosynthese, da mit ihm auch eine primäre Belastungsstabilität verwirklicht werden kann.

Die hier vorgestellte, durch die offene Reposition und Cerclagierung erweiterte Gamma-Nagelung vermeidet die frakturspezifische Varusposition des Schenkelhalses und eine Versorgung in Rotationsfehlstellung des in verstärkter Außenrotation befindlichen proximalen Fragmentes.

Die Verwendung der dynamischen Kondylenschraube bei subtrochantären Femurfrakturen

K. Kunze • C. Fölsch

Zusammenfassung
Bei subtrochantären Trümmerbrüchen des coxalen Femurendes wird als Alternative zur Winkelplatte eine Kondylenschraube in den Femurkopf eingebracht. Für das Implantat wird über einen vorher eingebohrten Zieldraht die korrekte Plazierung erreicht. Die Lasche wird danach auf die Schraube aufgesetzt. Das Verfahren wird 1986-92 in 45 Fällen bei überwiegend jüngeren Patienten mit anatomisch exakten Repositionen und Stabilisierung der Frakturen angewandt.

An der Klinik für Unfallchirurgie der Justus Liebig-Universität Gießen verwenden wir seit 1986 bei subtrochantären Trümmerbrüchen des coxalen Femurendes die dynamische Kondylenschraube zur Oseosynthese. Dieses Implantat hat bei der Verwendung in dieser Form keine dynamische Wirkung, die Zusammensetzung des Implantates aus 2 Teilen bringt jedoch operationstechnische Vorteile. Wir haben dieses Implantat zwischen 1986 und 1992 45mal bei der oben genannten Diagnose verwendet, überwiegend bei jungen, mehrfachverletzten Patienten mit subtrochantären Trümmerfrakturen, in einem Falle auch bei einer pathologischen Fraktur in der Kombination mit Knochenzement als Verbundosteosynthese.

Die Vorteile dieses zweiteiligen Implantates liegen darin, daß die in den Schenkelhals eingebrachte Schraube über einen zuvor eingebohrten Zieldraht eingeschraubt wird. Der Zieldraht kann unter Bildwandlerkontrolle exakt plaziert werden, Korrekturen der Lage dieses Drahtes sind problemlos möglich, ohne daß dabei Knochensubstanz zerstört wird. Das Aufbohren des Schraubenloches mit dem Dreistufenbohrer geschieht schonend, zuvor durchgeführte Repositionen sind dabei nicht gefährdet. Das gebohrte Schraubenloch besitzt die exakte Größe bezüglich Durchmesser und Länge. Nach Eindrehen der Schraube in den Femurkopf kann die Reposition noch vervollständigt werden, das Aufsetzen der Lasche auf die Schraube ist ohne Gewaltanwendung möglich, so daß die Reposition nicht gefährdet ist. Lagekorrekturen der Lasche um die Längsachse der Schrauben sind jederzeit durchführbar, dieses ist insbesondere bei langen Laschen manchmal wichtig (Abb. 1).

Mit dieser Methode läßt sich eine anatomisch exakte Reposition und Stabilisierung der Fraktur auch bei ausgedehnten Zertrümmerungen des proximalen Femurs durchführen (Abb. 2). Drehfehler können mit Sicherheit vermieden werden. Es resultiert eine übungsstabile Osteosynthese, ohne daß ausgedehnte Freilegungen des Schenkelhalses bei subtrochantären Frakturen erforderlich sind. Eine interfragmentäre Kompression läßt sich durch Einsetzen des Plattenspanners erzielen.

In letzter Zeit sind wir aber zunehmend dazu übergegangen, auch den Frakturbereich nur noch sparsam freizulegen und eine überbrückende Osteosynthese durchzuführen. Auch dieses ist mit der oben beschriebenen Methode problemlos möglich (Abb. 3).

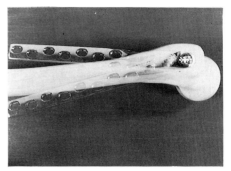

Abb. 1 (rechts): Lagekorrektur der Lasche um die Längsachse der Schraube ist jederzeit möglich und bei langen Laschen manchmal erforderlich.

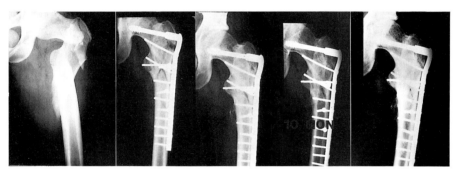

Abb. 2: 30jähriger Patient mit einer per- und subtrochantären Schrägfraktur. Links Unfallbild, Mitte links: postoperatives Bild, Mitte rechts: Verlaufskontrolle nach 10 Monaten, rechts: Kontrolle nach 13 Monaten.

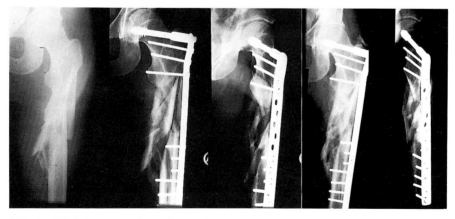

Abb. 3: 25jähriger amerikanischer Soldat mit proximaler Femurschafttrümmerfraktur, versorgt mit überbrückender Osteosynthese. Links: Unfallbild, Mitte: 4 Wochen postoperativ, rechts: 4 Monate postoperativ.

Diese Methode empfiehlt sich besonders bei jungen Patienten, bei denen anatomisch korrekte Verhältnisse angestrebt werden und die in der Lage sind, während der Frakturheilungszeit das Bein zu entlasten, da eine belastungsstabile Osteosynthese nicht resultiert.

Bei 2 Patienten ist es wegen fehlender medialer Abstützung bei unterlassener kortikospongiöser Spanverpflanzung zu einem Metallbruch der Lasche gekommen. Bei den durchgeführten Revisionseingriffen wurde lediglich die Lasche ausgewechselt und eine neue Lasche auf die Schraube aufgesteckt. Gleichzeitig wurde die erforderliche Spanverpflanzung mit durchgeführt.

In einem Falle zwang ein tiefer Infekt, das Osteosynthesematerial vorzeitig zu entfernen. Bei einer jungen Patientin war durch eine falsche Schraubenlage eine Varusdeformierung entstanden. Dieses konnte durch Aufbiegen der Lasche korrigiert werden, die Schraube selber wurde belassen. Weitere Varusdeformierungen, insbesondere während des Heilungsverlaufes haben wir nicht beobachtet.

Literatur

(1) HANKS, G.A., FORSTER, W.C., CRADEA, J.A.: Treatment of femoral shaft fractures with the Brooker-Wills interlocking intramedullary nail. Clin. Ortho. 226, 206-218, 1988
(2) KUNZE, K., LINDER, R.: Die Versorgung von subtrochanteren Oberschenkelbrüchen mit der dynamischen Kondylenschraube. Unfallchirurgie 16, 8-11, 1990
(3) LANGENDORFF, H.: Frakturen des koxalen Femurendes: Biomechanik und Verfahrenswahl. 52. Jahrestagung d. Deutschen Gesellschaft f. Unfallheilkunde: Vortrag Nr. 45, Berlin 16.-19.11.1988
(4) OEDEKOVEN, G., CLAUDI, B., STÜBINGER, B.: Die dynamische Kondylenschraube zur Osteosynthese als alternatives Implantat zur 95-Grad-Winkelplatte oder DHS bei per- und subtrochanteren Femurfrakturen. 52. Jahrestagung d. Deutschen Gesellschaft f. Unfallheilkunde: Vortrag Nr. 52; Berlin 16.-19.11.1988
(5) SCHMIDT, K.D.: Differenzierte Verfahrenswahl zur operativen Versorgung von Frakturen im trochanteren Bereich. Zbl. Chir. 109, 910-918, 1984
(6) TEUBNER, W., WENZEL, G.: Vergleichende Implantatanalyse zur operativen Behandlung instabiler per- und subtrochanterer Oberschenkelfrakturen und die Ergebnisse von 300 Osteosynthesen mit der 130-Grad-Doppel-T-Platte. Akt. Traumatol. 15, 25-32, 1985

Primäre und sekundäre Osteotomie beim frischen und veralteten Schenkelhalsbruch des Erwachsenen

K. Weise • H. G. Hermichen • S. Weller • E. Hipp

Zusammenfassung

Biophysikalische sowie pathophysiologische Probleme beim Schenkelhalsbruch des Erwachsenen sowie die Einteilung nach PAUWELS und GARDEN werden besprochen. Die frakturbedingte Inzidenz wie auch therapieabhängige Ursachen für Schenkelhalspseudarthrosen sowie relevante diagnostische Maßnahmen werden diskutiert. Pauwels 2- und 3-Frakturen können Indikationen zur primären Umlagerungsosteotomie darstellen. Die präoperative Planung und die spezielle Operationstechnik werden detailliert diskutiert, dies auch für sekundär notwendige Korrekturosteotomien bei Schenkelhalspseudarthrosen und Kopfteilnekrosen. Nachfolgend wird ein Krankengut von 41 Patienten mit Pauwels 2/3- sowie Garden 3/4-Frakturen mit primären Valgisationsosteotomien präsentiert und 38 weitere Patienten angeführt, die sekundäre Korrekturosteotomien bei Schenkelhalspseudarthrosen erhielten. Es wird festgestellt, daß Umstellungsoperationen nicht immer Kopfteilnekrosen vermeiden können, daß jedoch in den meisten Fällen eine Konsolidierung von Pseudarthrosen erzielt werden kann.

Einleitung

"Es gibt gewisse Fracturen am menschlichen Skelett, die aus verschiedenen Gründen erfahrungsgemäß nur durch bindegewebigen Callus vereinigt werden: hierher gehören die intracapsulären Fracturen des Collum femoris" BILLROTH, 1888

Die biomechanische und pathophysiologische Problematik des Schenkelhalsbruches beim Erwachsenen ist vielfach beschrieben und findet in den Klassifikationen nach PAUWELS und GARDEN sowie der AO nach M.E. MÜLLER ihren Niederschlag (LANGENDORFF, 1989). Während Pauwels II- und III-Frakturen wegen der Steilheit des Bruchlinienverlaufes mit den daraus resultierenden Scherkräften Hinweise zur Inzidenz einer Pseudarthrose geben, implizieren Garden III- und IV-Frakturen eine stärkere Dislokation und damit eine höhere Wahrscheinlichkeit bezüglich einer Läsion der lateralen Epiphysengefäße mit der Folge einer Hüftkopfnekrose (LIES, 1983; WENTZENSEN, 1983).

Die prozentuale Häufigkeit von Pseudarthrosen beim sog. intrakapsulären Schenkelhalsbruch wird in der Literatur wie folgt angegeben:

ENDER	1952	6,9%
GARDEN	1961	19,0%
NIGST	1964	14,6%
BOITZY (AO-Sammelstudie)	1967	10,0%

Interessant ist die Differenzierung der Pseudarthrosenhäufigkeit nach dem Bruchlinienverlauf (PAUWELS) bzw. dem Dislokationsgrad (GARDEN).

NIGST			
PAUWELS I	2,4%	II 9,5%	III 16,9%
GARDEN			
GARDEN I und II	0%	III 7,0%	IV 43%

Neben der frakturbedingten Inzidenz für das Auftreten einer Schenkelhalspseudarthrose gibt es auch therapieabhängige Ursachen. Erstere beruht außer auf der Steilheit des Bruchlinienverlaufes auch auf Nekrosen im Schenkelhals- bzw. Frakturbereich, welche durch die Gefäßläsion verursacht werden können. Besonders negativ wirken sich dorsale Trümmerzonen mit Abkippen und einer Malrotation des Hüftkopfes aus (LANGENDORFF, 1989; LIES, 1983; RAAYMAKERS, 1981; SCHECK, 1980).

Therapieabhängige Ursache für die Entstehung einer Schenkelhalspseudarthrose ist v.a. eine unzureichende Osteosynthesetechnik, welche sich nicht an den speziellen Eigenheiten der Fraktur (Bruchlinienverlauf, dorsale Trümmerzone, Art und Ausmaß der Dislokation) orientiert. Ungeeignete Implantate, deren falsche Plazierung sowie das Versäumnis, primär Maßnahmen zur Verbesserung der biomechanischen Bedingungen zu ergreifen, gehören zu den häufigsten operationstaktischen Fehlern. Schließlich kann eine falsche Indikationsstellung, d.h. die kopferhaltende Operation beim osteoporotischen Knochen des alten Patienten, Basis für die Entstehung einer Schenkelhalspseudarthrose sein (LIES, 1983; WENTZENSEN, 1983).

Diagnostik

Die primäre Diagnostik beim frischen Schenkelhalsbruch umfaßt eine Beckenübersichtsaufnahme sowie die axiale Projektion des betroffenen Hüftgelenkes. Dislokationsgrad, Bruchlinienverlauf und das Erkennen einer dorsalen Trümmerzone sind damit möglich und bilden die Entscheidungsbasis für die Auswahl des Osteosyntheseverfahrens.

Eine Schenkelhalspseudarthrose ist durch diese Standardaufnahme nicht immer zweifelsfrei zu erkennen. Bei anhaltenden Belastungsbeschwerden nach der Osteosynthese eines Schenkelhalsbruches muß an eine verzögerte Heilung bzw. Pseudarthrose gedacht werden. In manchen Fällen sind konventionelle Schichtaufnahmen hilfreich. Das NMR dient zur Beurteilung der Hüftkopfdurchblutung im Hinblick auf Teil- oder Totalnekrosen des Hüftkopfes, sofern kein störendes Implantat mehr einliegt.

Indikation

Pauwels II- und III-Frakturen können eine Indikation zur primären Umlagerungsosteotomie sein. Grundidee dieser Operation ist die Veränderung einer ungünstigen biomechanischen Ausgangssituation in eine solche, bei welcher die störenden Scher- und Schubkräfte in heilungsfördernde Druckkräfte umgewandelt werden (MARTI, 1989). Die verzögerte Heilung bzw. manifeste Pseudarthrose beim steilen Bruchlinienverlauf, aber ohne wesentliche Fehlstellung, kann in der Regel alleine mit einer valgisierenden Osteotomie zur knöchernen Konsolidierung gebracht werden. Eine Dorsalabkippung des Hüftkopfes und dessen Malrotation bedürfen einer dreidimensionalen, valgisierenden, derotierenden und im Falle einer Beugekontraktur zusätzlich noch streckenden Osteotomie. Bei Überstreckung muß eine flektierende Osteotomie vorgenommen werden. Solche Eingriffe stellen höchste Anforderungen, sowohl an die präoperative Planung als auch an die technische Ausführung der Korrekturoperation.

Planung

Sowohl bei der primären Umlagerungsosteotomie als auch bei allen Korrektureingriffen im Falle einer verzögerten Heilung oder Pseudarthrose ist eine exakte präoperative Planung von allergrößter Bedeutung. (MÜLLER, 1979; MUHR, 1985). Sie umfaßt im Gefolge der umfassenden klinischen Untersuchung eine korrekte Röntgendiagnostik mit einer ap-Aufnahme des Beckens und solchen des betroffenen Hüftgelenkes mit proximalem Oberschenkel in 2 Ebenen.

Diese dienen als Grundlage für die Pauszeichnung, in welche Pseudarthrosenebene, Schaftachse, die Senkrechte zu dieser sowie Osteotomiehöhe und der Korrekturwinkel eingezeichnet werden. Letzterer errechnet sich aus der Differenz zwischen Pseudarthrosenebene und einem Winkel von 25°, welcher die Summe aus dem Winkel zwischen Körperlängsachse und der resultierenden Druckkraft sowie dem Winkel der Körperlängsachse mit der Femurschaftachse bildet. Bei einem solchen Winkel von 25° besteht eine optimale biomechanische Situation im Frakturbereich, d.h. zwischen den Fragmentenden kommt eine reine Druckbelastung zustande. Je steiler der Bruchlinien- bzw. Pseudarthrosenverlauf (bei Pauwels III-Frakturen zwischen 50° und 70° zur Horizontalen), umso größer muß demnach der Korrekturwinkel sein. Eine Pseudarthrosenebene von z.B. 60° würde im Idealfall einen Korrekturwinkel von 60° - 25° = 35° erforderlich machen.

Auf einer zweiten Skizze trägt man die fertige Korrektur sowie die Lage des Implantates mittels Schablone ein. In der Regel finden für die Stabilisierung sog. Osteotomieplatten Verwendung, welche in den Winkeln 110°, 120° und 130° geliefert werden. Die Auswahl des Implantates erfolgt individuell und hängt vom Korrekturwinkel und der vorgesehenen Einschlagrichtung bzw. -höhe ab. Bei Korrekturen von 20° und 30° stellt die 120°-Osteotomieplatte das gebräuchlichste Implantat dar. Ist eine Keilentnahme von 30° und damit eine Valgisationskorrektur um diesen Winkel vorgesehen, so kann das Plattensitzinstrument im rechten Winkel zur Schaftachse eingeschlagen und eine 120°-Osteotomieplatte verwendet werden.

Die präoperative Planung bei Korrekturen, die in mehreren Ebenen erfolgen müssen, gestaltet sich dementsprechend aufwendig und muß für die Lage des Plattensitzinstrumentes dessen genauen Einschlagort, die Richtung und die verschiedenen Winkel zum Femurschaft berücksichtigen. Der Verzicht auf eine präoperative Planskizze kann schwerwiegende operationstaktische Fehler nach sich ziehen, so daß uns diese als unentbehrliches Muß gilt.

Operationstechnik

Wesentliche Bedingung für eine erfolgreiche Durchführung der *primären Umlagerungsosteotomie* ist die korrekte und vollständige intraoperative Reposition der Fraktur. Nach seitlichem Zugang muß unter Bildverstärkerkontrolle abduziert, innenrotiert und längsgezogen werden, bevor ein dicker Bohrdraht in den Schenkelhals eingebracht werden kann. Ein zweiter Bohrdraht sichert die Rotation. Jetzt kann man im axialen Strahlengang die vollständige Reposition überprüfen, wobei v.a. auf die mögliche Dorsalabkippung des Hüftkopfes im Falle einer hinteren Trümmerzone zu achten ist. Ist die Fraktur anatomisch reponiert, wird in den kranialen Anteil des Schenkelhalses eine Spongiosaschraube mit kurzem Gewinde eingeführt, welche bis nahe der Kopfkalotte reichen und die als Zugschraube dienen soll. Jetzt wird das Plattensitzinstrument in der vorgesehenen Höhe und dem geplanten Winkel zur Femurlängsachse eingeschlagen, wobei es im hinteren unteren Quadranten plaziert werden soll. Eine exakte Kontrolle des Klingensitzes mittels Bildverstärker in 2 Ebenen ist unverzichtbar. Die Lasche des Plattensitzinstrumentes muß dem Verlauf der Femurschaftlängsachse entsprechen. Jetzt wird das Plattensitzinstrument gegen die vorgesehene Osteotomieplatte ausgetauscht, wobei diese um den geplanten Korrekturwinkel vom Schaft abstehen muß. Nimmt man die Osteotomie und Keilentnahme bei liegendem Plattensitzinstrument vor, so entsteht beim Austauschen gegen die Platte mitunter eine instabile Gesamtsituation, welche den Eingriff unnötig erschwert. Die vorgezeichnete Osteotomie-

und Keilhöhe sowie die Markierung der Rotation, z.B. mit kurzen Bohrdrähten, lassen die Ausführung der Sägeschnitte bei liegender Platte problemlos zu. Nach Entnahme des Keiles, welcher exakt zugesägt werden muß, wird das Bein abduziert. Stimmen Einschlagwinkel, der Winkel der Platte und der Korrekturwinkel überein, so legt sich der Schaft nach Entnahme des Knochenkeiles unmittelbar der Platte an, so daß diese unter Beachtung der Rotation und nach Ausüben interfragmentärer Kompression mit Schaftschrauben fixiert werden kann. Die interfragmentäre Kompression gelingt am besten mit dem Plattenspanngerät, nachdem die proximale Schaftschraube parallel zur Klinge bis in den Adam'schen Bogen eingebracht wurde. Die abschließende Kontrolle im Bildverstärker beendet den Eingriff.

Sekundäre Korrekturosteotomien bei Schenkelhalspseudarthrose oder Kopfteilnekrose werden gleichfalls mittels einer Planskizze vorbereitet. Von entscheidender Bedeutung ist, daß man die Korrektur nicht nur in der Frontalebene, sondern auch bezüglich Beugung/Streckung bzw. Rotation berücksichtigt, was eine besonders sorgfältige Markierung der Einschlagstelle für das Plattensitzinstrument erforderlich macht. Ist beispielsweise im Falle einer Beugekontraktur eine zusätzliche Streckosteotomie geplant, so muß die Lasche im entsprechenden Winkel zur Femurschaftachse nach dorsal zeigen. Das Plattensitzinstrument ist stets im dorsalen unteren Quadranten zu plazieren. Die notwendige Drehung bei Rotationsfehlstellung, v.a. bei Außenrotationsstellung des Beines infolge Dorsalabkippung des Hüftkopfes bei dorsaler Trümmerzone wird mit 2 kurzen Bohrdrähten proximal und distal der Osteotomie markiert und nach Querosteotomie intertrochantär als erster Korrekturschritt vollzogen. Erst danach wird der valgisierende bzw. streckende/beugende Keil zugesägt. Günstig ist, daß durch die Kröpfung der Osteotomieplatte zusätzlich eine Medialisierung des Schaftes zustande kommt, welche die Ausheilung der Pseudarthrose durch Verbesserung der biomechanischen Bedingungen bei Belastung begünstigt. Die interfragmentäre Kompression wird wieder mit dem Plattenspanngerät erzeugt und danach der Eingriff durch Besetzen der Plattenschrauben beendet.

Begleit-, Nachbehandlung

Übungs- und Belastungsstabilität bis 20 kg sind die Regel, so daß der Patient im Rahmen der krankengymnastischen Übungstherapie rasch mobilisiert werden und an Gehstützen teilbelasten kann. Eine intensive Bewegungstherapie für Hüft- und Kniegelenk ist selbstverständlich. Die Beinlänge muß bestimmt und eine Differenz durch Schuhzurichtung ausgeglichen werden. Nach 6 Wochen kann in den meisten Fällen eine rasche Belastungssteigerung erfolgen, welche spätestens nach 10 Wochen bei Vollbelastung endet.

Krankengut

HERMICHEN hat 1991 über 41 Patienten mit *primärer Valgisationsosteotomie* bei Schenkelhalsfrakturen vom Adduktionstyp publiziert, welche in der BG-Unfallklinik Tübingen bzw. in der Abteilung für Unfall- u. Wiederherstellungschirurgie des Katharinenhospitals in Stuttgart operativ versorgt worden sind. Es handelte sich um 29 Patienten mit Pauwels III- bzw. Garden IV-Frakturen sowie um 12 Patienten, welche eine Fraktur Pauwels II bzw. Garden II/III aufwiesen. 24 Patienten wurden innerhalb der ersten 24 Stunden nach dem Trauma operiert, die restlichen 17 Verletzten bis zu 14 Tagen p. tr. Ein signifikanter Zusammenhang zwischen Operationszeitpunkt und Rate der Kopfnekrosen konnte nicht ausgemacht werden. Der durchschnittliche Valgisationswinkel betrug nahezu 30°. Bei 2 Patienten kam es trotz der Valgisationsosteoto-

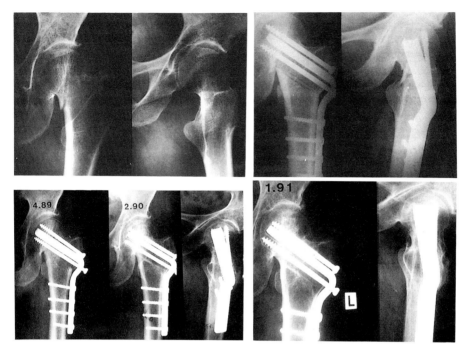

Abb. 1: Mediale Schenkelhalsfraktur Pauwels III, primäre Umlagerungsosteotomie 30°. Zeitgerechte knöcherne Konsolidierung, sowohl der Schenkelhalsfraktur als auch der intertrochantären Osteotomie. Knapp 3 Jahre p. tr. keine wesentliche Arthrose, keine Hüftkopfnekrose, freie Funktion, volle Belastbarkeit.

mie zur Pseudarthrose, wobei 1x eine erneute Valgisationsoperation, im zweiten Fall eine totalendoprothetische Ersatzoperation vorgenommen wurde. 9 Patienten (22%) entwickelten eine partielle oder totale Hüftkopfnekrose, 5 Patienten waren zum Zeitpunkt der Nachuntersuchung bereits mit einer TEP versorgt. Alle Patienten dieser Gruppe hatten eine Pauwels III- bzw. Garden IV-Fraktur.

Die Beweglichkeit im Hüftgelenk war bei 25 Patienten meßbar, meist aber nur endgradig eingeschränkt. Die durchschnittliche Beinverlängerung betrug gut 2 cm, so daß als Konsequenz im Rahmen des Primäreingriffes auch eine Verkürzung um eben diesen Betrag vorgenommen werden sollte.

Eine vermehrte Außendrehung bis maximal 30° am operierten Bein fand sich in 5 Fällen.

Wegen einer Schenkelhalspseudarthrose wurden im Zeitraum zwischen 1984 und 1992 in der BG-Unfallklinik Tübingen 38 Patienten kopferhaltend operiert und einer *sekundären intertrochantären Osteotomie* zugeführt. 7 Fälle konnten nicht in das Kollektiv aufgenommen werden, nachdem es sich entweder um Frakturen im Kindesalter oder um Patienten handelte, deren Behandlungsdaten nicht ausreichend zur Verfügung standen. Demnach gehen 31 Fälle in die Untersuchung ein.

Es handelte sich bei diesen primär um 8 Pauwels II- und 11 Pauwels III-Frakturen,

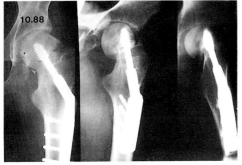
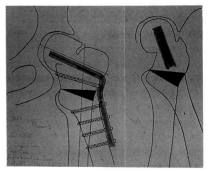
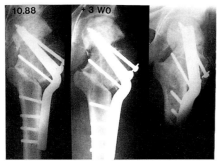
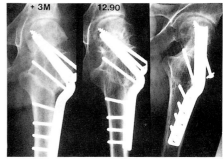
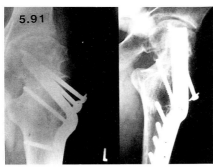

Abb. 2: *Pauwels III-, Garden IV-Fraktur, alio loco mit DHS versorgt, Dorsalabkippung des Hüftkopfes. Planung einer intertrochantären, valgisierenden, flektierenden und derotierenden Osteotomie. Problemlose knöcherne Heilung bei guter Reposition, nach knapp 3 Jahren noch weitgehend erhaltene Hüftkopfdurchblutung, leichte degenerative Veränderungen, freie Beweglichkeit, volle Belastbarkeit.*

entsprechend 10 Garden III- und 9 Garden IV-Frakturen. In 12 Fällen standen die auswärts angefertigten Unfallaufnahmen nicht zur Verfügung; nach der Röntgenverlaufsserie handelte es sich auch bei diesen ausschließlich um höhergradige Verletzungstypen.

Der durchschnittliche Korrekturwinkel zur Valgisation lag zwischen 25° und 30°, in einigen Fällen waren zusätzliche streckende/beugende und/oder derotierende Korrekturen erforderlich. In 6 Fällen verblieb eine Pseudarthrose, 4x mußte nach mehr oder weniger langem Intervall eine Totalendoprothese eingesetzt werden.

Teilnekrosen des Hüftkopfes wurden 4x, Totalnekrosen 10x beobachtet; in einigen Fällen bestand auch schon zum Zeitpunkt der Osteotomie eine teilweise Durchblutungsstörung. Mehr oder weniger ausgeprägte arthrotische Veränderungen zeigten sich in 10 Fällen.

Diskussion

Korrekturosteotomien bei Schenkelhalsfrakturen werden entweder primär als sog. Umlagerungsosteotomie oder sekundär zur Therapie einer Schenkelhalspseudarthrose bzw. Teilnekrose des Hüftkopfes eingesetzt. Ziel dieser Operation ist stets die Verbesserung der biomechanischen Bedingungen, speziell bei höhergradigen Pauwels- bzw. Garden-Frakturen sowie der B2- und B3-Frakturen nach der AO-Klassifikation. Durch die primäre oder sekundäre Valgisation wird eine Umwandlung des steilen in einen zur Horizontalen flacheren Bruchlinienverlauf angestrebt, wodurch ungünstige Scher- und Schubkräfte in heilungsfördernde Druckkräfte umgewandelt werden. Es handelt sich hierbei um Eingriffe, die eine strenge Indikationsstellung, einen erfahrenen Operateur und eine umfassende präoperative Planung verlangen. Das eigene Krankengut sowohl der primären Umlagerungsosteotomien als auch der späteren Korrekturoperationen wegen Schenkelhalspseudarthrose und Hüftkopfteilnekrose zeigt, daß die Ausbildung einer Hüftkopfnekrose nicht selten ist und auch durch einen primär korrigierenden Eingriff nicht zuverlässig vermieden werden kann. Andererseits kann man beobachten, daß sowohl die primäre Umlagerung als auch die sekundäre Valgisation in der weit überwiegenden Mehrzahl der Fälle eine knöcherne Konsolidierung der Pseudarthrose bewirkt und damit langfristig, zumindest aber über einen begrenzten Zeitraum die ausreichende Belastbarkeit der betroffenen Extremität garantiert.

Literatur

(1) HERMICHEN, H.G., THIELEMANN, F.W., HÖFLER, R., WELLER, S., HOLZ, U.: Die primäre Umlagerungsosteotomie bei Schenkelhalsfrakturen. Akt. Traumatologie 21, 104 ff., 1991

(2) LANGENDORFF, H.U.: Biomechanik und Verfahrenswahl am coxalen Femurende. H. z. Unfallheilk., Heft 207, 87-94, 1989

(3) LIES, A., SCHEUER, I.: Schenkelhalspseudarthrosen bei Erwachsenen. Unfallheilkunde 86, 116-121, 1983

(4) MARTI, R.K., SCHÜLLER, H.M., RAAYMAKERS, E.L.F.B.: Intertrochanteric osteotomy for nonunion of the femoral neck. J. Bone Joint Surg., Vol. 71-B, No. 5, 1989

(5) MÜLLER, M.E.: Planung einer komplexen intertrochantären Osteotomie. Z. Orthop. 117, 145-150, 1979

(6) MUHR, G.: Osteotomies of the Proximal Femur: Forms and Techniques. In: Hierholzer, G., K.H. Müller: Corrective Osteotomies of the Lower Extremity. Springer, Berlin, Heidelberg, 73-81, 1985

(7) RAAYMAKERS, E.: Schenkelhalsfraktur und Pseudarthrose, Pauwels-Osteotomie oder Alloarthroplastik? H. z. Unfallheilk., Heft 153, 173-179, 1981

(8) SCHECK, M.: The significance of posterior comminution in femoral neck fractures. Clin. Orthop. 152, 138-142, 1980

(9) WENTZENSEN, A., WELLER, S.: Die Pseudarthrose als Komplikation der Schenkelfraktur. Akt. Traumatol. 13, 72-76, 1983

Primäre oder sekundäre Valgisation bei der Schenkelhalsfraktur?
- Eine vergleichende Untersuchung -

F. W. Thielemann • B. Wittner • U. Holz

Zusammenfassung
Es werden 77 Fälle von gelenkerhaltenden Operationen analysiert. Bei 67 Patienten werden keine Änderungen der biomechanischen Situation vorgenommen, in 10 Fällen erfolgt eine primäre Valgisation. Valgisation bei Zweiteingriffen findet bei 19 Patienten statt. Beide Verfahren sind grundsätzlich vergleichbar. Die primäre Valgisation mit verringerter Rate an Reeingriffen und kleineren Funktionseinbußen sollte erfahrenen Operateuren bei komplizierten Frakturen vorbehalten bleiben. Der sekundären Valgisation wird für den Regelfall der Vorzug gegeben.

Einleitung
Die Schenkelhalsfraktur ist immer noch ein ungelöstes Problem, sowohl was die anzuwendende Behandlungsmethode als auch deren Ergebnisse betrifft. Bei den unter 60jährigen ist nach übereinstimmender Meinung die Indikation zum gelenkerhaltenden Vorgehen gegeben.
Die Gefäßversorgung des Hüftkopfes bestimmt die Prognose hinsichtlich der Kopfnekrose: sie wird beeinflußt durch die Frakturform, die initiale Dislokation, das Ausmaß der Trümmerzone und die Qualität der Reposition. Das gewählte Stabilisierungsverfahren hat jedoch keinen signifikanten Einfluß auf sie, allenfalls verbessert eine frühzeitige Entleerung des intracapsulären Hämatoms die Kopfdurchblutung durch die Druckentlastung (GARDEN 1971, RESCH et al. 1987, BRAUN et al. 1991).

Die Pseudarthroserate als Ergebnis einer gestörten Frakturheilung bei Auftreten von Scherkräften am Frakturspalt (PAUWELS 1973) wird sowohl vom Frakturtyp als auch vom gewählten Stabilisierungsverfahren wesentlich mitbestimmt. Hier finden sich in der Literatur Werte von 7-40% (Tab. 1).
Die nähere Betrachtung zeigt auf, daß sowohl Frakturen mit einem biomechanisch ungünstigen Frakturverlauf (Pauwels Grad 2-3) als auch mit einer deutlichen Dislokation (Garden Grad 3-4) die höchste Rate an Pseudarthrosen aufweisen. Nach der AO-Klassifikation sind dies die B2.2-3 und B3.1-3 Frakturen. Die meist dorsal im Schenkelhals gelegene Trümmerzone ist bei den genannten Einteilungen nicht ausreichend gewürdigt und sollte bei der Betrachtung immer beachtet werden.
Die ungestörte Frakturheilung ist durch einen biomechanisch günstigen Frakturlinienverlauf mit der daraus resultierenden interfragmentären Kompression gesichert und hat wahrscheinlich auch einen günstigen Einfluß auf das Kopfnekroserisiko. Die Erfahrungen von PAUWELS (1973) zeigen, daß sekundär durchgeführte valgisierende Osteotomien eine Ausheilung einer Schenkelhalspseudarthrose erreichen lassen (BALLMER 1992).
Daraus resultiert der Hinweis, durch eine primäre Valgisation bei der initialen Frakturversorgung diese Komplikationen zu umgehen (ROTOLO 1989, HERMICHEN et al. 1991, MÜLLER et al. 1991. Der technisch sehr anspruchsvolle Eingriff und seine

Tab. 1: Komplikationsrate nach Schenkelhalsfraktur

Verfahren	Autor	Kopfnekrose	Pseudarthrose
Nagelung	DORAN 1989	31%	10%
	RESCH 1987	23%	13%
Verschraubung	PENSCHUCK 1982	10%	31%
	IMHOFF 1988	14%	8%
	RESCH 1987	20%	8%
Winkelplatte	MADSEN 1987	36%	?%
	ALKO 1987	40%	10%
Gleitlascheschraube	SKINNER 1986	27%	23%
	RENZ 1991	7%	0%

Komplikationsrate bei der angezeigten notfallmäßigen Durchführung lassen es gerechtfertigt erscheinen zu überprüfen, ob das Endergebnis im Vergleich zu einer konventionellen Erstversorgung und eventuell nötigen Zweiteingriffen für den Patienten diese Vorgehensweise rechtfertigen.

Material und Methoden
Das Krankengut der Abteilung für Unfall- und Wiederherstellungschirurgie am Katharinenhospital in Stuttgart von 1982 bis 1991 wurde analysiert. Es fanden sich 77 Patienten, bei denen gelenkerhaltend bei der Versorgung einer Schenkelhalsfraktur vorgegangen wurde. Eine konservative Behandlung oder eine Prothesenversorgung als Therapieform wurde nicht in die Analyse miteinbezogen. Bei 67 Patienten erfolge die Versorgung ohne Änderung der biomechanischen Situation am Schenkelhals durch Verschraubung, Winkelplattenosteosynthese (130 Grad) und in wenigen Fällen auch durch eine dynamische Hüftschraube. Bei 10 Patienten erfolgte eine primäre Valgisation zur Verbesserung der biomechanischen Situation im Frakturbereich. Nach der Einteilung nach Pauwels lagen 8 x Grad III- und 2 x Grad II-Frakturen und nach der Einteilung nach Garden 6 x Grad 3- und eine Grad 3-Fraktur vor. Die Versorgung erfolgte bei allen Patienten notfallmäßig innerhalb von 6 Stunden nach dem Unfall. Dabei erfolgte die Reposition nach Fenestration der Gelenkkapsel unter Sicht des Auges. Die Fraktur wurde vorläufig mit Ki-Drähten fixiert und die Osteotomie nach Einbringen der Osteotomieplatte vorgenommen. Die Valgisation betrug im Mittel 30 Grad. Die Lateralisation des Femurschaftes betrug zwischen 0,5 und 1 cm. Eine notwendige stärkere Lateralisation konnte in einem Fall wegen zu kurzer Klinge nicht vorgenommen werden. Postoperativ heilten alle Wunden p.ä.

Bei 7 unserer eigenen 67 Patienten, die ohne primäre Valgisation versorgt worden waren und bei 12 primär außerhalb operierten Patienten erfolgte im gleichen Zeitraum in einem Zweiteingriff eine sekundäre Valgisation nach einem Schenkelhalsbruch. Zugrunde lagen 12 Garden Grad 3- und 5 Garden Grad 4- oder 12 Pauwels Grad 2- sowie 7 Grad 3-Frakturen. Vorausgegangen waren 4 x Schraubenosteosynthesen, 8 x 130-Grad Winkelplattenosteosynthesen und 5 x Nagelungen mit Lamellennägeln und 2 x Stabilisierungen mit einer DHS und Zugschraube. Die wesentlichen Versagensgründe waren 8 mal eine unzureichende Reposition bei dorsaler Trümmerzone und 3 mal ein falsch positioniertes Implantat neben der ungünstigen biomechanischen Situation vom Frakturtyp her.

Die sekundäre Valgisation erfolgte bei 7 Patienten und sekundär innerhalb von 3 Monaten nach Erstoperation und bei 12 Patienten später immer wegen einer verzögerten Frakturheilung bzw. wegen einer manifesten Pseudarthrose.

Die Patienten wurden 1992 zur Nachuntersuchung einbestellt. In der Gruppe der primären Valgisationen lagen bei allen Patienten Nachuntersuchungdaten von 24 Monaten und mehr nach der Operation vor. Bei den Patienten mit sekundärer Valgisation war 1 Patient verstorben, ein weiterer war im Finalstadium eines Karzinomleidens. Von 17 Patienten lagen Nachuntersuchungsdaten von 24 und mehr Monaten nach der Reoperation vor.

Bei der Nachuntersuchung wurden der Hüftindex nach MERLE D'AUBIGNE, die Beinlänge, die Beinachse, eine Muskelminderung und der röntgenologische Befund hinsichtlich Frakturheilung, Osteotomieheilung und Kopfnekrose (partiell o. komplett) erfaßt. Weiterhin wurde nach weiteren Eingriffen (ME, Totalendoprothesenimplantation u. a.) gefragt.

Ergebnisse

Bei den nachuntersuchten Patienten beider Gruppen waren keine wesentlichen Unterschiede in der Alters- und Geschlechtsverteilung vorhanden. Die übrigen Nachuntersuchungsparameter sind in der Tabelle 2 gegenübergestellt.

Der Hüftindex zeigt auf, daß die Beweglichkeit bei den Patienten mit sek. Valgisationen besser ist. Bedingt durch eine Sinterung im Frakturbereich am Schenkelhals kommt es bei dieser Gruppe jedoch zu einer Beinverkürzung, die auch durch die Valgisation nicht ausgeglichen werden konnte. Bei den Patienten mit einer primären Valgisation bleibt der verlängernde Effekt der Valgisation auch nach der Heilung der Fraktur noch nachweisbar. In dieser Gruppe sind auch Valgusfehlstellungen der Beinachse durch eine zu geringe bis fehlende Lateralisation des Schaftes zu vermerken. Drehfehler des Beines und Muskelminderung unterscheiden sich nicht. Röntgenologisch ist bei den sekundär valgisierten Patienten in einem Fall der Durchbau der Pseudarthrose nach Umstellung ausgeblie-

Tab. 2

	primäre Valgisation	sekundäre Valgisation
Anzahl	10	17
Hüftindex		
Beweglichkeit	4.2	5.5
Gehvermögen	5.5	6
Schmerz	5.5.	5.5.
Beinlänge	5.5	- 1,5.
Beinachse	2 x genu valgum	alle gerade
Muskelminderung	- 1 cm (5)	- 1 cm (4)
Drehfehler	2 x Aro	1 x Aro
Röntgen		
Fraktur geheilt	10/10	16/17
Osteotomie geheilt	10/10	17/17
Kopfnekrose komplett	2/10	4/17
Kopfnekrose partiell	1/10	2/17
sekundäre TEP	1	3

ben (spätsekundäre Umstellung). Die übrigen erfaßten Parameter unterscheiden sich nicht. Nachfolgeeingriffe sind bei den sekundär valgisierten Patienten häufiger, diese Zahl ist jedoch mit Vorsicht zu bewerten, da bei den jüngeren Patienten die Indikation zur Totalendoprothese zurückhaltend gestellt wird.

Diskussion

Die Komplikationsrate in dem vorgestellten Krankengut ist als gering anzusehen. Die Außenrotationsfehlstellungen und das Genu valgum sind bei der primären Valgisation häufiger. Dafür ist sicher der technisch schwierigere Eingriff, auch wenn er in der Regel nur vom Erfahrenen ausgeführt wird, verantwortlich. Bei den Rotationsfehlstellungen ist auf das von GANZ 1991 beschriebene Impingement des Schenkelhalses am Acetabulumrand hinzuweisen. Die gefundenen Beinlängendifferenzen sind ohne Mühe auszugleichen.

Das funktionelle Ergebnis zeigt beim Hüftindex bei sekundären Valgisationen eine bessere Beweglichkeit an. Dies ist mit dem geringeren Weichteiltrauma durch den kleineren Eingriff zu erklären.

Die Reeingriffsrate ist bei beiden Gruppen ähnlich und im wesentlichen von der Kopfnekrose und den dadurch ausgelösten Schmerzen bedingt. Hier ist bei noch längerer Nachbeobachtungszeit noch eine Veränderung möglich.

Zusammenfassend führt die primäre Valgisation zwar zu einer verringerten Rate an Reeingriffen auf die primäre Versorgung bezogen, in unserem Krankengut hätten 7 Reoperationen vermieden werden können. Ihr Nachteil ist jedoch in dem schlechteren funktionellen Ergebnis und der Notwendigkeit, einen sehr erfahrenen Operateur zur Verfügung haben zu müssen, zu sehen.

Aus diesen Gründen ist der sekundären Valgisation bei der Schenkelhalsfraktur nach wie vor der Vorzug zu geben. Die Indikation zur primären Valgisation ist dem erfahrenen Operateur bei einem biomechanisch ungünstigen Bruchlinienverlauf und einer dorsalen Trümmerzone vorbehalten. Damit kann möglicherweise der sonst fällige Reeingriff wegen sekundärer Dislokation und Pseudarthroseentwicklung vermieden werden. Die Rate an Kopfnekrosen läßt sich nicht senken.

Literatur

(1) ALHO, A., MOLSTER, A., RAUGSTAD, T.S., MEDBY, P.C., STRAY, O.: Sliding of the compression hip screw in femoral neck fractures. J. Orthop. Trauma, 1, 293-297, 1987

(2) BALLMER, F.T., BALLMER, P.M., MAST, J.W., GANZ, R.: Results of repositioning osteotomies in delayed healing or pseudarthrosis of the proximal femur. Unfallchirurg. 95, 511-517, 1992

(3) BRAUN, W., RÜTER, A., WIEDEMANN, M., KISSING, F.: Hüftkopferhaltende Therapie bei medialen Schenkelhalsfrakturen. Unfallchirurg. 94, 325-330, 1991

(4) DORAN, A., EMERY, R.J., RUSHTON, N., THOMAS, T.L.: Hook-pin fixation of subcapital fractures of the femur: an atraumatic procedure? Injury 20, 368-370, 1989

(5) GARDEN, R.S.: Malreduction and avascular necrosis of the femoral head. J. Bone Joint Surg. 53-B, 183, 1971

(6) GANZ, R., BAMERT, P., HAUSNER, P., ISLER, B., VREVC, F.: Cervico-acetabular impingement after femoral neck fracture. Unfallchirurg. 94. 172-175, 1991

(7) IMHOFF, M., GAHR, R., SADR, I.: Late results of surgical management of medial femoral neck fractures by spongiosa traction screws. Aktuel. Traumatol. 18, 265-267, 1988

(8) MADSEN, F., LINDE, F., ANDERSEN, E., BIRKE, H., HVASS, I., POULSEN, T.D.: Fixation of displaced femoral neck fractures. A comparison between sliding screw plate and four cancellous bone screws. Acta-Orthop-Scand. 58, 212-216, 1987

(9) PAUWELS, F.: Atlas zur Biomechanik der gesunden und kranken Hüfte. Springer Verlag, Berlin, Heidelberg, New York, 1973

(10) PENSCHUCK, C., ZILCH, H., BRENNER, M.: Langzeitergebnisse der Druckosteosynthese mit drei AO-Spongiosa-Schrauben. Unfallchirurgie 8, 33-40, 1982

(11) MÜLLER, M. E., ALLGÖWER, M., SCHNEIDER, R., WILLENEGGER, H.: Manual of internal fixation. Springer Verlag, Berlin, Heidelberg, New York, 1991

(12) RENZ, N., RUEDI, T., LEUTTENEGGER, A.: Emergency screw osteosynthesis of femoral neck fractures. Z. Unfallchir. Versicherungsmed. 84, 154-158, 1991

(13) RESCH, H., SPERNER, G.: Vergleichende Ergebnisse komprimierender und nicht komprimierender Operationsmethoden nach medialer Schenkelhalsfraktur. Unfallchirurgie 13, 308-314, 1987

(14) ROTOLO, F., GALMARINI, V., ZANASI, L.: Osteosynthesis of fractures of the femoral neck by nail-plate, screws and valgus osteotomy. Ital. J. Orthop. Traumatol. 15, 331-337, 1989

Valgisierende Umstellungsosteotomien bei instabilen Frakturen des coxalen Femurendes

J. M. Rueger • M. Richter • P. Konold • A. Pannike

Zusammenfassung

Es wird über 92 Patienten (Durchschnittsalter: 76,9 A) berichtet, die in einem Zeitraum von 7,75 Jahren an der Klinik für Unfallchirurgie des Universitätsklinikums Frankfurt aufgrund einer instabilen pertrochantären Femurfraktur mit einer Valgisationsosteotomie und 130°-Winkelplattenosteosynthese operativ stabilisiert wurden. Postoperativ traten als Komplikationen in 4,3% revisionsbedürftige Wundhämatome auf, drei (3,3%) der Behandelten entwickelten chirurgisch anzugehende Wundinfektionen. Die Rate der implantatbezogenen Komplikationen betrug 14,1%. Sechzehn (17,4%) der Patienten verstarben während des stationären Aufenthaltes. Nach 20 Tagen waren 77,2% aller überlebenden Patienten gehfähig. Die Qualität der von uns benutzten operativen Stabilisierungsmethode im Vergleich zu den alternativen Verfahren (DHS, Gamma-Nagel) wird diskutiert.

Einleitung

Instabile pertrochantäre Femurfrakturen (EVANS 1949), d.h. die A 2 Frakturen des Segmentes 31 nach der AO/ASIF-Klassifikation (MÜLLER 1990), sind in der Regel Frakturen hochbetagter Menschen. Kennzeichnend für diesen Frakturtyp ist, daß es zu dem Auftreten einer dorsomedialen Trümmerzone im Calcar-/Trochanter minor-Bereich kommt. Diese Trümmerzone verhindert nach 'anatomischer Reposition' eine Krafteinleitung in den Femur über den Adam-Bogen.

Kennzeichnend für den Patienten mit solch einer Fraktur ist, daß er multimorbide und postoperativ meistens nicht in der Lage ist, die betroffene Extremität auch nur vorübergehend zu entlasten.

Operative Versorgungsmethoden solcher Brüche, die nicht zu einer 'Rekonstruktion' des krafteinleitenden Knochenteiles führen, können daher bei der frühzeitigen Belastung der Extremität eine Überforderung der für diese Frakturtypen empfohlenen Implantate (Ender-Nägel, DHS, Gamma-Nagel, 130°-Winkelplatte) bewirken. In der Folge kommt es dann nicht nur zu einem Sintern der Fragmente mit unbefriedigendem radiologischen Ergebnis, sondern auch ein Ausbrechen der im Femurkopf/Schenkelhals liegenden Implantate ist möglich.

Zur Lösung für dieses für die ender-Nagelung und die 130°-Winkelplatten-Osteosynthese lange bekannten potentiellen Problems werden einerseits die neueren Implantate (DHS, Gamma-Nagel) empfohlen, andererseits steht mit der bereits 1967 von DIMON beschriebenen 'valgisierenden Umstellungsosteotomie' (Modifikationen von STÜHMER 1975; MISCHKOWSKY 1985; KONOLD 1989), eine sichere, die Fraktur stabilisierende Methode zur Verfügung.

Die Prinzipien dieser Operationsmethode beinhalten:
- die Resektion der dorsomedialen Trümmerzone,
- die Valgisation des proximalen Schenkelkopf/Schenkelhalsfragmentes,
- die Fixierung mit einer 130°-Winkelplatte,

- die Medialisation des distalen, osteotomierten Hauptfragmentes unter das proximale Hauptfragment und
- die Trochanter major-Zuggurtung.

Dies führt zu einer sofort voll belastbaren unteren Extremität und erlaubt eine frühzeitige Mobilisierung der Patienten. Unsere Erfahrungen mit der Methode und Ergebnisse sollen in der Folge dargestellt und mit der Literatur zu den Alternativverfahren (DHS/Gamma-Nagel) diskutiert werden.

Beobachtungsgut und Methodik

Vom 1.7.1986 bis zum 30.3.1993 wurden an der Klinik für Unfallchirurgie des Universitätsklinikums Frankfurt am Main 221 per- und per-/subtrochantäre Frakturen operativ behandelt. 124 dieser Frakturen entsprachen nach der AO-Klassifikation dem Typ A 2 mit seinen Subtypen und wurden mit einer valgisierenden Aufrichtungsosteotomie stabilisiert.

Geschlecht, Altersverteilung, Patienten:

Von 124 Patienten mit instabilen pertrochantären Femurfrakturen waren 28 männlich und 96 weiblichen Geschlechts. Das Durchschnittsalter der Männer betrug 73,0 Jahre, das der Frauen 80,8 Jahre.

Im folgenden wird über 92 Patienten, mindestens 60 Jahre oder älter, berichtet.

Als häufigste Unfallursache fand sich bei 71 (77,2%) der 92 Patienten ein häuslicher Sturz, 10 (10,9%) der Patienten waren aus einem Bett oder von einem Stuhl gefallen, nur 11 (12,0%) der Verletzten hatten sich die Fraktur außerhalb der Wohnung zugezogen.

Begleitverletzungen fanden sich bei insgesamt 12 (13,0%) der Patienten.

Nach der Einlieferung in das Krankenhaus wurden die in Tabelle 1 aufgeführten Vorerkrankungen diagnostiziert.

Tab. 1: Vorerkrankungen bei den Patienten (n = 92; mehrfache Nennungen möglich)

	Anzahl	in%
ZNS	42	45,7
Demenz	30	
Ischämie (Z. n. Apoplex, TIAs, Synkopen)	8	
Andere (Epilepsie, Parkinson, Z.n. SHT und hypox. Hirnschaden)		
Kardiovaskulär	46	50
(Hypertonie, KHK, Herzinsuffizienz, Rhythmusstörungen)		
Pulmonal	6	6,5
(Emphysem, Asthma bronchiale, Lungenmetastasen)		
Metabolisch	34	37
Diabetes mellitus	20	
Schilddrüsendysfunktion	4	
Renal: Niereninsuffizienz, Stauungsniere	8	
Hepatisch: Insuffizienz, Leberfiliae	2	
Gastrointestinal	9	9,8
(Z. n. Resektion, Blutungen, M. Crohn)		
Psychiatrische Erkrankungen	2	2,2
Die Mobilisierung erschwerende Behinderungen	11	12
(Arthrose versch. Gelenke, rheumat. Arthritis u.ä.)		
Maligne Neoplasien	9	9,8
Stark reduzierter Allgemeinzustand	3	3,3

Operation:
Die Zeit von der Aufnahme bis zur Operation betrug durchschnittlich zwei Tage. Die operative Versorgung erfolgte entsprechend der in der Einleitung aufgeführten Prinzipien. Die Operationsdauer betrug durchschnittlich 106 min (kürzeste OP: 33 min; längste OP: 245 min). Erythrozytenkonzentrate bzw. Vollblutkonserven wurden durchschnittlich drei pro Patient benötigt.

Ergebnisse

Von den 92 operierten Patienten verstarben 16 (17,4%) während der stationären Behandlung. Als Todesursache fand sich bei sechs (6,5%) Patienten eine kardiopulmonale Dekompensation; jeweils zweimal (2,2%) wurden ein Apoplex oder eine Pneumonie nachgewiesen. Zwei (2,2%) Todesfälle waren auf tiefe Infekte zurückzuführen, in vier (4,3%) Fällen blieb die Todesursache unbekannt.

Komplikationen der Wundheilung (Hämatom/Infekt):
Bei insgesamt sieben (7,6%) der 92 Operierten fanden sich Wund-Hämatome. Weiterhin traten fünf (5,4%) Infektionen auf, davon zwei (2,2%) tiefe Knocheninfekte, die Revisionen notwendig machten.

Implantat betreffende Komplikationen:
In Tabelle 2 sind alle - insgesamt 13 (14,1%) - Früh- und Spätkomplikationen, die dem Implantat bzw. der Methode potentiell anzulasten sind, aufgeführt.

Mobilisierung/Entlassung:
Von den 76 Patienten, die aus unserer Klinik entlassen wurden, konnten 17 (22,8%) nicht ausreichend mobilisiert werden. Abbildung 1 zeigt jedoch, daß nach acht Tagen 72,3% und innerhalb von 20 Tagen der Rest der mobilisierbaren Patienten gehfähig wurden.

Klinisches Ergebnis:
Die Bestimmung des CCD-Winkels zum Zeitpunkt der Entlassung aus dem Krankenhaus zeigte durchschnittlich einen Wert von 165° (155° bis 175°). Eine Beinlängendifferenzmessung wurde nicht durchgeführt. Klinisch sichtbare Rotationsfehler wiesen 7 (7,6%) der 92 Operierten am Entlassungstag auf.

Tab. 2: Implantat betreffende Komplikationen (n = 13 [14,1 %] von 92)

Intraoperativer Verfahrenswechsel (TEP)	2
wegen Herausschlagen der Klinge	
Perfor. bzw. Dislok. d. prox. Klingenendes in das Hüftgelenk post OP	4
Ohne funktionelle Einschränkung und ohne Ind. zur operativen Revision	1
Zweiteingriff: ME und Rewinkelplattenosteosynthese	1
Zweiteingriff: ME und TEP	2
Ausreißen der Platte post OP	3
Zweiteingriff: ME und Neuplazierung	1
Zweiteingriff: ME und TEP	1
Kein Eingriff wegen hohen Alters und reduziertem AZ	1
Implantatbruch	2
Zweiteingriff: ME und Rewinkelplattenosteosynthese	1
Zweiteingriff: Reosteosynthese mit 95° WP	1
Pseudarthrosenbildung	2
keine Revision und späterer Implantatbruch	1
Zweiteingriff: ME und TEP	1

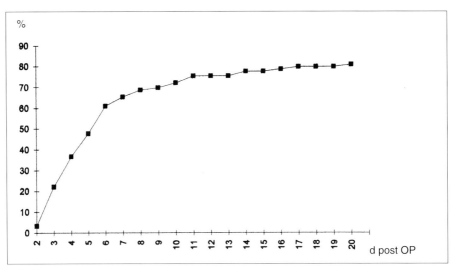

Abb. 1: Erfolg der Mobilisierung bei den Patienten (n = 92, Gehfähigkeit [Y-Achse: Mobilisierte Patienten in %]).

Diskussion

Aufgrund biomechanischer Überlegungen (FRIEDL 1993) erscheint es bei instabilen pertrochantären Femurfrakturen anstrebenswert, die dorsomediale Calcar-Trümmerzone zu entfernen, da nur nach ihrer Resektion und dem valgisierenden Aufeinanderstellen der Hauptfragmente die Aufnahme der Kraft und deren Ein-/Fortleitung in den Femur nach distal durch den körpereigenen Knochen und nicht durch das Implantat erfolgt. Die dafür notwendige Operationstechnik wird einhellig von allen Autoren (STÜHMER 1975; MISCHKOWSKY 1985; KONOLD 1989; RUEGER 1989) als anspruchsvoll beschrieben. Komplikationsträchtig ist die Tatsache, daß in der Regel keine Rückzugsmöglichkeiten mehr bestehen, wenn die Klinge beim Einschlagen in das Schenkelhalsfragment mehr als einmal fehlplaziert wird, da sie in der Folge im Kopf-/Halsfragment nicht mehr mit ausreichender Sicherheit fassen kann (BONNAIRE 1992). Weiterhin besteht die Gefahr der intraoperativen Fixierung eines Rotationsfehlers im Fraktur-/Osteotomiebereich und ein Ausreißen der Platte am proximalen Ende des distalen Hauptfragmentes - postoperativ, unter der Vollbelastung durch den Patienten -, jedoch können diese Komplikationen, bei Beherrschung der Technik, nahezu immer vermieden werden.

Unsere durchschnittliche Operationszeit von 106 min erscheint beim Vergleich der Zeiten, die in der Literatur für die Implantation eines Gamma-Nagels bzw. einer DHS angegeben werden, hoch. Gamma-Nagel: minimale Zeit 30,0 min (HALDER 1992); Maximum: 80 min (LINDSEY 1991). Kürzeste Zeit DHS: 53,2 min (LEUNG 1992), längste: 97,0 min (KWASNY 1991). Dabei geht aus den letztgenannten Zeitangaben nicht hervor, ob die präoperative Lagerungszeit in die Gesamtzeitangabe mit eingeht; solche Vorbereitungszeiten fallen bei der von uns angewandten Methode nicht an.

Die von uns beobachtete Zahl von Infekten, die eine Revision notwendig machten (3,3%), ist kleiner/gleich der Infektionsraten, die in der Literatur bei der Behandlung von greisen Patienten mit instabilen pertrochantären Femurfrakturen, unabhängig vom verwendeten Verfahren/Implantat, angegeben werden (KWASNY 1991; BONNAIRE 1992; HEINZ 1992). Auch die Zahl der postoperativ zu entlastenden Hämatome (4,3% unserer Patienten) unterscheidet sich nicht von den Berichten anderer Autoren, die mit einem offenen Verfahren stabilisierten (BONNAIRE 1992; DESJARDINS 1993).

Eine Gesamtzahl von 14,1% potentiell dem Implantat anzurechnender Früh- und Spätkomplikationen (siehe oben: Tabelle 2) ist hoch. Von DESJARDIN (1993) wird jedoch bei identischer Indikation für das gleiche Verfahren bei 52 Patienten eine Komplikationsrate von 15,4% und 11,5% (57 Patienten) bei der Verwendung einer DHS berichtet. Mit der Gamma-Nagelung, als gedecktem Verfahren, sind weiterhin potentielle Probleme verbunden, die in einem hohen Prozentsatz - 8,6% (Heinz 1992) - zu intraoperativen Komplikationen führen können bzw. zusätzliche Maßnahmen erforderlich machen (siehe dagegen Tabelle 2: nur zwei [2,2%] intraoperative Verfahrenswechsel bei unseren Patienten). Implantatbezogene Probleme der DHS: (KWASNY 1991; Bonnaire 1992); implantatbezogene Probleme des Gamma-Nagels: (LINDSEY 1991; HALDER 1992; LEUNG 1992).

Schlußfolgerung

Die valgisierende Umstellungsosteotomie mit Stabilisierung durch eine 130°-Winkelplatte bei instabilen pertrochantären Femurfrakturen des alten Menschen ist ein anspruchsvolles Verfahren, das - soweit der Vergleich mit der Literatur es erlaubt - bei adäquater Durchführung zumindest ebenso gute Ergebnisse wie die alternativen Methoden - DHS, Gamma-Nagel - hervorbringt.

Der große Vorteil, der mit dieser Operationstechnik verbunden ist, ist in der Schaffung einer durch körpereigenen Knochen aufgebauten Krafteinleitungsmöglichkeit von der Hüfte in den proximalen Femur zu sehen. Dies erlaubt eine sofortige Vollbelastung, unmittelbar postoperativ. Eine Ent- oder Teilbelastung der Osteosynthese ist nicht erforderlich.

Literatur

(1) BONNAIRE, F., GÖTSCHIN, U., KUNER, E.H.: Früh- und Spätergebnisse nach 200 DHS-Osteosynthesen zur Versorgung pertrochanterer Femurfrakturen. Unfallchirurg. 95, 246-253, 1992

(2) DESJARDINS, A.L., ROY, A., PAIEMENT, G., FEDLOW, F., DESLOGES, D., TURCOTTE, R.E.: Unstable intertrochanteric fractures of the femur. J. Bone Jt. Surg. 75-B, 445-447, 1993

(3) DIMON, J.H., HUGHSTON J.C.: Unstable intertrochanteric fractures of the hip. J. Bone Jt. Surg. 49-A, 440-450, 1967

(4) EVANS, E.M.: The treatment of trochanteric fractures of the femur. J. Bone Jt. Surg. 31-B, 190-203, 1949

(5) FRIEDL, W., GÖHRING, U.: Biomechanische Untersuchung zur Gamma-Nagel-Osteosynthese bei Per- und Subtrochanteren Femurosteotomien. 12. Steglitzer Unfalltagung. dieser Band, 188-191

(6) HALDER, S.C.: The gamma nail for peritrochanteric fractures. J. Bone Jt. Surg. 74-B, 340-344, 1992

(7) HEINZ, T., VECSEI, V.: Der Gammanagel. Ein neues Implantat zur Versorgung hüftgelenksnaher Frakturen. Akt. Traumatol. 22, 163-169, 1992

(8) KONOLD, P., CEBULLA, M., RUEGER, J.M., PANNIKE, A.: Aufrichtungsosteotomie per- und subtrochantärer Femurfrakturen. Unfallchirurgie 15, 6, 289-294, 1989

(9) KWASNY, O., FUCHS, M.: Die dynamische Hüftschraube zur Versorgung von per- und subtrochantären Oberschenkelfrakturen. Unfallchirurg. 94, 430-435, 1991

(10) LEUNG, K.S., SO, W.S., SHEN, W.Y., HUI, P.W.: Gamma nails and dynamic hip screws for peritrochanteric fractures. J. Bone Jt. Surg. 74-B, 345-351, 1992

(11) LINDSEY, R.W., TEAL, P., PROBE, R.A., RHOADS, D., DAVENPORT, S., SCHAUDER, K.: Early experience with the gamma interlocking nail for peritrochanteric fractures of the proximal femur. J. Trauma 31, 12, 1649-1657, 1991
(12) MISCHKOWSKY, T., RUF, W.: Die aufrichtende Umstellungsosteotomie zur Behandlung instabiler pertochanterer Femurfrakturen. Chirurg. 56, 1, 25-29, 1985
(13) MÜLLER, M.E., NAZARIAN, S., KOCH, P., SCHATZKER, J.: The comprehensive classification of fractures of long bones. Springer, Berlin, Heidelberg, New York, 1990
(14) RUEGER, J.M., KONOLD P., WINDOLF, J., PANNIKE, A.: Indikation, Technik, Komplikationen bei valgisierenden Umstellungsosteotomien bei instabilen Frakturen des coxalen Femurendes. Hefte Unfallheilkunde 207, 105-106, 1989
(15) STÜHMER, G., PELET, D.: Die Behandlung der pertrochanteren Femurfrakturen mit Winkelplatte. Mschr. Unfallheilk. 78, 341-353, 1975

Die posttraumatische Korrekturosteotomie am proximalen Femur

H. Schmelzeisen • R. Mährlein

Zusammenfassung
Bei der Korrekturosteotomie am proximalen Femur sind bei gegebener Indikation und korrekter Durchführung der Osteosynthese günstige Ergebnisse zu erzielen. Verbliebene Fehlstellungen finden sich im vertretbaren Bereich und können nicht immer vermieden werden. Gleiches gilt für lokale (Hämatom) und allgemeine (Thromboembolie) Komplikationen.

Einleitung
Die Verfestigung in Fehlstellung und die verbliebene Pseudarthrose des Schenkelhalses sind die häufigsten lokalen Komplikationen nach Frakturen am coxalen Femurende, wenn man die posttraumatische Hüftkopfnekrose unberücksichtigt läßt. Die muskuläre Situation im pelvitrochantären Bereich erschwert Reposition und Retention, die korrekte Einstellung physiologischer Achsenverhältnisse (CCD, AT, Rotationsposition) kann auch dem erfahrenen Operateur mißlingen. Die avaskuläre Hüftkopfnekrose endet üblicherweise mit dem endoprothetischen Ersatz des Gelenkes. Um so wichtiger ist es, die Korrekturmöglichkeiten bei allen anderen Fehlstellungen optimal auszuschöpfen. Die Krafteinleitung am coxalen Femurende muß daher besonders berücksichtigt werden. Durch die Exzentrizität von Schenkelhalsachse und Belastungsrichtung entstehen Zug- und Druckkräfte, deren Richtung durch die Architektonik der Knochenbälkchen wesentlich bestimmt werden, also nicht allein den klassischen, physikalischen Gesetzen folgen.

Material und Methode
In einem Zwölfjahreszeitraum (1.1.81 - 31.12.92) wurden insgesamt 206 Korrektureingriffe am proximalen Femur durchgeführt, davon 101 Osteotomien nach vorausgegangener Osteosynthese, 72 Hüftprothesen als Sekundäreingriffe und 33 korrigierende Osteosynthesen nach typischen orthopädischen Eingriffen (Tab. 1).

Tab. 1

	n
Osteosynthese → Osteotomie	101
Osteosynthese → HTP	72
Reosteosynthese, orthopäd. Indikation	33
	206

Die posttraumatischen Fehlstellungen, die korrekturbedürftig waren, wurden entsprechend der Korrekturrichtung aufgelistet. Erwartungsgemäß waren mehrheitlich Valgisierungen notwendig, da die instabile Situation durch die mediale Krafteinleitung zur varischen Fehlstellung führt. Relativ häufig mußten Derotationsosteotomien vorgenommen werden, zum einen durch primär nicht stabile, intramedulläre Osteosynthesen, zum anderen durch Fehlfixierung beim Ersteingriff, häufig durch Marknagelung, manchmal auch durch Plattenosteosynthese.
Kombinierte Korrekturen waren überwiegend notwendig nach Varus- und Außenrotationsfehlstellungen, am häufigsten verursacht durch instabile intramedulläre Fixie-

rung mit sekundärer Dislokation, aber auch nach primärer Fehlfixierung durch Plattenschraubenosteosynthesen. Die verhältnismäßig seltenen Varisationsosteotomien resultierten aus primären Überkorrekturen nach Schenkelhalsfrakturen und partiellen, posttraumatischen Hüftkopfnekrosen (Tabelle 2).

Tab. 2: Korrekturosteotomie Femur proximal (n = 101)

	n
Valgisation	52
Varisation	11
Derotation	21
Kombinierte Korrektur	17

Ergebnisse und Komplikationen

Bei sämtlichen Osteotomien (n = 101) konnte die knöcherne Verfestigung im Osteotomie- bzw. Pseudarthrosebereich erreicht werden. Korrekturdefizite ergaben sich in 4 Fällen (3,96%), dreimal bei nicht komplett gelungener Valgisierung, einmal in nicht ausreichender Rotationskorrektur (siehe Tabelle 3).

Hämatome mußten in drei Fällen operativ ausgeräumt werden. Infektionen traten nicht auf.

Zu thromboembolischen Infektionen kam es in sechs Fällen (keine tödliche Lungenembolie), trotz konsequenter mechanischer, medikamentöser Prophylaxe im gesamten Behandlungsbereich.

Tab. 3: Korrekturosteotomie Femur proximal (n = 101)

Ergebnisse und Komplikationen	n	%
Osteotomie fest	101	100
Korrekturdefizit		
Valgus → 15	3	} 3,96
Rotation → 10	1	
Hämatomausräumung	3	2,97
Infektion	0	0
Thromboembolie	6	5,5

Infektionen

Analyse verschiedener Operationsverfahren bei infizierten Hüfttotalendoprothesen mit begleitender Osteomyelitis

R. Ketterl • W. Wittwer • B. Stübinger

Zusammenfassung

Auf der Abteilung für Unfall- und Wiederherstellungschirurgie des Kreiskrankenhauses Traunstein erfolgte für die Jahre 1976 bis 1986 retrospektiv und seit 1987 prospektiv eine Analyse der Reinfektionsrate, der Mortalitätsrate und der Spätergebnisse der operativen Behandlung bei infizierter Hüfttotalendoprothese mit begleitender Osteomyelitis. Die niedrigste Reinfektions- und Mortalitätsrate zeigte sich bei zweizeitigem Vorgehen mit Prothesenexplantation, Débridement und Antibiotikumketteneinlage in erster Sitzung und Prothesenreimplatation maximal 4 Wochen später ("frühe" Reimplantation). Die Spätergebnisse bei früher Reimplantation wiesen im Vergleich zu den anderen beiden Behandlungsgruppen (pri-märe Reimplantation und verzögerte Reimplantation mehr als 4 Wochen nach Explantation) keine signifikanten Unterschiede auf. Wegen der niedrigsten Komplikationsrate wird am Kreiskrankenhaus Traunstein heute das zweizeitige Vorgehen mit Reimplantation 7 - 14 Tage nach Explantation bevorzugt.

Einleitung

Beim alloarthroplastischen Hüftgelenksersatz stellt die Infektion die ernsteste Komplikation hinsichtlich Morbidität, Mortalität und Behandlungskosten dar. Die Häufigkeit von Infektionen nach Erstimplantation einer TEP des Hüftgelenkes wird zwischen 0,5 und 1% angegeben (CHARNLEY 1972, MELTON 1982, SALVATI 1982). Eine wesentlich höhere Infektionsrate ist nach Revisions- oder Wechseloperationen des Kunstgelenkes nachzuweisen (HUNTER 1979, PELLICCI 1981).

Die vorgeschlagenen therapeutischen Richtlinien im Falle einer infizierten Hüft-TEP reichen von der einzeitigen Austauschoperation bis hin zur Schaffung einer Girdlestone Resektionshüfte. Die Resektionsarthroplastik war nach Literaturangaben das häufigst angewandte Verfahren. Dadurch kann eine Infektbeherrschung sowie eine Minderung der oft deutlichen Schmerzen erreicht werden. Es verbleibt jedoch ein Verlust an Stabilität und Belastbarkeit der betroffenen Hüfte, was zu einer Unzufriedenheit der Patienten mit der eingetretenen Situation und zu einer Verlagerung der Schmerzsymptomatik führt (BITTAR 1982, BOURNE 1984, MAC ELWAINE 1984). Wir betrachten daher die Schaffung einer Girdlestone Resektionshüfte nur in Ausnahmefällen als gerechtfertigt.

Ein schmerzfreies, stabiles und funktionsfähiges Gelenk kann nur durch die Reimplantation einer TEP erreicht werden, so daß vielerorts ein erneuter prothetischer Gelenkersatz angestrebt wird (HUNTER 1979, INMAN 1984, JAMES 1982). BUCHHOLZ und Mitarbeiter (1981) berichteten, daß durch eine einzeitige Austauschoperation die Infektion in 77% der Fälle erfolgreich behandelt werden konnte und die Betroffenen sofort ein gutes funktionelles Resultat erreichten. Durch zusätzliche Austauschoperationen war eine Erhöhung der Erfolgsrate auf 90% möglich. Ähnliche Ergebnisse werden von CARLSON (1978) berichtet.

An unserer Klinik konnten wir diese excellenten Therapieergebnisse nicht erzielen, weshalb wir ein zweizeitiges Vorgehen mit einer Reimplantation einer Hüfttotalendoprothese so früh wie möglich bevorzugen. Durch die frühe Reimplantation nach Infektberuhigung kann die Immobilisationsdauer der Patienten verkürzt und dadurch die Risiken für die oft alten und mit einer Reihe von Risikofaktoren behafteten Patienten reduziert werden.

Durch die Analyse von verschiedenen Vorgehensweisen bei infizierter TEP hinsichtlich Infektionsbeherrschung und Komplikationen führten wir eine kritische Bewertung des an unserer Klinik bevorzugten zweizeitigen Vorgehens mit frühzeitiger Reimplantation durch.

Patienten und Methoden

In einer retrospekiven Studie für den Zeitraum 1976 bis 1986 und einer ab 1987 prospektiv durchgeführten Untersuchung wurden 332 Patienten mit infizierten Hüfttotalendoprothesen operativ behandelt. Die Patienten wurden hinsichtlich des therapeutischen Erfolges sowie der funktionellen und radiologischen Spätresultate ausgewertet. Es handelte sich um 193 Frauen und 139 Männer mit einem Durchschnittsalter von 75,2 Jahren. In 21 Fällen führten wir eine einzeitige Austauschoperation durch. Bei 229 Patienten erfolgte ein zweizeitiger Prothesenwechsel mit frühzeitiger Reimplantation (bis zu 4 Wochen nach Entfernung der infizierten und gelockerten Hüfttotalendoprothese sowie nach Débridement; durchschnittliche Zeitdauer bis zur Reimplantation 2,1 Wochen). Ein zweizeitiges Vorgehen mit Reimplantation nach mehr als 4 Wochen (durchschnittliches Intervall 12,7 Wochen) war bei 55 Patienten ausgeführt worden, während in 27 Fällen eine Girdlestone Resektionshüfte resultierte.

Für die Nachuntersuchungen wurde ein Bewertungsschlüssel nach PELLICCI (1985) angewandt. Der durchschnittliche Untersuchungszeitraum betrug 47 Monate nach der jeweiligen Operation. Bei diesem Bewertungsschlüssel werden funktionelle und radiologische Kriterien herangezogen, wobei für jeden Parameter eine maximale Punktzahl von 10 erreicht werden kann.

Einzelne Parameter:

Gehfähigkeit	0 - 10 Punkte
Gelenksbeweglichkeit	0 - 10 Punkte
Muskeltonus und -führung	0 - 10 Punkte
Schmerz	0 - 10 Punkte
Röntgenbefund am Acetabulum	0 - 10 Punkte
Röntgenbefund am Femurschaft	0 - 10 Punkte

Die einzeln erreichten Punktzahlen werden addiert und als Gesamtergebnis wie folgt bewertet:

excellent	51 - 60 Punkte
gut	41 - 50 Punkte
zufriedenstellend	31 - 40 Punkte
schlecht	30 oder weniger Punkte.

Ausgehend von den Ergebnissen der retrospektiven Untersuchung führen wir abgesehen von speziellen Einzelfällen den zweizeitigen Prothesenaustausch mit früher Reimplantation durch. Dieses Vorgehen wurde im Zeitraum 1976-1992 bei 229 Patienten (135 Frauen, 94 Männer, Durchschnittsalter 75,1 Jahre) angewandt. Wir haben diese Patienten zusätzlich hinsichtlich ihrer Reinfektionsrate in bezug auf den Behandlungszeitraum und dem Zeitpunkt der Reimplantation ausgewertet.

Ergebnisse

Die 3 Untersuchungsgruppen waren hinsichtlich Alter, Geschlechtsverteilung und begleitenden Erkrankungen nicht unterschiedlich.

Die durchschnittliche Krankenhausaufenthaltsdauer war 31 Tage in der Gruppe mit einzeitigem Prothesenaustausch und damit ähnlich lang für die Gruppe mit zweizeitigem Prothesenwechsel und früher Reimplantation (33 Tage). Im Gegensatz dazu war beim zweizeitigem Vorgehen mit verzögerter Reimplantation eine mit 65 Tagen deutlich längere Hospitalisationsdauer notwendig (Tab. 1).

Die Mortalitätsrate war bei den Patienten mit einzeitigem Prothesenaustausch mit 9% und bei den Patienten mit zweizeitigem Vorgehen und verzögerter Reimplantation mit 11% ausgesprochen hoch. Die Ergebnisse beim zweizeitigem Vorgehen und früher Reimplantation waren deutlich besser (Tab. 1).

Eines der wichtigsten Kriterien für die Beurteilung des Behandlungserfolges bei infizierten Hüfttotalendoprothesen ist die Reinfektionsrate. Während nahezu bei einem Drittel der Patienten mit einzeitigen Prothesenaustausch eine Reinfektion aufgetreten war, konnte diese Rate auf lediglich 8% in der Gruppe mit zweizeitigem Prothesenwechsel und früher Reimplantation sowie auf 11% bei den Patienten mit zweizeitigem Vorgehen und verzögerter Reimplantation reduziert werden (Tab. l).

Die funktionellen und radiologischen Spätresultate zeigten keine signifikanten Unterschiede zwischen den einzelnen Behandlungsgruppen. Es war jedoch ein Trend zu besseren Resultaten in der Gruppe mit zweizeitigem Vorgehen und früher Reimplantation zu erkennen (Tab. 1).

Bevorzugtes Behandlungskonzept an unserer Klinik

In einem ersten operativen Schritt wird das gesamte gelockerte und infizierte Prothesenmaterial entfernt. Gleichzeitig erfolgt ein ausgiebiges Débridement aller infizierten und avital erscheinenden Knochen- und Weichteilstrukturen. Eine Spülung unter Zuhilfenahme der Jet-Lavage wird als zusätzliche Maßnahme zur Keimreduktion durchgeführt. In die entstandenen Hohlräume werden Gentamicin-PMMA-Kugelketten eingelegt, die neben der lokalen Antibiotikawirksamkeit vor allem im Sinne von Platzhaltern fungieren. Eine Ruhigstellung erfolgt mittels Femurkondylen-Drahtextension. Unter engmaschiger Kontrolle des Blutbildes sowie der Blutsenkungsgeschwindigkeit und des klinischen Befundes wird der Zeitpunkt der Infektberuhigung abgewartet und eine frühzeitige Reimplantation einer Hüfttotalendoprothese angestrebt. Dies erfolgt in der Regel 7 - 14 Tage nach der Entfernung der infizierten TEP.

Die Schaffung eines neuen stabilen Kunstgelenkes erfordert den Einsatz von speziellen Implantaten, die teils zementiert oder zementlos oder auch in Kombination beider Fixierungsmöglichkeiten eingesetzt werden

Tab. 1: Mortalitäsrate, Krankenhausaufenthaltsdauer, Reinfektionsrate und funktionelle Spätresultate in den verschiedenen Behandlungsgruppen

		einzeitige Austausch-Op	zweizeitig mit früher Reimplant.	zweizeitig mit verzög. Reimpl.
Mortalitätsrate	(%)	9,5	3,3	11,1
Krankenhausaufenthalt	(Tage)	31,3	33,1	64,8
Reinfektionsrate	(%)	3,3	8,0	11,1
Langzeitresultate				
excellent	(%)	7,1	11,3	9,4
gut	(%)	35,7	40,4	34,4
zufrieden	(%)	35,7	35,2	37,5
schlecht	(%)	21,4	13,1	18,7

können. Ist nach Ablauf von 10 - 14 Tagen keine Infektberuhigung nachweisbar, so wird ein erneutes Débridement, wenn erforderlich auch mehrmals, angeschlossen.

Eine antibiotische Therapie wird an unserer Klinik systemisch durchgeführt und erstreckt sich über den perioperativen Zeitraum von jeweils einer Woche.

Wie aus der Abbildung 1 zu entnehmen ist, konnte bei dem zweizeitigen Vorgehen mit früher Reimplantation die Reinfektionsrate auf 5 Prozent im Zeitraum 1988-1992 gesenkt werden.

Innerhalb der ersten vier Wochen nach Entfernung der infizierten Hüftprothese ist die Reinfektionshäufigkeit unabhängig vom Zeitpunkt der Reimplantation (Abb. 2).

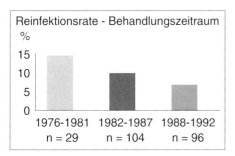

Abb. 1: *Reinfektionsrate in Abhängigkeit vom Zeitraum der Behandlung bei 229 Patienten mit zweizeitiger Austauschoperation und frühzeitiger Reimplantation.*

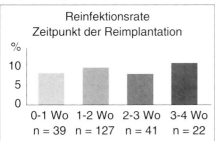

Abb. 2: *Reinfektionsrate in Abhängigkeit vom Zeitpunkt der Reimplantation bei 229 Patienten mit zweizeitiger Austauschoperation und frühzeitiger Reimplantation.*

Diskussion

Die bis zum Prothesenmaterial reichende tiefe Infektion nach alloarthroplastischen Hüftgelenksersatz erfordert die Behandlung der immer vorliegenden Knocheninfektion nach den Grundsätzen der septischen Knochenchirurgie mit

- Entfernung des infizierten Fremdmaterials (Prothesenmaterial und Knochenzement),
- adäquates, radikales Débridement infizierter und schlecht vascularisierter Knochen- und Weichteilstrukturen,
- effektive Spülbehandlung und
- erregergerechte systemische Antibiotikatherapie.

Wir benutzen Gentamycin-PMMA-Kugelketten zum Auffüllen der Hohlräume nach Entfernung des infizierten Prothesenmaterials und dem Débridement. Neben der hohen lokalen Antibiotikakonzentration erfüllen die Kugelketten vor allem ihre Funktion als Platzhalter für die spätere Implantation einer Prothese. Zudem werden dadurch Totraumbildungen mit der damit verbundenen Gefahr der Ausbildung von kontaminierten Hämatomen reduziert.

Für die Rekonstruktion großer Knochendefekte am Acetabulum und am Femur verwenden wir autologe Spongiosa oder autolog/allogene Spongiosa im Verhältnis 1:1. Der Nutzen von Spongiosaanlagerungen bei der Hüftendoprothetik mit Knochendefekt wurde auch von anderen Autoren beschrieben (MC GANN 1986, TRANCIK 1986).

Aufgrund der aufgezeigten Ergebnisse ergibt sich ein deutlicher Vorteil für die zweizeitige Austauschoperation mit frühzeitiger Reimplantation. Dieses Vorgehen verbindet eine niedrige Reinfektionsrate mit einem akzeptablen Operationsrisiko bei kurzer Immobilisationsdauer der Patienten. Wir bevorzugen die zweizeitige Wechseloperation mit früher Reimplantation, zumal in der Literatur von keinem besseren Gesamtergebnis berichtet wurde (BUCHHOLZ 1981, CARLSSON 1978, JAMES 1982, SALVATI 1982).

Die Vorteile dieses Vorgehens sind darin begründet, daß eine Neuimplantation einer Hüfttotalendoprothese zum Zeitpunkt einer Infektberuhigung ausgeführt wird und andererseits eine lange Immobilisationsdauer wie beim zweizeitigen Vorgehen mit verzögerter Reimplantation verhindert wird. Der Zeitpunkt der Neuimplantation einer TEP wird durch klinische und blutchemische Untersuchungen bestimmt. Die engmaschige Kontrolle der Leukozyten sowie der Blutsenkungsgeschwindigkeit hat sich als verwertbarer Indikator für die Infektaktivität bewährt (FORSTER 1982, HUNTER 1979).

Literatur

(1) BITTAR, E.S., PETTY, W.: Girdlestone Arthroplasty for Infected Total Hip Arthroplasty. Clin. Orth. Rel. Res. 170, 83-87, 1982
(2) BOURNE, R.B., HUNTER, G.A., RORABECK, C.H., MACNAB, J.J.: A six-year follow-up of infected total hip replacements managed by Girdlestone's arthroplasty. J. Bone Joint Surg. 66-B, 340-343, 1984
(3) BUCHHOLZ, H.W., ELSON, R.A., ENGELBRECHT, E., LODENKÄMPER, H., RÖTTGER, J., SIEGEL, A.: Management of deep infection of total hip replacement. J. Bone Joint Surg. (Br) 63-B, 342-353, 1981
(4) CARLSSON, A.S., JOSEFSSON, G., LINDBERG, L.: Revision with gentamycin-impregnated cement for deep infections in total hip arthroplasties. J. Bone Joint Surg. 60 A, 1059-1064, 1978
(5) CHARNLEY, J.: Postoperative infection after total hip replacement with special reference to air contamination in the operating room. Clin. Orth. 87, 167-187, 1972
(6) FORSTER, I.W., CRAWORD, R.: Sedimentation rate in infected and uninfected total hip arthroplasty. Clin. Ortho. 168, 48-52, 1982
(7) HUNTER, G.A., WELSH, R.P., CAMERON, H.U.: The results of revision of total hip arthroplasty. J. Bone Joint Surg. 61-B, 419-421, 1979
(8) HUNTER, G.A.: The results of reinsertion of a total hip prothesis after sepsis. J. Bone Joint Surg. 61-B, 422-423, 1979
(9) INMAN, R.D., GALLEGOS, K.V., BRAUSE, B.D., REDECHA, P.D., CHRISTIAN, C.L.: Clinical and microbial features of prothesis joint infection. Am. J. Med. 77, 47-53, 1984
(10) JAMES, E.T.R., HUNTER, G.A., CAMERON, H.U.: Total hip revision arthroplasty. Clin. Ortho. 170, 88-94, 1982
(11) MC GANN, W., MANKIN, H.J., HARRIS, W.H.: Massive Ilografting for severe failed total hip replacement. J. Bone Joint Surg. 68-A, 4-12, 1986
(12) MAC ELWAINE, J.P., COLVILLE, J.: Excision arthroplasty for infected total hip replacements. J. Bone Joint Surg. 66-B, 168-171, 1984
(13) MELTON, L.J., STAFFER, R.N., CHAO, E.Y.S., ELSTRUP, D.M.: N. Engl. J. Med. 307, 1242-1245, 1982
(14) PELLICCI, P.M., WILSON, P.D., SLEDGE, C.B., SALVATI, E.A., RANAWAL, C.S., POSS, R.: Results of revision total hip replacement. In: The hip. Proceedings of the Ninth Open Scientific Meeting of the Hip Society. St. Louis 1981, 57-68, 1981
(15) PELLICCI, P.M., WILSON, P.D., SLEDGE, C.B., SALVATI, E.A., RANAWAL, C.S., POSS, R., CALLAGHAN, J.J.: Long-term results of revision total hip replacement. J. Bone Joint Surg. 67-A, 513-516, 1985
(16) SALVATI, E.A., ROBINSON, R.P., ZENO, S.M., KOSLIN, B.L., BRAUSE, B.D., WILSON, P.D.: Infections rate after 3175 total hip and knee replacements performed with and without a horizontal unidirectional filtered air-flow system. J. Bone Joint Surg. 64-A, 525-535, 1982
(17) TRANCIK, T.M., STULBERG, B.N., WILDE, A.H., FEIGLIN, D.H.: Allograft reconstruction of the acetabulum during revision total hip arthroplasty. J. Bone Joint Surg. 68-A, 527-533, 1986

Hüftgelenküberbrückender Fixateur ext. bei septischer Femurkopf- oder Prothesenluxation

H. G. Braick • M. Hansis

Zusammenfassung

Die Transfixation des Hüftgelenkes mit dem Fixateur externe hat sich uns als hilfreiches, temporäres Behandlungskonzept bei vitaler Bedrohung des Patienten durch schwere Infektionen des proximalen Femurs und des Hüftgelenkes erwiesen.

Aufgrund der sicheren externen Stabilisierung des coxalen Femurs während der hochaktiven Phase der Infektion ist eine schmerzarme Lagerung bei deutlicher Pflegeerleichterung für Patienten und Pflegepersonal zu erzielen.

Die Letalität des Krankheitsbildes wird allerdings wesentlich von der Art des Grundleidens bestimmt.

Die temporäre Ruhigstellung infizierter instabiler Gelenke mit einer Fixateur ext. Montage hat sich vielfältig bewährt. Bei der Behandlung septischer, instabiler Hüftgelenke und Hüftgelenkprothesen ist gelegentlich eine Stabilisierung wegen ungünstiger Weichteildeckung erforderlich (MÜLLER 1981).

Vorgeschlagen werden dafür die Drahtextension oder unterschiedliche Gipsanordnungen. Bei dem gravierenden Krankheitsbild kann jedoch die eingeschränkte Lagerungs- und Pflegefähigkeit besonders bei der Gruppe der polymorbiden Patienten, mit zum Teil maligner Grunderkrankung, durch die Entwicklung von Dekubitalulcera zur weiteren Reduktion des Allgemeinzustandes mit vitaler Bedrohung führen.

Patienten und Methodik

Die Indikation zur Montage eines hüftgelenküberbrückenden Fixateur ext. wurde bei 8 Patienten in stark reduziertem Allgemeinzustand gestellt (Tab. 1). Als Grunderkrankung lag bei 4 Patienten ein metastasierendes Tumorleiden, 3 mal eine Paraplegie und 1 mal eine Adipositas per magna mit Diabetes mellitus vor.

Tab. 1: Indikationen zur temporären hüftgelenk-überbrückenden Fixateur ext. Anlage (n = 8)

Septische Prothesenluxation bei Malignom	4
septische Femurkopfnekrose bei Paraplegie	3
putride Osteoarthritis mit Fraktur	1

In Anbetracht des schlechten Allgemeinzustandes der Patienten erfolgte zur Sanierung des infizierten Gelenkes ein abgestuftes Vorgehen (ZILKENS 1989), wobei der Stabilisierung des coxalen Femurs mit einer modifizierten Montageform des Fixateurs externe (Abb.1) mit gleichzeitigem Débridement der Nekrosen, Priorität vor der definitiven Sanierung eingeräumt wurde.

Es sollte damit eine temporäre, lagerungsstabile Ruhigstellung des Hüftgelenkes erreicht werden, um mehrzeitig, nach Besserung des Allgemeinzustandes, sowohl die

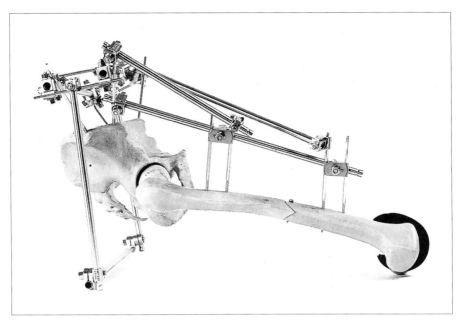

Abb.1: Modifikation eines hüftgelenküberbrückenden Fixateur externe mit dorsaler Verstrebung zur auflagefreien Lagerung bei sakralem Dekubitus.

chirurgischen Maßnahmen zur Sanierung des Gelenkinfektes, als auch die plastische Deckung der bei 7 Patienten bereits vorliegenden ausgedehnten sakralen Dekubitalulcera durchführen zu können. Eine extrem übergewichtige Diabetikerin mit einer hämatogenen Osteoarthritis und pathologischer subtrochantärer Oberschenkelfraktur wurde mit diesem Fixateur ext. versorgt, um eine ausreichende Lagerungsfähigkeit zur Vermeidung von Dekubitalulcera zu erzielen.

Ergebnisse

Es wurde nach Anlage des Fixateur ext. bei 3 Patientinnen die vollständige Prothesenexplantation vorgenommen. Bei 1 Patientin war eine Stabilisierung des Allgemeinzustandes, bei ausgedehnten Metastasen eines Mammakarzinoms, nicht zu erzielen, so daß wir die notwendige Sanierung der infizierten Tumorprothese nicht durchführen konnten. Bei den unilateralen, septischen Femurkopfnekrosen der 3 paraplegischen Patienten wurden jeweils partielle Femurkopfresektionen zur Erzielung einer Girdlestone-Situation vorgenommen.

Bei 4 Patienten war zur Sanierung der Infekthöhle eine lokale Muskellappenplastik und 1 mal ein Latissimus dorsi Transfer wegen desolater Weichteilsituation im Oberschenkelbereich notwendig. Die sakralen Dekubitalulcera erforderten 6 mal eine myo-fascio-cutane M. glutaeus max. Schwenklappenplastik. Trotz dieses abgestuften Vorgehens verstarben 2 Patientinnen noch während der stationären Behandlung. 2 weitere Patientinnen mit einem Tumorleiden konnten mit einer stabilen Fistel im Gelenkbereich ohne weitere Fixation in die häusliche Pflege entlassen werden.

Bei den Paraplegikern wurde in allen 3 Fällen eine stabile Girdlestone-Situation erzielt.

Die hämatogene Osteoarthritis der Diabetikerin konnte, nach Entlastung eines Hirnabszesses, ohne Entwicklung weiterer Komplikationen unter Erhaltung des Gelenkes, nach zweimaliger Spongiosaanlagerung im Bereich der subtrochantären Fraktur, im Fixateur ext. ausbehandelt werden.

Literatur

(1) MÜLLER, K.H.: Exogene Osteomyelitis von Becken und unteren Gliedmaßen. Springer Berlin, Heidelberg, New York, 1981

(2) ZILKENS, K.W., FORST, R., CASSER, H.R.: Behandlung infizierter Hüfttotalendoprothesen. Unfallchirurg 92, 352-357, 1989

Langzeitergebnisse dauerhafter Resektionsarthroplastiken bei infizierten Hüftgelenksprothesen

M. P. Hahn • A. Ekkernkamp • H. Bülhoff

Zusammenfassung

Die Behandlung des tiefen Protheseninfektes stellt höchste Anforderungen an den Hüftchirurgen. Die Maßnahmen müssen gut geplant werden. Berücksichtigung sollten Alter, Allgemeinzustand und Anspruch des Patienten, aber auch die noch vorhandene Knochensubstanz finden.

Nicht aus den Augen verloren werden darf das unbedingt präoperativ zu bestimmende Keimspektrum. Die deutlichen Funktionseinschränkungen und Behinderungen durch Beinverkürzung und der Instabilität treten gegenüber dem Infektstillstand und der Schmerzbefreiung eindeutig in den Hintergrund.

Zusammenfassend kann gesagt werden, daß die Girdlestone-Hüfte auch im Langzeitverlauf eine akzeptable Rückzugsmöglichkeit darstellt.

Einleitung

Die Problematik der Endoprothetik des Hüftgelenkes verschiebt sich zunehmend von der Erstimplantation zum Wechseleingriff.

Die Angaben über das Auftreten von Infektionen im Rahmen der Endoprothetik gehen weit auseinander. In der Literatur wird die Infektrate nach Erstimplantation einer Hüftgelenks-Totalendoprothese mit 1-12% beziffert (1, 2, 3, 4).

Eine signifikant höhere Infektrate mit 6-40% zeigt sich nach Revisionen oder nach Austauschoperationen an dem betroffenen Hüftgelenk (5, 7).

Das Spektrum der Behandlungsmöglichkeiten nach eingetretenem Protheseninfekt reicht von der Weichteilrevision bei liegender Prothese über den ein- oder zweizeitigen Wechsel, die Arthrodese im Infekt bis hin zur Girdlestone-Resektion.

Für alle Beteiligten am angenehmsten - wenn erfolgreich - ist der einzeitige Prothesenwechsel. Hier waren HUNTER und DANDY (4) nur in jedem 3. Fall erfolgreich. Inzwischen liegen hier die Erfolgsraten zwischen 70 und 85% (3, 6).

Der immer wieder als Novität angegebene zweizeitige Wechsel wird in den Berufsgenossenschaftlichen Krankenanstalten Bergmannsheil in Bochum seit Jahren praktiziert.

Abbildung 1 zeigt einen damals 50jährigen Mann. 1977 Implantation der ersten Hüftgelenksprothese, die sich im weiteren Verlauf infizierte. Nach vollständiger Implantatentfernung wurden PMMA-Kugelketten eingelegt (Abb. 2). Der Zustand wurde für 12 Monate belassen. Nach vollständiger Infektsanierung wurde durch Reimplantation einer TEP ein stabiles und funktionsfähiges Gelenk erreicht (Abb. 3 und 4). Den Patienten konnten wir 12 Jahre später nachuntersuchen. Die Prothese bedurfte klinisch noch nicht des Wechsels.

Während der vor 15 Jahren noch bestehende Konsenz über die Notwendigkeit der Prothesenentfernung zur Ausheilung des Infektes nicht mehr besteht, gehört für uns die Resektionsarthroplastik weiterhin in das Spektrum der Behandlungsmaßnahmen.

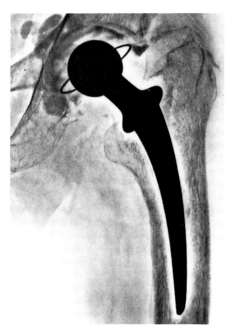 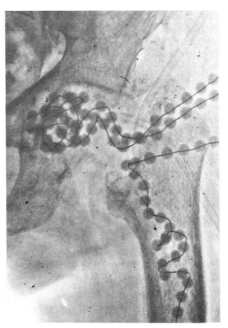

Abb. 1: 50jähriger Mann. Hüftgelenksprotheseninfekt mit Schaft- und Pfannenlockerung.

Abb. 2: Implantatentfernung, Débridement und Auffüllen des Hohlraumes mit PMMA-Kugelketten.

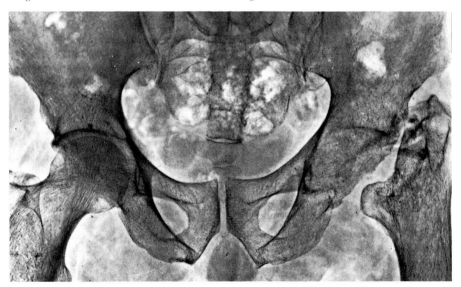

Abb. 3: Girdlestone-Situation ein Jahr nach Explantation der infizierten Hüftgelenkstotalendoprothese. Vollständige Infektsanierung. Ruhige knöcherne Strukturen.

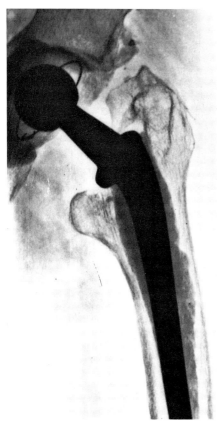

Abb. 4: 1 Jahr nach Resektionsarthroplastik Reimplantation einer zementierten Hüftgelenkstotalendoprothese.

Die Resektionsarthroplastik nach Girdlestone weist eine medizinhistorische Vergangenheit auf. 1769 wurde diese Operation erstmals von Charles WHITE in Manchester vorgeschlagen und an der Leiche geübt (Tab. 1, zitiert nach [8]).
Durch GIRDLESTONE wurde 1923 die Kopfhalsresektion in der Linia intertrochanterica erneut propagiert.
Schon bald galten die Instabilität am Becken und Bein beim Gehen und Stehen sowie die zum Teil erhebliche Beinlängenverkürzung als Hauptnachteil.

Tab. 1: Medizinhistorische Vergangenheit der Resektionsarthroplastik (zitiert nach [8])

WHITE	1769
SCHMALZ	1817
FOCK	1860
OLLIER	1881
VOLKMANN	1885
BLENKE	1895
SCHANZ	1922
GIRDLESTONE	1923

Material und Methode

An den Berufsgenossenschaftlichen Krankenanstalten Bergmannsheil in Bochum mußten im Zeitraum von 1970-1986 105 Resektionsarthroplastiken nach GIRDLESTONE durchgeführt werden. Im Gegensatz zu früheren Indikationen wie Protrusion, septische Ankylose, Hüftkopfnekrose oder Gelenktuberkulose waren infizierte Totalendoprothesen nach mehrfachen Voroperationen die Indikation.
Wie gestaltete sich unser Vorgehen? Unter Benutzung des alten Zuganges wurde in allen Fällen ausgiebig débridiert und gespült. Zur Vermeidung der Bruchschädigung des geschwächten und mehrfach voroperierten Knochens wurde in 6 Fällen eine Trochanterosteotomie notwendig. 25 mal legten wir ventro-lateral-seitig zur besseren Entfernung der Prothese ein kortikales Fenster an. Verbliebener Zement wirkte immer als Sequester. So kam auch bei o.g. Patienten (Abb. 2) die Infektion erst nach vollständiger Zemententfernung zur Ruhe.
Die Tatsache, daß Prothesenwechsel von Mal zu Mal schwieriger werden, entspricht der allgemeinen medizinischen Erfahrung. Auch hier konnte die Endoklinik Hamburg statistische Grundlagen schaffen. BUCHHOLZ (3) gibt eine Erfolgsrate des ersten Prothesenwechsels von 77% an, beim 2. Wechsel sinkt diese Rate auf unter 15%, bei weiteren Wechseln deutlich unter 10%.

Ergebnisse
58 Patienten konnten durchschnittlich 7,2 Jahre später nachuntersucht werden. Alle Patienten waren voroperiert, 24,1% 3 mal, 13,8% 4 mal, 19% 5 mal.

Bei 53 von 58 Patienten, das sind über 90% der Fälle, fanden sich zum Nachuntersuchungszeitpunkt keine Zeichen der örtlich oder gar fortgeleiteten Entzündung. In 5 Fällen verblieb ein Infekt in unterschiedlicher Ausprägung. Dieser reichte von weiterer Eiterentleerung bis hin zur blanden sezernierenden Fistel.

Verbliebener Zement, resistente Keime und Multimorbidität der Patienten machten wir für die 5 verbliebenen Infekte verantwortlich.

Wir fragten nach Ruhe-, Belastungs- und Nachtschmerz, nach Wetterfühligkeit und Einnahme von Analgetika. Dabei gaben 51 von 58 Patienten an, sie seien mit dem Jetztzustand zufriedener als mit der Situation vor Entfernung der infizierten Totalendoprothese. Diese Analyse belegt, daß 75% der Patienten zum Nachuntersuchungszeitpunkt deutlich weniger Schmerzen hatten als vor der Girdlestone-Situation.

Um den Ansprüchen an Langzeituntersuchungen zu entsprechen, haben wir aus dem Kollektiv der 58 Patienten 19 Patienten herausgegriffen, hier entspricht der Nachuntersuchungszeitraum nicht 7,2, sondern 10,5 Jahre.

58,6% (34 von 58) der Patienten bewerteten die Schmerzbefreiung mit gut bezogen auf das Gesamtkollektiv. Das Kollektiv der Langzeituntersuchten gab in 63,2% (12 von 19) eine gute Schmerzbefreiung an. 19,0% der Gesamtgruppe war mit dem Ergebnis sehr zufrieden, während 10% der Langzeituntersuchten sehr zufrieden waren (Abb. 5 und 6).

Im Ergebnis zeigt sich damit kein wesentlicher Unterschied der beiden Nachuntersuchungszeiträume.

37 der 58 Patienten waren sogar mit der vermeindlich so instabilen Funktion der reserzierten Hüfte zufrieden. Sie begründeten dieses mit der verbesserten schmerzarmen Beweglichkeit und der deutlich verlängerten Gehstrecke.

Mit einer Ausnahme waren alle Patienten auf die Benutzung von Unterarmgehstützen, in den meisten Fällen von 2 Stöcken ange-

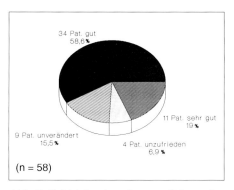

Abb. 5: Subjektive Angaben zur Schmerzbefreiung nach Resektion der infizierten Hüftgelenksprothese. Gesamtkollektiv der nachuntersuchten Patienten. Beobachtungszeitraum durchschnittlich 7,2 Jahre.

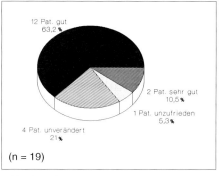

Abb. 6: Subjektive Angaben zur Schmerzbefreiung nach Resektionsarthroplastik. Auswahl von 19 Patienten mit einem durchschnittlichen Nachuntersuchungszeitraum von 10,5 Jahren.

wiesen. Alle Patienten hatten eine Beinlängenverkürzung, diese betrug in der Gruppe der 58 Patienten durchschnittlich 4,75 cm, in der 10-Jahres-Gruppe 4,9 cm.

Einen positiven Einfluß der postoperativen Extension auf die Beinlängendifferenz konnten wir nicht feststellen.

Im Gegenteil halten wir es für erforderlich, möglichst frühzeitig mit intensiven physiotherapeutischen Maßnahmen zu beginnen. Zunächst sollten die Abduktoren im Bett trainiert werden, ebenfalls möglichst rasch sollte die Bauchlage zur Besserung der Streckfähigkeit im reserzierten Hüftgelenk eingenommen werden. Der nächste Schritt ist die frühzeitige Mobilisation am Böckchen, im Gehwagen oder wenn möglich an 2 Stöcken.

In Fällen mit erheblicher Verkürzungstendenz legten wir eine Lederschuh- oder Weichteilextension an. Diese hat den Vorteil, daß Extension und Mobilisation kombiniert werden können.

Diskussion

Kriterium des Girdlestone-Verfahrens, das den Ausweg aus einer schwierigen Situation darstellt, muß der Einfluß auf Schmerzen und Infekt sein. Wenn auch das Urteil der Betroffenen vor dem Hintergrund der früher dauernd schmerzhaften Coxarthrose, der infizierten und nicht belastbaren Totalendoprothese, der zahlreichen Revisionen und Operationen zu sehen ist, so kam es objektiv immerhin in mehr als 90% der Fälle zur Infektberuhigung.

In den letzten Jahren hat angesichts deutlich gebesserter Erkenntnisse über die immunologische Situation der Patienten, gezielterer Antibiosemöglichkeiten, insbesondere aber auch angesichts gebesserter Revisionsimplantate, speziell der Wagner-Revisionsprothese, die Zahl der Resektionsarthroplastiken stark abgenommen.

Immerhin mußten aber im 4-Jahreszeitraum 1988-1991 noch 21 Resektionsarthroplastiken durchgeführt werden. In 6 Fällen waren Patienten mit Para- oder Tetraplegie betroffen.

Literatur

(1) BARRACK, R.L., HARRIS, W.H.: The value of aspiration of the hip joint before revision total hip arthroplasty. J. Bone Jt. Surg. 75-A, 419-421, 1993
(2) BOURNE, R.B., HUNTER, G.A., RORABECK, C.H., MACNAB, J.J.: A six-year follow-up of infected total hip replacements managed by Girdlestone's arthroplasty. J. Bone Jt. Surg. 66-B, 340-343, 1984
(3) BUCHHOLZ, H.W., ELSIN, F.A., ENGELBRECHT, E., LODENKÄMPER, H., RÖTTGER, J., SIEGEL, A.: Management of deep infection of total hip replacement. J. Bone Jt. Surg. 63-B, 342-353, 1981
(4) HUNTER, G., DANDY, D.: The natural history of the patient with an infected total hip replacement. J. Bone Jt. Surg. 59-B, 293-297, 1977
(5) HUNTER, G.A., WELSH, R.P., CAMERON, H.U., BAILEY, W.H.: The results of the revision of total hip arthroplasty. J. Bone Jt. Surg. 61-B, 419-421, 1979
(6) JAMES, E.T.R., HUNTER, G.A., CAMERON, H.U.: Total hip revision arthroplasty. Clin. Orthop. Rel. Res. 170, 88-94, 1982
(7) PELLICCI, P.M., WILSON, P.D., SIEDGE, C.B., SALVATI, E.A., RANAWAL, C.S., POSS, R.: Results of revision total hip replacement. In: The hip. Proceedings of the ninth open Scientific Meeting of the Hip Society, St. Louis, 57-68, 1981
(8) REFIOR, H.J.: Endergebnisse nach Ausbau von Totalprothesen unter besonderer Berücksichtigung der Girdlestone-Hüfte. BG-UMed. 31, 119-124, 1977

Behandlung und Ergebnisse von infizierten Osteosynthesen am proximalen Femur und Beckenring

B. Roth • H. Willenegger

Zusammenfassung

Im Bezirksspital Wattenwil wurden 16 Patienten mit infizierten Osteosynthesen am proximalen Femur und 4 Patienten mit infizierten Beckenringosteosynthesen operativ saniert. Dabei hatte sich die perioperative Anwendung des neu entwickelten Antisepticums Lavasept bewährt, das neben systemischer perioperativer Antibiotikagabe lokal eingesetzt wurde. Lavasept wurde sowohl präoperativ zur Spülung von Fisteln, als auch bei der postoperativen Wundbehandlung angewendet. Im Rahmen von 4- bis 11-Jahreskontrollen fanden sich keine Infektrezidive.

Die Arbeit umfaßt ein Kollektiv von 20 dokumentierten Patienten mit postoperativen Wundinfektionen nach Osteosynthesen. 16 Fälle am proximalen Femur, 4 Fälle am Beckenring.

16 Patienten mit proximaler Femurfraktur
    10 *ohne* Gelenkbeteiligung
        8 Winkelplatten
        2 DHS
    6 *mit* Gelenkbeteiligung
        1 Winkelplatte
        5 DHS
4 Patienten mit Beckenringfrakturen
    4 Plattenosteosynthesen.

Alle Patienten zeigten einen verschleppten Verlauf mit Anamnesen von 1-10 Jahren. Pro Einzelfall wurden 2-6 Reoperationen durchgeführt; Débridements, Fokussanierungen, Reosteosynthesen, Plattenwechsel, Spongiosaeinlagen, Spüldrainagen, Septopalketten.

Allen Patienten wurden systemische Antibiotika verabreicht, z.T. auch lokal.

Grundsätzlich bestand die Behandlung in einer *Vorbehandlungsphase* und einer *definitiven Sanierung*. Das Ziel der Vorbehandlungsphase ist es, bezüglich Dekontamination und Vaskularität ein optimales Wundbett zu erreichen, um sanierende Eingriffe ohne neue postoperative Komplikationen und mit möglichst dauerhaftem Erfolg durchführen zu können.

Neben den allgemein anerkannten chirurgischen Grundsätzen, die von Fall zu Fall verschieden sind, hat sich die adjuvante Verwendung des neu entwickelten Antisepticum *Lavasept* bewährt. Zur Dekontamination in der Vorbehandlungsphase wurden bestehende Fisteln mit Lavasept 0,1% während 2-14 Tagen, 1-2 x täglich mit Mengen von 20-40cc gespült. In 6 Fällen wurde eine Spül-Saugdrainage eingebaut.

Ein definitives, radikales Débridement ("surgical decontamination n. LISTER") wurde obligat beim sanierenden Eingriff durchgeführt. Voraussetzung zum Erfolg ist absolute Stabilität; war sie noch nicht vorhanden, wurde sie mit einer Reosteosynthese erreicht. Sofern notwendig, je nach Defektgröße, wurden Spongiosaplastiken durchgeführt.

Als Spüllösung und zur Abdeckung postoperativ wurde einzig *Lavasept* verwendet. Es handelt sich um eine wässerige Lösung von 20% Biguanid als bakterizide Komponente unter Zusatz von 1% Polyaethylenglycol als Netzmittel zur Herabsetzung der

Oberflächenspannung. Als Gebrauchslösung wird eine 0,1%ige oder 0,2% Lösung von Lavasept-Konzentrat verwendet, d.h. daß 1 ml oder allfällig 2 ml Lavasept-Konzentrat in 1 Liter Ringerlösung, ohne Lactat, verdünnt werden. Aus unserem Kollektiv sei das prinzipielle Vorgehen an 2 Fällen dargestellt (Abb. 1 u. 2):

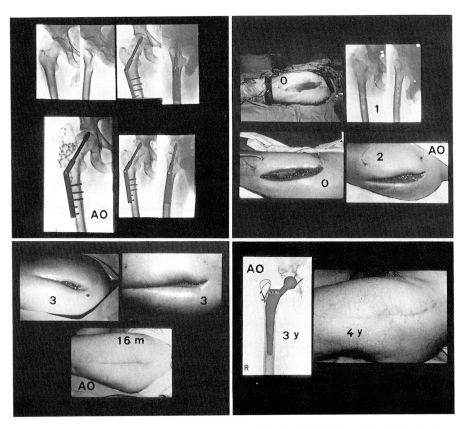

Abb. 1a (oben links): 57jähriger Patient mit einer Schenkelhalsfraktur, behandelt mit einer DHS. Fistulierender Frühinfekt, Sanierungsversuch mit Septopalketten.

Abb. 1b (oben rechts): Einweisung und Befund nach 6 Monaten. Verschleppter Infektstatus, infizierte Kopfnekrose. Unser Vorgehen: breite Incision, Débridement, Metallentfernung, Kopfresektion, 3 Instillationsdrains, offene Wundbehandlung, Instillation von Lavasept 0,1% 2 x täglich 20-40 cc. Instillationsbehandlung 2 Wochen.

Abb. 1c (unten links): Spontane ungestörte Wundheilung ohne Rezidivzeichen. Die offene Wunde wurde mit Lavasept-Kompressen abgedeckt. Heilverlauf nach 3 Wochen. Situation nach 16 Monaten.

Abb. 1d (unten rechts): In diesem Stadium Einbau einer Hüftgelenkstotalendoprothese. Radiologische Kontrolle 3 Jahre nach Protheseneinbau. Klinische Kontrolle nach 4 Jahren. Kein Rezidiv.

Die definitive Sanierung wurde bei 17 Patienten einzeitig, bei 3 Patienten zweizeitig durchgeführt. Im Rahmen von 4-11 Jahreskontrollen fanden sich keine Rezidive.

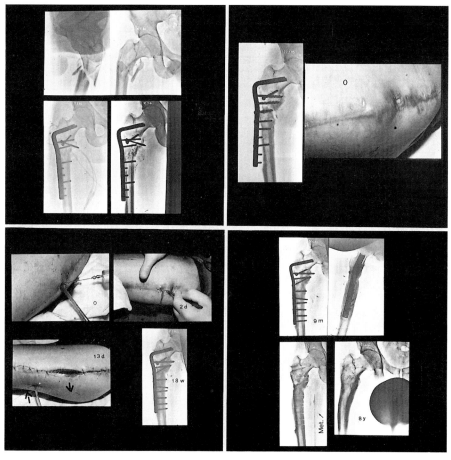

Abb. 2a (oben links): 20jähriger Mann, mit pertrochantärer Trümmerfraktur, Osteosynthese mit Winkelplatte, Frühinfekt, 6 Sanierungsversuche.
Abb. 2b (oben rechts): Eintrittsbefund. 9 Monate nach Osteosynthese bei fistulierendem Infekt mit Staph. aureus, Ausriß der Platte.
Abb. 2c (unten links): Als Vorbehandlung wird mit einer Knopfkanüle die Fistel zur Dekontamination 2 Tage gespült, dann als sanierender Eingriff eine Reosteosynthese mit gleichzeitigem Anlagern von Spongiosa durchgeführt. Nur partieller Hautverschluß und offene Spüldrainage mit Lavasept 0,1%, keine systemischen Antibiotika.
Abb. 2d (unten rechts): Die radiologische Situation 9 Monate nach dem Sanierungseingriff, Röntgenbefund nach Metallentfernung sowie die 8 Jahres-Kontrolle. Der Patient ist rezidivfrei und voll arbeitsfähig.

Erwähnenswert sind die großen klinischen *Vorteile von Lavasept:*
- es ist gewebefreundlich,
- bakterizid,
- führt zu einem raschen Rückgang der klinischen Entzündungszeichen,
- beeinträchtigt die Wundheilung nicht,
- läßt Spongiosa ungestört einheilen und
- wird nicht resorbiert.

Bis heute sind keine Allergien bekannt.

Literatur

(1) ROTH, B., MÜLLER, J., WILLENEGGER, H.: Intraoperative Wundspülung mit einem neuartigen lokalen Antisepticum. Helv. Chir. Acta 52, 61, 1985
(2) ROTH, B., BALTZER, K.:Vorbehandlung des Wirtbettes und die Einheilung offen belassener Spongiosaeinlagen bei posttraumatischer Osteitis. Helv. Chir. Acta 56, 571, 1989
(3) WILLENEGGER, H.: Zum "Comeback" der lokalen Antiseptica in der Chirurgie/ on the "Comeback" of topical antiseptics in Surgery. Konferenzvortrag Essen, 19.10.1990

Tumore

Osteosyntheseverfahren bei Tumormetastasen am proximalen Femur
- Erfahrungen und Ergebnisse -

D. Havemann • H. J. Bethje

Zusammenfassung

Die Ergebnisse lassen als Konsequenz die Empfehlung zu, daß allo-arthroplastische Implantate in Form von Hüftvoll- oder Tumorprothesen am sichersten eine Palliation bewirken können und die frühzeitige Mobilisation zulassen.

Die Verbundosteosynthese behält dennoch ihre hervorragende Rolle in der Metastasen-Chirurgie als wenig eingreifende und eine temporäre Stabilisation herstellende Methode bei. Die intramedulläre Stabilisation als rein palliative Maßnahme bei ausgedehnten Defektbildungen kann sowohl mit dem Verriegelungs- oder dem Gammanagel durchgeführt werden. In der Regel ist mit diesem Vorgehen eine Metastasenexstirpation oder Resektion von Knochen in größerem Umfang nicht mehr möglich. Diese Verfahren sind bei stark eingeschränkter Lebenserwartung oft im Präfinalstadium des Leidens die letzte Stabilisationsmöglichkeit, um die Pflege sicherzustellen.

Allgemeines

Die operative Behandlung von Metastasen am proximalen Femurende wurde im Verlauf der letzten Jahrzehnte wesentlich beeinflußt von den Entwicklungen in der Knochen- und Gelenkchirurgie. Die modifizierte Anwendung von Verfahren der Osteosynthese und Alloarthroplastik, biokompatible Implantate und Fortschritte in der Onkologie rechtfertigen die nicht selten aufwendigen stabilisierenden und kausal den Schmerz senkenden Maßnahmen (BECKER 1992).

Wird die Art der Metastasen betrachtet, so ist gesichert, daß über 80% aller Tumorabsiedelungen des proximalen Femurendes von osteotropen Primärcarcinomen der Mamma, der Prostata, des Bronchialbaumes und der Niere stammen.

Der Knochen ist nach den Filterorganen Leber und Lunge das dritthäufigste Manifestationsorgan von Metastasen. Für ca. 15% aller metastasierenden Carcinome ist die Wirbelsäule wegen der Besonderheiten der Angioarchitektonik das Schlüsselorgan, gefolgt von Femur, Rippen, Schädel, Becken und Humerus.

Ziel der operativen Behandlung ist bis heute vorrangig die Palliation, d.h. die Reduktion von Schmerzen und Wiederherstellung der Mobilität durch Tumorentfernung und Überbrückung von osteolytischen Defekten, seltener der Versuch einer kurativen Behandlung bei Solitärmetastase.

Indikationskriterien

Die Indikation zur Operation wird entscheidend mitbestimmt vom Allgemeinzustand des Kranken, der von ihm empfundenen Schmerzintensität und von der Art und Ausbreitung des Metastasierungsprozesses. Die Operabilität muß unter sorgsamer Abwägung des erzielbaren Erfolges zum Risiko eingeschätzt werden. Als dringliche Indikation hat die radikale Exstirpation des Primärtumors bei Solitärmetastase und bei drohender Fraktur zu gelten. Hierfür kann als Anhalt und Richtzahl der 50%ige Verlust der Kortikalis und der Nachweis einer

Destruktion, die mehr als 2,5 cm im Durchmesser mißt, dienen.

Als Mittel der operativen Behandlung werden intra- und extramedulläre Stabilisatoren wie der Mark-, Verriegelungs- oder Gammanagel oder die Plattenosteosynthese bei den häufigeren Defektüberbrückungen kombiniert mit Polymethylmetacrylat als Verbundosteosynthese. Eine hervorragende Rolle kommt den alloarthroplastischen Ersatzoperationen zu, deren Anwendung in der Häufigkeit verständlicherweise vor der eigentlichen Osteosynthese steht.

Fragestellung, Untersuchung und Ergebnisse

Mit einer retrospektiven Studie zur klinischen Qualitätskontrolle sollte objektiviert werden, welche Osteosynthesen und andere Verfahren in der Metastasen-Chirurgie am proximalen Femur angewendet werden, welche Tumoren metastasierten und welche Ergebnisse vor allem im Hinblick auf die Palliation und temporäre Wiederherstellung der Mobilität erzielt wurden.

Bei 64 Patienten aus den Jahren 1980 -1992 wurde retrospektiv ermittelt, daß das weibliche Geschlecht mit nahezu 70% (67,2%) eine hohe Beteiligung an den beobachteten Metastasierungen dieses Bereiches aufwies. Dementsprechend hoch war auch das Vorkommen des Mamma-Carcinoms als Primärtumor: 53% gefolgt vom multiplen Myelom mit 17%. Erwartungsgemäß niedriger vertreten sind Bronchial- und Prostata-Carcinom mit durchschnittlich 4%. Die Metastasenlokalisation war auf den Schenkelhals-, die inter- und subtrochantäre Region und das proximale Schaftdrittel jeweils etwa zu einem Drittel (31,6 - 35,3%) nahezu gleich verteilt.

Hauptmethode der Behandlung drohender oder eingetretener pathologischer Frakturen war bei 25 von 64 Patienten (39%) die Verbundosteosynthese, die etwa zu einem Drittel mit Kondylenplatte und zu einem Zehntel mit dynamischer Hüftschraube angewendet wurde. Zur radikalen Metastasenextirpation insbesondere bei subtrochantär gelegenen Metastasen oder bei fortgeschrittener Osteolyse, die eine Osteosynthese nicht erlaubte, wurden Hüftvoll- bzw. proximale Femurersatzprothesen bei einem Drittel unserer Patienten implantiert.

Der Gamma- und Verriegelungsnagel fand in 3 bzw. 12 Fällen zur Defektüberbrückung Verwendung. Beide Verfahren erwiesen sich wegen ihrer Anwendungsart als wenig invasiv und schonend und wurden nahezu ausschließlich als palliativ stabilisierendes Mittel eingesetzt.

Die Letalität betrug insgesamt 8%. In 62,4% aller Fälle konnte postoperativ sofort mobilisiert werden, aber nur 16% der Patienten konnten nach Hause, 36% in eine andere Klinik und 31% in eine Rehabilitationseinrichtung entlassen werden.

Diskussion und kasuistische Beispiele

KORKALA und KARAHARJU (1991) gaben in der Metastasen-Chirurgie den endoprothetischen Verfahren den absoluten Vorzug, FRIEDL (1990) wendet intramedulläre Stabilisationsverfahren nur im fortgeschrittenen Metastasierungszustand an, während HOLTZ (1990) die Verwendung von Verbundosteosynthesen als Hauptbehandlungsmittel empfiehlt.

Ein Fünftel der 64 Fälle wurde mit dem Verriegelungs- bzw. Gammanagel versorgt. Beide können als Stabilisatoren des Femur bei subtrochantären Metastasen mit ausgeprägter Osteolyse und polytopem Befall im drohenden Finalstadium des Krebsleidens wegen ihrer biomechanischen Leistungscharakteristik als palliativ wirkende Osteosynthesemittel empfohlen werden.

Die Bedeutung der Verbundosteosynthese wird unter anderem durch den mit ca. 60% Häufigkeit nachgewiesenen inter- und subtrochantären Sitz von Knochenmetastasen belegt, für den die Methode mit begrenzter osteolytischer Defektüberbrückung am häufigsten für geeignet angesehen wurde.

Die Allo-Arthroplastik gewinnt ihre Vorzugsstellung nicht zuletzt durch den Umstand, daß alle Osteosyntheseverfahren in der Regel eine Metastasenentfernung nur unter Hinterlassung von stabilitätsmindernden Defekten bewirken, deren Überbrückung problematisch ist und dem Ziel der Mobilitätswiederherstellung entgegensteht.

Literatur

(1) BECKER, W.: Knochentumoren. In: Ch. Herfarth, P. Schlag (Hrsg.): Richtlinien zur operativen Therapie maligner Tumoren. 3. Aufl. Demeter Gräfelfing, 131, 1992

(2) KORKALA, O.L., KARAHARJU, E.O.: Metastatic fractures of long bones. Int. orthop. 15 (2), 105-109, 1991

(3) FRIEDL, W.: Indication, management and results of surgical therapy for pathological fractures in patients with bone metastases. Eur. J. Surg. Oncol. 16 (4), 380-396, 1990

Alloarthroplastische Verfahren bei Metastasen und pathologischen Frakturen am proximalen Femur

R.-K. Homayoun • A. Meißner • R. Rahmanzadeh

Zusammenfassung

Bei Metastasen und pathologischen Frakturen am proximalen Femur kann in ca. 80 Prozent der Fälle eine deutliche Palliation erreicht werden.

Daher sollten bei Metastasen am proximalen Femur elektiv vor Eintritt einer pathologischen Fraktur alloarthroplastische Verfahren angewendet werden, um die Lebensqualität der Patienten so rasch wie möglich zu verbessern, zumal eine Operation nach Vorbestrahlung und bei einer pathologischen Fraktur technisch schwieriger und für den Patienten belastender ist, als eine Operation ohne Vorbestrahlung.

Einleitung

Bedingt durch die Fortschritte in der Therapie maligner Tumore kommen immer häufiger Patienten mit schmerzhaften Metastasen und pathologischen Frakturen des proximalen Femur zur Behandlung (1, 2). Oft werden die Patienten erst durch die Läsion des proximalen Femurs immobil, obwohl die maligne Grunderkrankung bereits seit Jahren besteht.

Fragestellung

Ziel der operativen Versorgung von Metastasen und pathologischen Frakturen des proximalen Femurs ist eine Verbesserung der Lebensqualität der betroffenen Patienten, keine Lebensverlängerung (10). Dabei sind eine Schmerzlinderung, eine primäre Belastungsstabilität und eine Erleichterung der Pflege anzustreben (1, 4). An Hand des Krankengutes der Abteilung für Unfall- und Wiederherstellungschirurgie des Klinikums Steglitz der Freien Universität Berlin aus den Jahren 1975 bis 1990 wird dargestellt, inwieweit dieses Ziel mit Hilfe alloarthroplastischer Verfahren erreicht wurde.

Material und Methode

In den Jahren 1975 bis 1990 wurden in der Abteilung für Unfall- und Wiederherstellungschirurgie des Klinikums Steglitz der Freien Universität Berlin 72 Patienten mit Metastasen oder pathologischen Frakturen des proximalen Femurs alloarthroplastisch versorgt. Bei 66 Patienten war der pathologische Prozeß einseitig und bei 6 Patienten beidseits lokalisiert, so daß insgesamt 78 Endoprothesen implantiert wurden. In 75,6% der Metastasen (n = 59) lag bereits eine pathologische Fraktur vor, und nur in 24,4% (n = 19) ein osteolytischer Prozeß ohne Fraktur. Der hohe Anteil pathologischer Frakturen könnte künftig reduziert werden, wenn die Patienten frühzeitig zur operativen Behandlung vorgestellt würden, also gleich nach Diagnosestellung der Osteolyse und nicht erst mit einer pathologischen Fraktur nach frustraner Bestrahlung der Osteolyse.

Frauen waren mit 59 Patientinnen weitaus häufiger vertreten als Männer, weil bei Frauen das Mamma-Carcinom häufigster Primärtumor war; bei 34 Frauen lag als Grundleiden ein Mamma-Carcinom vor, bei 6 Frauen ein Plasmozytom, bei weiteren 6 Frauen war der Primärtumor unbekannt und bei weiteren 13 Frauen bestanden insgesamt 6 andere Primärtumore. Männer waren nur 13 mal vertreten; hier war häufigster Primärtumor das Bronchialcarcinom mit 4 Erkrankungen, gefolgt vom Prostata-Carcinom und vom Nierenzell-Carcinom mit jeweils 2 Erkrankungen und von 5 anderen Primärtumoren bei 5 Männern. Die Altersspanne betrug bei den Frauen 29 bis 86 Jahre und bei den Männern 45 bis 86 Jahre.

Die insgesamt 56 Läsionen des Femurkopfes und des Schenkelhalses wurden 48 mal mit einer zementierten Totalendoprothese versorgt, und als Ausnahmeindikation bei chronisch bettlägerigen Patienten in schlechtem Allgemeinzustand 8 mal mit einer Duokopf-Endoprothese. Bei 22 Läsionen, die im Trochantermassiv bzw. subtrochantär lokalisiert waren, implantierten wir eine Tumorprothese, in der Regel eine Krückstockprothese nach MÜLLER (11).

Bei 18 Patienten haben wir die Hüftendoprothese mit weiteren Implantaten kombiniert: bei 5 Patienten mit einer Pfannendachschale bei Metastasen im Acetabulum, bei einer Patientin mit einer Hakenplatte bei einer gleichzeitig vorliegenden Osteolyse im proximalen Femurschaft und bei 12 Patienten im Verbund mit einem Marknagel bei Infiltration des Trochantermassivs durch die Schenkelhalsmetastase oder bei gleichzeitig vorliegenden Metastasen im Femurschaft.

Der Marknagel läßt sich mit einer Hüftendoprothese wie folgt kombinieren: Nach Resektion des Schenkelhalses und Ausräumung der intertrochantären Metastasenanteile unter Erhaltung der Trochanteren samt ihrer Muskelansätze wird der Markraum wie bei der Marknageltechnik aufgebohrt. Anschließend wird der Marknagel über den Führungsspieß in den Femurmarkraum eingeschlagen, bis er die maximale Femurantekurvation überwunden hat.

Nach Entfernen des Führungsspießes wird der Schaft der Prothese vom Typ MÜLLER, der eine vorgefertigte Rinne zur Aufnahme des Marknagels aufweist (Abb. 1), auf den von proximal gekürzten Nagel aufgesetzt und mitsamt dem Nagel eingeschlagen. Daraufhin wird über die Einschlagstelle Knochenzement in den Markraum appliziert (Abb. 2).

An postoperativen Komplikationen traten 6 Harnwegsinfekte, 2 Thromboembolien, 2 Pneumonien, eine Wunddehiszenz und eine Nachblutung auf. Die Hospital-Letalität war mit 15,8% (11 Patienten) relativ hoch. Allerdings war nur ein Todesfall auf eine postoperative Komplikation zurückzuführen. Dabei handelte es sich um eine 64 Jahre alte Patientin, die nach Versorgung einer Schenkelhalsmetastase eines Plasmozytoms mit einer zementierten Totalendoprothese eine unstillbare Nachblutung erlitt. Die übrigen 10 Patienten verstarben an den Folgen ihrer fortgeschrittenen Grunderkrankungen.

Prothesenluxationen traten nur bei Krückstockprothesen auf, nämlich in 3 von 22 Fällen; deshalb bevorzugen wir hier primär eine Schnapp-Pfanne.

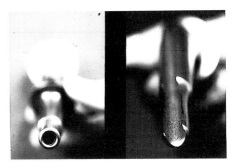

Abb. 1 (oben): Links: Hüftendoprothesenschaft mit eingefügtem Marknagel, Blick auf die Spitze von Marknagel und Schaft.
Rechts: An der Lateralseite des Endoprothesenschaftes befindet sich eine vorgefertigte Rinne, in die der Marknagel eingefügt wird.

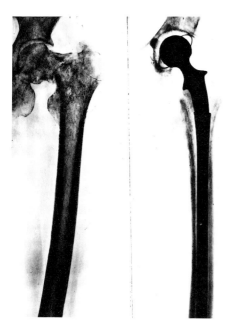

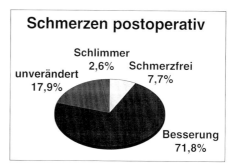

Abb. 2 (links): Links: Pathologische Schenkelhalsfraktur bei einer 36 Jahre alten Patientin mit metastasierendem Mamma-Carcinom. Die Schenkelhalsmetastase hat das Trochantermassiv infiltriert.
Rechts: Operative Versorgung derselben Patientin: Entfernung von Femurkopf und Schenkelhals, Ausräumung der Metastasenanteile aus dem Trochantermassiv, Implantation einer zementierten Hüfttotalendoprothese vom Typ Müller im Verbund mit einem Marknagel.

Abb. 3: Änderung der Schmerzen im Bereich des proximalen Femurs nach 78 endoprothetischen Versorgungen von 72 Patienten mit Metastasen oder pathologischen Frakturen des proximalen Femurs.

Ergebnisse

Nach 65 der 78 alloarthroplastischen Eingriffe (in 83,4%) konnten die Patienten das operierte Bein wieder belasten. Postoperativ wurde 6 mal (in 7,7%) eine völlige Schmerzfreiheit erreicht und 56 mal (in 71,8%) eine deutliche Schmerzlinderung, erkennbar am deutlich niedrigeren Analgeticabedarf im Vergleich zur präoperativen Situation (Abb. 3).

Diskussion

In ca. 80 Prozent der Fälle wurde bei den vorgestellten Patienten mit Hilfe alloarthroplastischer Verfahren bei Metastasen und pathologischen Frakturen des proximalen Femurs eine deutliche Palliation erreicht. Diese bestand in einer deutlichen Schmerzreduktion und in einem deutlichen Rehabilitationsgewinn durch frühe Mobilisier- und Belastbarkeit.

Sekundär ergab sich hierdurch eine große psychische Erleichterung für die betroffenen Patienten, dank ihrer wiedergewonnenen Gehfähigkeit in wesentlich geringerem Maße als vor der endoprothetischen Versorgung auf die Hilfe anderer Menschen angewiesen zu sein (2).

Der oben beschriebene palliative Effekt wird nach Literaturangaben in 75 bis 92 Prozent der Patienten mittels hüftendoprothetischer Versorgung erreicht (1, 2, 5, 8, 9).

Allgemein wird der proximale Femurersatz mittels Endoprothese auch bei primären Knochentumoren empfohlen (2, 3, 6, 8). Die erhöhte Luxationsneigung von Tumorprothesen ist bekannt, eine Literaturübersicht hierzu hat JÄGER erstellt (7). Wesentliche Vorteile anderer Tumorprothesen (1, 3, 5, 6, 7, 8, 9, 12) im Vergleich zur Krückstockprothese nach MÜLLER sind aus der Literatur nicht zu erkennen.

Literatur

(1) BEHR, J.T., DOBOZI, W.R., BADRINATH, M.: The Treatment of Pathologic and Impending Pathologic Fractures of the Proximal Femur in Elderly. Clin. Orthop. Rel. Res. 198, 173-178, 1985

(2) BROOS, P.L.O., ROMMENS, P.M., VANLANGENAKER, M.J.U.: Pathological Fractures of the Femur: Improvement of Quality of Life after Surgical Treatment. Arch. Orthop. Trauma Surg. 73-77, 1992

(3) CARPENTER, E.B.: Resection of the Proximal Third of the Femur for Chondrosarcoma: Replacement with a Metallic Prosthesis. A Note after Fifteen Years of Follow-up. J. Bone Jt. Surg. 69-A: 279-281, 1987

(4) FAENSEN, M., MEIßNER, A.: Die Behandlung pathologischer Frakturen mit der Endoprothese. Aktuelle Unfallheilkunde 5 und 6, 98, Schnetztor-Verlag, 1989

(5) HABERMANN, E.T., SACHS, R., STERN, R.E., HIRSH, D.M., ANDERSON, W.J. JR.: The Pathology and Treatment of Metastatic Disease of the Femur. Clin. Orthop. Rel. Res. 169, 70-78, 1982

(6) HUCKSTEP, R.L.: Stabilization and Prosthetic Replacement in Difficult Fractures and Bone Tumors. Clin. Orthop. Rel. Res. 224, 12-25, 1987

(7) JÄGER, M., LÖFFLER, L., KOHN, D.: Tumorprothese des Hüftgelenkes (Indikation und Ergebnisse). Z. Orthop. 123, 808-814, 1985

(8) JOFE, M.H., GEBHARDT, M.C., TOMFORD, W.W., MANKIN, H.J.: Reconstruction for Defects of the Proximal Part of the Femur Using Allograft Arthroplasty. J. Bone Jt. Surg. 70-A, 507-516, 1988

(9) LANE, J.M., SCULCO, T.P., ZOLAN, S.: Treatment of Pathological Fractures of the Hip by Endoprosthetic Replacement. J. Bone Jt. Surg. 62-A, 954, 1980

(10) MEIßNER, A., RAHMANZADEH, R.: Indikationen zur operativen Therapie von Knochenmetastasen. Münch. Med. Wschr. 134, 832 835, 1992

(11) MÜLLER, M.: Derzeitiger Stand der Totalprothese des Hüftgelenkes. Z. Orthop. 112, 933, 1974

(12) NILSONNE, U.: Surgery for Bone Metastases. Acta Orthop. Scand. 55, 489-490, 1984

Prothese oder Verbundosteosynthese bei der pathologischen proximalen Femurfraktur?
- Indikation, Operationstechnik und Verlauf bei 49 Patienten -

S. Assenmacher • W. Klaes • K. Dresing • K. M. Stürmer

Zusammenfassung

In den Jahren 1987 bis 1992 wurden auf der Abteilung für Unfallchirurgie des Universitätsklinikums Essen 49 Patienten mit pathologischen proximalen Femurfrakturen innerhalb der ersten 48 Stunden belastungsstabil mit einer Endoprothese oder einer Verbundplattenosteosynthese versorgt. Abhängig von der Frakturlokalisation und dem Vorliegen weiterer Metastasen wurden 21 Totalendoprothesen, 3 Endoprothesen in Kombination mit einem Verbundmarknagel, 7 Tumorprothesen, 17 Verbundplattenosteosynthesen und eine DHS-Implantation durchgeführt. 6 Patienten verstarben infolge ihres Grundleidens wahrend des stationären Aufenthaltes. Alle anderen Patienten waren am Entlassungstag gehfähig, die meisten Tumorprothesenpatienten allerdings nur mit einer Hilfsperson. Verbundplattenosteosynthesen wiesen im Vergleich zu den Tumorprothesen-Implantationen eine wesentlich geringere Komplikationsrate auf.

Nach den Richtlinien zur operativen Therapie maligner Tumoren der Deutschen Gesellschaft für Chirurgie sind bei Knochenmetastasen unradikale Eingriffe gerechtfertigt.
Bei pathologischen Frakturen in Folge von Tumor-Metastasen ist wegen der schlechten Prognose eine palliative technische Lösung unter Inkaufnahme einer begrenzten Haltbarkeit sinnvoll. Die Frage der onkologischen Radikalität stellt sich hierbei in der Regel nicht.

Operationsziel muß es daher sein, eine sofortige Stabilisierung der Fraktur zu erreichen, welche nicht von der Knochenbruchheilung abhängt, aber für die erwartete Lebenszeit eine volle funktionelle Belastbarkeit erlaubt.
Das Operationsverfahren richtete sich nach dem Sitz des Tumors, die Nähe zum Gelenk entscheidet über den Erhalt des Gelenkes.

Tab. 1: Ursachen der 49 pathologischen proximalen Femurfrakturen

1987-1992	
Mamma-Carzinom	24
Plasmozytom	6
Schilddrüsen-Carzinom	3
Hypernephrom	3
Leukämie	3
Bronchial-Carzinom	2
Melanom	2
Sarkom	2
Enchondrom	1
Mucoepitheliales Carzinom	1
Hämangioendotheliom	1
Rectum-Carzinom	1

Pathologische Schenkelhals- und pertrochantäre Frakturen werden von den meisten Autoren durch Resektion des proximalen Femurs und Prothesen bzw. Tumor-Prothesenimplantation behandelt. Während im Bereich des proximalen Femurschaftes die Verbundplattenosteosynthese oder die Marknagelung als operative Standard-Therapie gilt, wird bei subtrochantären pathologischen Frakturen in der Literatur sowohl Prothese als auch die Verbundplattenosteosynthese angegeben.

Tab. 2: Lokalisation der 49 pathologischen proximalen Femurfrakturen

1987-1992
21 Schenkelhalsfrakturen
3 Schenkelhalsfrakturen mit Femurschaftosteolysen
9 Pertrochantäre Frakturen
10 Subtrochantäre Frakturen
6 Proximale Femurschaftfrakturen

Insgesamt wurden in unserer Klinik in den Jahren 1987 bis 1992 49 pathologische proximalen Femurfrakturen operativ versorgt. Die durchschnittliche Überlebenszeit der Patienten betrug 11,2 Monate. Das Durchschnittsalter betrug 62 Jahre. Alle pathologischen Frakturen wurden innerhalb der ersten 48 Stunden belastungsstabil mit einer Prothese oder einer Verbundplattenosteosynthese versorgt.

Die 21 Patienten mit einer Schenkelhalsfraktur erhielten eine Totalendoprothese, bei Mitbeteiligung des per- bzw. subtrochantären Bereiches des Femur wurde eine Tumorprothese implantiert.

Pathologische Frakturen im Schenkelhalsbereich mit weiteren Metastasen im Restfemur wurden in 3 Fällen mit einer Totalendoprothese in Kombination mit einer Verbundmarknagelung operativ behandelt. Hierbei wurde die Totalendoprothese in den Marknagel gesteckt. Marknagel und Prothesenschaft wurden mit Pallacos fixiert.

Die Behandlung der 9 pertrochantären Frakturen erfolgte in 3 Fällen mit einer Tumorprothese, 5 mal führten wir eine Verbundplattenosteosynthese und einmal eine DHS durch. Bei den Patienten, bei denen eine Tumorprothese implantiert wurde und somit eine lokale Radikalresektion erfolgte, war zum Zeitpunkt der Operation keine bzw. keine klinisch relevante weitere Metastasierung nachweisbar, so daß von einer längeren Lebenserwartung ausgegangen wurde.

Die 5 Patienten, die mit einer Verbundplattenosteosynthese versorgt wurden, wiesen bereits eine diffuse Metastasierung auf, so daß das primäre Op-Ziel in einer sofortigen vollen Belastbarkeit des Beines bestand. Durch Erhalt des Gelenkes und Schonung der Muskelansätze und Ursprünge im Trochanter major- und minor-Bereich wurde neben diesem Ziel auch eine bessere Gelenkfunktion erreicht. Eine komplette Metastasenresektion konnte in diesen Fällen defi-

Tab. 3: Operative Versorgung der 49 pathologischen proximalen Femurfrakturen

1987-1992		
21 Schenkelhalsfrakturen	→	21 Endoprothesen
3 Schenkelhalsfrakturen + Femurschaftosteolysen	→	3 Endoprothesen in Kombination mit Verbundmarknagel
9 Pertrochantäre Frakturen	→	3 Tumorprothesen 5 Verbundplattenosteosynthesen 1 DHS
10 Subtrochantäre Frakturen	→	4 Tumoroprothesen 6 Verbundplattenosteosynthesen
6 Proximale Femurschaftfrakturen	→	6 Verbundplattenosteosynthesen

nitionsgemäß nicht durchgeführt werden, vielmehr erfolgte eine ausgiebige Metastasen-Exkochleation mit Auffüllung des Defektes mit Pallacos. Keiner dieser Patienten bekam während seiner Restlebensdauer ein Rezidiv, daher dürfte es bei der Polymerisation des Pallacos, d.h. durch die damit verbundene Hitze auch zu einer Zerstörung des restlichen Tumorgewebes gekommen sein.

Die 10 subtrochantären und 6 proximalen Femurschaft-Frakturen wurden 4 mal durch eine Tumorprothese und 12 mal durch eine Verbundplattenosteosynthese versorgt.

Bei 4 von 7 Patienten nach Tumorprothesen-Implantation kam es zu einem Hämatom, welches operativ ausgeräumt werden mußte. Ferner kam es zu 2 Tumorprothesen-Luxationen, wobei eine operativ revidiert werden mußte. Eine Fistelbildung, die nach Verbundplattenosteosynthese aufgetreten war, heilte spontan ab. Wie auch in der Literatur bestätigt wird, weisen Verbundplattenosteosynthesen im Gegensatz zur der Tumorprothesen-Implantation eine wesentlich geringere lokale Komplikationsrate auf. Bei allen Patienten begannen wir die Mobilisation bereits am 1. p.op. Tag, wobei bei der Verbundplattenosteosynthese das Bein sofort voll belastet werden durfte, während bei Tumorprothesen wegen der nur angehefteten Muskelansätze für 6 Wochen aktive Bewegungsübungen vermieden werden sollten.

6 Patienten verstarben infolge des Grundleidens während des stationären Aufenthaltes, alle anderen Patienten waren am Entlassungstag an Unterarmgehstützen mobilisiert, wobei Tumorprothesen-Patienten in der Mehrzahl nicht ohne Hilfspersonen gehen konnten.

Signifikante Unterschiede zwischen den operativen Versorgungsarten bestanden weder in der Operationszeit noch in der Dauer des stationären Aufenthaltes.

Die früher durchgeführte Verbundplattenosteosynthese proximaler Femurfrakturen mit der 130° Winkelplatte gab zwar primär eine gute Stabilität, bei dynamischen Belastungsversuchen zeigte sich jedoch, daß die auf die Klinge einwirkenden Biegekräfte nicht auf das distale Fragment als Druck weitergeleitet wurden, so daß es zur Klingenperforation im Kopf oder zu einem Ermüdungsbruch kam. Im Gegensatz hierzu werden bei der Verbundosteosynthese mit der 95° Condylenplatte die vom Hüftkopf kommenden, annähernd senkrecht auf die Klinge treffenden Druckkräfte medial über eine Zementplombe auf das distale Fragment weitergeleitet, wodurch eine nennenswerte Biegebelastung der Klinge gegenüber dem fixierten Plattenschaft vermieden wird.

Die Platte selbst dient neben der stabilen Fixierung des Knochenzements als Zuggurtung auf der lateralen Seite des Femur. Um die Druckfestigkeit der medialen Knochenzementplombe noch zu erhöhen und die Restbiegebeanspruchung der 95° Klinge auszuschalten, wurde dieses Verfahren noch weiter entwickelt. Durch zentrale Armierung der medialen Zementplombe mit einer leicht S-förmig gebogenen Platte, welche mit dem cranialen Ende die Mitte der Condylenplattenklinge unterstützt, ließ sich experimentell eine normale Maximalbelastung des Femur erzielen. Aus ähnlichen biomechanischen Erwägungen kann bei der Implantation von Tumorprothesen eine Zuggurtungsplatte angebracht und so das Auswandern der Prothesenspitze nach lateral vermieden werden.

Die chirurgischen Maßnahmen müssen in jedem Falle Teil eines interdisziplinären Konzeptes sein. Nur wenn die nicht chirurgischen Behandlungsmöglichkeiten der Grunderkrankung und damit die Prognose des Patienten bekannt sind, kann eine adäquate, d.h. für den einzelnen Patienten optimale Frakturbehandlung gefunden bzw. über den Erhalt eines Gelenkes entschieden werden.

Versorgung von Metastasen am proximalen Femur unter spezieller Berücksichtigung der Marknagelosteosynthese

Th. Mittlmeier • H. Hertlein • M. Schürmann • Th. Kauschke • G. Lob

Zusammenfassung

Bei den relativ häufig im Rahmen der ossären Metastasierung vorkommenden frakturgefährdeten subtrochantären Osteolysen und den pathologischen Frakturen im proximalen Femurschaftbereich stellt die Verriegelungsnagelung mit additionaler lateraler Zuggurtungsplatte und medialer Abstützung durch Zement oder Knochenspan im Vergleich mit den endoprothetischen Techniken ein risikoarmes, den Patienten wenig belastendes und langfristig stabiles Verfahren dar. Diese Technik kann somit auch für Patienten mit guter Prognose empfohlen werden.

Einleitung

Verbesserte Möglichkeiten der Primärtherapie maligner Tumore, die Standardisierung von Nachsorgekonzepten und der breite Einsatz moderner bildgebender Verfahren bei der Behandlung maligner Tumorleiden haben zu einer Inzidenzzunahme nachgewiesener Knochenmetastasen geführt (FRIEDL et al. 1992a). Praktische Bedeutung hat dies vor allem für die frühzeitige Erkennung frakturgefährdeter metastasenbedingter Osteolysen an der belasteten unteren Extremität gewonnen (FRIEDL et al. 1992a).
Am Femur finden sich nach der Wirbelsäule am zweithäufigsten ossäre Metastasen, wobei zu mehr als 70% die proximale Region betroffen ist (BROOS et al. 1992, FRIEDL et al. 1992a, KOSLOWSKI et al. 1986). Entsprechend dem überproportional häufigen Auftreten pathologischer Frakturen und frakturgefährdeter Osteolysen an den langen Röhrenknochen werden die meisten operativen Eingriffe bei ossären Metastasen am Femur durchgeführt (FRIEDL 1992a).
Das grundlegende Konzept zur Versorgung pathologischer Frakturen und drohender pathologischer Frakturen wurde vor mehr als 2 Jahrzehnten erarbeitet (BURRI et al. 1977, BURRI et al. 1989, HABERMANN et al. 1982, HOLZ 1990) und hat sich nur hinsichtlich technischer Modifikationen verändert (FRIEDL 1992a, b). Das Behandlungsziel ist eine sofort belastungsstabile Versorgung, die möglichst wenig invasiv und komplikationsarm ist und für die verbleibende Lebenserwartung des Patienten mit einem fortgeschrittenen Tumorleiden ein Höchstmaß an Lebensqualität und ein geringes Versagensrisiko der gewählten Montage bietet (BROOS et al. 1992, BURRI et al. 1977, HOLZHEIMER et al. 1988, MUTSCHLER et al. 1986). Meist wird der palliative Charakter der operativen Stabilisation bei Knochenmetastasen akzeptiert, die somit in der Regel auch keine Verlängerung der Lebenserwartung des Patienten impliziert (BURRI et al. 1977). Die Bedeutung einer extraläsionalen Metastasenresektion wird allenfalls für die Senkung des Lokalrezidivrisikos bei Patienten mit guter Prognose diskutiert (FRIEDL 1992a).

Chirurgische Therapie von Femurmetastasen

Die Hauptpfeiler des Konzeptes zur Versorgung pathologischer oder drohender pathologischer Frakturen des Femurs waren und sind bis heute der endoprothetische Femurteilersatz - gegebenenfalls unter Einbeziehung des Hüftgelenkersatzes - und die Verbundosteosynthese als Kombination verschiedener geeigneter Osteosyntheseimplantate mit Knochenzement, der eine Abstützung bzw. den Ersatz des häufig manifesten medialen Kortikalisdefektes ermöglicht (vgl. Abb. 1, MUTSCHLER et al. 1986). Von beiden Verfahren wird eine implantatspezifische hohe Komplikationsrate bis zu 17,6% berichtet (z.B. Prothesenluxation, Zementermüdung, vgl. BURRI et al. 1989, HELWIG et al. 1992, KORKALA et al. 1991, MUTSCHLER et al. 1986, RITSCHL et al. 1992).

Dem Marknagel als Implantat der Wahl wurde in der Regel nur bei Metastasen und pathologischen Frakturen im Schaftbereich bei stark limitierter Lebenserwartung Bedeutung eingeräumt (BERENTEY 1982, YAZAWA et al. 1990). Dies läßt sich mit den teilweise enttäuschenden Ergebnissen aufgrund hoher Implantatversagensraten bei ausschließlicher Verwendung eines Marknagels als Implantat erklären (YAZAWA et al. 1990). Meist wurde auf eine Kombinationstechnik von Verriegelungsmarknagel mit Knochenzement zur Defektauffüllung zurückgegriffen (YAZAWA et al. 1990). Alternative Verfahren wie die Verwendung spezieller Marknagelimplantate (HUCKSTEP 1987) oder Kombinationstechniken von Verriegelungsmarknägeln mit anderen Implantaten zur Verbesserung der medialen Abstützung oder zur lateralen Zuggurtung wurden nur vereinzelt berichtet (HOLZHEIMER et al. 1988).

Ziel der vorliegenden Untersuchung war es, anhand des eigenen Krankengutes zu prüfen, inwieweit bei den problematisch zu stabilisierenden pathologischen subtrochantären Frakturen durch Verwendung des Verriegelungsmarknagels, ergänzt um ein additives Fixationsprinzip (laterale Plattenzuggurtung und/oder mediale Abstützung durch ein homologes kortiko-spongiöses Knochentransplantat oder Knochenzement), eine dauerhaft belastungsstabile Versorgung mit Minimierung der perioperativen Morbidität zu erreichen sei.

Patientengut

Im Zeitraum von Januar 1987 bis Juni 1992 wurden an unserer Klinik 253 Patienten mit Skelettmetastasen operativ versorgt. Bei 35% der Patienten wurde die Operationsindikation vom Skelettbefall der unteren Extremität bestimmt. Am Femur wurden bei 81 Patienten insgesamt 96 primäre oder sekundäre Eingriffe, davon 76 bei pathologischer Fraktur durchgeführt (Abb. 1). In 20 Fällen ergab sich die Operationsindikation aus einer drohenden pathologischen Fraktur und anderweitig nicht beherrschbaren Schmerzen durch manifeste Osteolysen. Als Primärtumor lag bei 41/81 Patienten ein Mammacarcinom zugrunde. Mit absteigen-

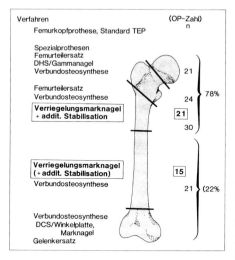

Abb. 1: Regionale Verteilung pathologischer Frakturen und frakturgefährdeter Osteolysen bei Metastasen am Femur und Spektrum der gewählten Behandlungsoptionen bei 81 Patienten (96 Eingriffe) im Beobachtungszeitraum von 1/87 bis 06/92.

der Häufigkeit folgten Nierencarcinom (n = 7), Plasmozytom (n = 5), Bronchialcarcinom (n = 4), Prostatacarcinom (n = 4) und andere Tumore (n = 20).

Ein Verriegelungsnagel wurde bei 36 Eingriffen verwandt, davon bei 24 Patienten in Kombination mit weiteren Stabilisationstechniken. In der subtrochantären Region wurde der Verriegelungsnagel bei 21 Patienten implantiert. Die Metastasenausräumung erfolgte bei Verwendung eines Marknagels grundsätzlich intraläsional. Bei 9 weiteren Patienten mit subtrochantärer Metastasenlokalisation erfolgte entweder die Implantation einer Spezialprothese (2 x KMFTR, 5 x Krückstockprothese) oder eine Plattenverbundosteosynthese (2 x) bei Haupttumorsitz bzw. Fraktur an gleicher Lokalisation. Bei 4 Patienten wurde der Marknagel ausschließlich mit einem homologen kortikospongiösen Knochentransplantat zur Verbesserung der medialen kalkarnahen Abstützung kombiniert, bei 17 Patienten mit einer breiten DCP als lateraler Zuggurtung. Bei letzteren Patienten wurde in 4 Fällen zusätzlich Knochenzement (Abb. 2), bei weiteren 4 Eingriffen ein homologer Knochenspan zur Augmentation der medialen Abstützung implantiert. Bei geeigneten Voraussetzungen wurde grundsätzlich eine postoperative lokale Bestrahlung durchgeführt.

Ergebnisse

Abgesehen von einer Patientin, die bei inkomplettem Querschnittsyndrom durch metastatische Zerstörung des 9. Brustwirbels trotz operativer Dekompression und Stabilisation weitgehend rollstuhlgebunden war, wurden alle übrigen mit einem Marknagel versorgten Patienten selbständig gehfähig. Die mittlere Verbesserung der Aktivität der Patienten durch den operativen Eingriff, gemessen am Karnofsky-Index in der Modifikation der Arbeitsgemeinschaft Deutscher Tumorzentren nach WAGNER/GRUNDMANN (1983), lag bei 0,58 Punkten nach Marknagelung in Kombinationstechnik, im Gesamtkollektiv bei 0,64 Punkten. Die perioperative Komplikationsrate lag bei 4,8% nach Marknagelimplantation (1 oberflächlicher Infekt, der ohne Implantatentfernung beherrscht werden konnte), im Gesamtkollektiv (n = 96) bei 8%.

Ein Implantatversagen nach Marknagelung war im Beobachtungszeitraum bis Mai 1993 nur bei 1 von 21 Patienten nach Marknagelung bei subtrochantärer Femurmetastase/ pathologischer Fraktur zu verzeichnen (Abb. 3). In diesem Falle war bei ausgedehntem subtrochantärem Tumorbefall die mediale Defektzone nach Marknagelung ausschließlich mit einem homologen kortiko-spongiösen Knochenspan stabilisiert

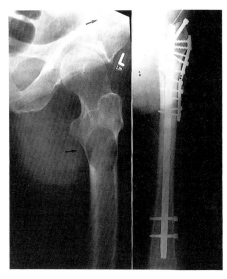

Abb. 2: Stabilisation einer großen subtrochantären Osteolyse bei metastasierendem Hämangioperizytom mittels steifem Verriegelungsnagel und lateraler Zuggurtungsplatte. Der nach Herdausräumung verbleibende Defekt wurde mit Knochenzement aufgefüllt. Auf eine Ausräumung der Metastase im Os ilium wurde verzichtet, da keine kurzfristige Instabilität zu erwarten war.

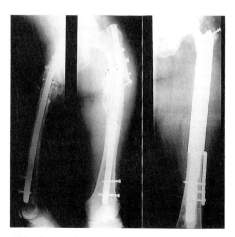

Abb. 3: Implantatversagen nach Verriegelungsnagelung und kalkarnaher medialer Knochenspanaugmentation bei metastasierendem Mammakarzinom. Implantation einer modularen Prothese zum Femurteilersatz nach Implantatentfernung und Resektion des proximalen Femurs.

worden. Bei der Revision wurde eine modulare Tumorprothese implantiert. Bei Marknagelung im Schaftbereich (n = 15) mußte kein Montageversagen beobachtet werden. Im gleichen Zeitraum waren bei 4 von 47 Patienten (8,5%) mit endoprothetischer Versorgung und Femurteilersatz revisionspflichtige mechanische Komplikationen zu registrieren (1 Trochanter major-Ausriß nach Krückstockprothese, 1 TEP-Lockerung, 1 Prothesenstielbruch, 1 rezidivierende Luxation einer modularen Tumorprothese). Bei 2 Patienten wurde nach Versagen einer vorausgegangenen Verbundosteosynthese ein Verriegelungsnagel in Kombinationstechnik als Salvagemaßnahme implantiert.

Die mittlere Überlebenszeit lag im Kollektiv nach Marknagelversorgung bei 8,1 Monaten, im Gesamtkollektiv bei 8,3 Monaten. 25% aller operativ behandelten Patienten lebten länger als 1 Jahr.

Diskussion

Die Indikation zur Marknagelung bei Femurschaftmetastasen wird von den meisten Autoren zurückhaltend gestellt (BERENTEY 1982, BROOS et al. 1992, FRIEDL et al. 1992a, HOLZ 1990). Das Verfahren wird zwar als gewebeschonend, da keine größeren Muskeldesinsertionen nötig sind, und wenig invasiv für den Patienten mit meist fortgeschrittener maligner Tumorerkrankung akzeptiert, die mechanische Stabilität der Montage, selbst in Verbindung mit der Defektauffüllung durch Knochenzement, wird jedoch als ungeeignet für Patienten mit längerfristiger Lebenserwartung angesehen (BERENTEY 1982, FRIEDL et al. 1992a, KOSLOWSKI et al. 1986, YAZAWA et al. 1990).

Unsere Erfahrungen mit dem Verriegelungsmarknagel in Kombination mit einem weiteren Stabilisationsprinzip am proximalen Femurschaft (laterale DCP, mediale Zement- oder Knochenspanabstützung) zeigten, daß die bei alleiniger Marknagelung beschriebenen mechanischen Komplikationen (YAZAWA et al. 1990) auch bei längerer Standzeit der Implantate nicht eintreten. Der einzige Versagensfall durch Implantatbruch wurde nach isolierter Verstärkung der kalkarnahen Femurkortikalis durch einen homologen Knochenspan beobachtet. Im Falle eines ausgedehnten sekundären Tumorbefalls der subtrochantären Region erscheint deshalb anstelle der Spanaugmentation die additionale Verstärkung der Marknagelung mittels Defektauffüllung durch Knochenzement (HABERMANN et al. 1982) und lateraler Plattenzuggurtung (HOLZHEIMER et al. 1988) empfehlenswert. Bei "konkurrierenden" Verfahren, die im Falle einer manifesten oder drohenden pathologischen Fraktur in der subtrochantären Region in Frage kommen, dem Femurteilersatz und der Plattenverbundosteosynthese, ist mit einer höheren Rate von implantatspezifischen Komplikationen bei deutlich belastenderem operativem Eingriff zu rechnen (HELWIG et al. 1992, HUCKSTEP 1987, RITSCHL et al. 1992). Die theoretisch denkbare höhere Rate eines Lokalrezidivs am distalen Femur (FRIEDL 1992a) oder ungünstige Auswirkungen auf die Überlebenszeit des Patienten durch Tumorverschleppung im Rahmen der Marknageleinbringung durch die Metastase hindurch konnten bei unseren Patienten nicht festgestellt werden.

Der Grad der funktionellen Verbesserung durch den operativen Eingriff war nach kombinierter Marknagelung vergleichbar mit den Ergebnissen der übrigen Verfahren, die in unserem Patientenkollektiv angewandt wurden.

Literatur

(1) BERENTEY, G.: Ausnahmeindikation für die Verriegelungsmarknagelung: Die pathologische Fraktur im Metastasenherd. Hefte Unfallheilk. 161, 170-179

(2) BROOS, P.L.O., ROMMENS, P.M., VANLANGENAKER, M.J.U.: Pathological fractures of the femur: improvement of quality of life after surgical treatment. Arch. Orthop. Trauma Surg. 111, 73-77, 1992

(3) BURRI, C., RÜTER, A.: Die chirurgische Behandlung von Knochenmetastasen. In: C. Burri, M. Betzler (Hrsg.): Knochentumoren. Aktuelle Probleme in Chirurgie und Orthopädie, Bd. 5. H. Huber, Bern, Stuttgart, Wien, 140-157, 1977

(4) BURRI, C., MUTSCHLER, W.: Der bösartige Tumor (einschließlich Metastasen) als Ursache der pathologischen Fraktur. Langenbecks Arch. Chir. Suppl. II, 515-521, 1989

(5) FRIEDL, W., MIECK, U., FRITZ, TH.: Chirurgische Therapie von Knochenmetastasen der oberen und unteren Extremität. Chirurg 63, 897-911, 1992a

(6) FRIEDL, W.: Die Doppelplattenverbundosteosynthese. Ein Verfahren zur primär belastungsstabilen Versorgung von Problemverletzungen des subtrochanteren bis suprakondylären Femurbereiches. Akt. Traumatol. 22, 189-196, 1992b

(7) HABERMANN, E.T., SACHS, R., STERN, R.E., HIRSH, D.M., ANDERSON, W.J. JR.: The pathology and treatment of metastatic disease of the femur. Clin. Orthop. 169, 70-82, 1982

(8) HELWIG, U., RITSCHL, P., KOTZ, R.: Therapie von Knochenmetastasen der unteren Extremität mit dem modularen Tumorendoprothesensystem KMFTR. Chirurg 63, 938-943, 1992

(9) HOLZ, U.: Allgemeine Prinzipien und Techniken der Osteosynthese bei pathologischen Frakturen. Zentralbl. Chir. 115, 657-664, 1990

(10) HOLZHEIMER, R.G.E., KUNZE, K.G.: Die palliative operative Therapie pathologischer Frakturen. Unfallchirurgie 14, 283-290, 1988

(11) HUCKSTEP, R.L.: Stabilization and prosthetic replacement in difficult fractures and bone tumors. Clin. Orthop. 224, 12-25, 1987

(12) KORKALA, O., KARAHARJU, E.O.: Metastatic fractures of long bones. Int. Orthop. 15, 105-109, 1991

(13) KOSLOWSKI, L., THIELEMANN, F.W., NEUGEBAUER, W., DOMRES, B.: Knochenmetastasen - pathologische Frakturen. Chir. Praxis 36, 87-100, 1986

(14) MUTSCHLER, W., BURRI, C.: Operative Behandlung der Knochentumoren. Chirurg 57, 208-215, 1986

(15) RITSCHL, P., CAPANNA, R., HELWIG, U., CAMPANACCI, M., KOTZ, R.: Modulares Tumorendoprothesensystem für die untere Extremität KMFTR. Z. Orthop. 130, 290-293, 1992

(16) WAGNER, G., Grundmann, E. (Hrsg.): Basisdokumentation für Tumorkranke im Auftrag der Arbeitsgemeinschaft Deutscher Tumorzentren 3. Aufl. Springer, Berlin, Heidelberg, New York, 1983

(17) YAZAWA, Y., FRASSICA, F.J., CHAO, E.Y.S., PRITCHARD, D.J., SIM, F.H., SHIVES, T.C.: Metastatic bone disease. A study of the surgical treatment of 166 pathological humeral and femoral fractures. Clin. Orthop. 251, 213-219, 1990

Spätergebnisse des proximalen Femurersatzes mittels Krückstockprothese

B. W. Wippermann • H. Zwipp • H. Tscherne

Zusammenfassung
Zwischen 1972 und 1988 wurden in der Unfallchirurgischen Klinik der Medizinischen Hochschule Hannover bei 57 Patienten 57 primäre Krückstockprothesen implantiert.
Die Implantation erfolgte 21mal wegen einer gutartigen Erkrankung, 11mal wegen eines primär bösartigen Knochentumors und 25mal wegen Knochenmetastasen.
Die häufigste Komplikation war mit 21% eine Dislokation der Prothese, die in den meisten Fällen unblutig reponiert werden konnte. Die durchschnittliche postoperative Lebenserwartung betrug 53 Monate. Bei einer Nachuntersuchung der 13 noch lebenden Patienten nach durchschnittlich 114 Monaten nach den Kriterien der ISOLS war das Ergebnis in 7 Fällen gut, in 4 Fällen befriedigend und in 3 Fällen schlecht.
Die Wiederherstellung einer schmerzfreien und belastungsfähigen Extremität kann mittels Krückstockprothese mit einer akzeptablen Komplikationsrate erreicht werden.

Einleitung
Der endoprothetische Ersatz stellt heute eine der möglichen rekonstruktiven Alternativen für knöcherne Defekte am proximalen Femur dar. In der hier vorgelegten Arbeit werden die Ergebnisse und Erfahrungen mit einer Prothese aus Implantatstahl dargestellt. Ursprünglich war diese Prothese nur für den zeitlich begrenzten Einsatz bei Metastasen des proximalen Femurs oder bei Knochenverlust nach hüftendoprothetischem Ersatz beim alten Menschen indiziert. Im Verlauf dieser Serie wurden jedoch die Indikationen ausgeweitet auf Patienten mit einer längeren Lebenserwartung. Diese Arbeit beschäftigt sich vornehmlich mit der Analyse der Komplikationen eines solchen Eingriffs.

Material und Methoden
Implanteigenschaften
Die Krückstockprothese wird vom Lieferanten (Fa. Synthes Bochum GmbH) in Resektionslängen von 80 bis 180 mm in 10 mm Schritten geliefert. Längere Prothesen werden als Sonderanfertigung geliefert. Die Prothese wird aus Implantatstahl geschmiedet und Implantate für die re. und li. Seite sind gleich hergestellt. Der Kopfdurchmesser beträgt 32 mm und es wurde bei allen Implantationen eine Müller Pfanne verwen-

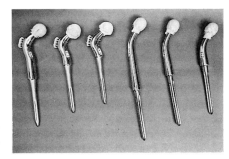

Abb. 1: Die in dieser Nachuntersuchungsserie verwendete Prothese. Li. im Bild der neuere Prothesentyp mit geschwungenem proximalen Femur und Weichteilfixationsmöglichkeit.

det. Etwa in der Mitte dieser Serie wurde das Implantatdesign vom Hersteller dahingehend geändert, daß der proximale Anteil mehr geschwungen geformt ist und eine Schraubenfixierung der Hüftabduktoren zuläßt (Abb. 1). Wegen des moderaten Preises dieser Implantate kann ein komplettes Set in der Abteilung vorrätig gehalten werden, so daß die passende Ersatzlänge immer zur Verfügung steht, selbst wenn unerwartete Abweichungen von der präoperativen Planung eintreten.

Nachuntersuchung
Zwischen 1972 und 1988 wurden an unserer Klinik 57 primäre Krückstockprothesenimplantationen bei 57 Patienten (21 Männer und 36 Frauen) durchgeführt. Das Durchschnittsalter der Patienten betrug 55,6 (18,5-88) Jahre. Die Mindestbeobachtungszeit betrug 2 Jahre für alle überlebenden Patienten (Mittelwert 53 Monate). Die mittlere Resektionslänge am proximalen Oberschenkel betrug 135 mm (80-240 mm). Die Operation war in 22 Fällen indiziert wegen einer gutartigen Erkrankung, wie benigner Knochentumor, Pseudarthrose, infizierte Pseudarthrose oder Hüftprothesenlockerung mit erheblichem Knochenverlust. In 10 Fällen wurde die Operation wegen eines primären bösartigen Knochentumors durchgeführt (5 x Osteosarkom, 3 x Chondrosarkom, 2 x Fibrosarkom, 1 x Ewing Sarkom). Fast die Hälfte der Eingriffe (25 Fälle) waren zur Behandlung einer Metastase indiziert. Für die Bewertung des funktionellen Ergebnisses wurden die Kriterien der International Society for Limb Salvage (ISOLS) verwendet.

Ergebnisse
Von allen verstorbenen Patienten konnten das Sterbedatum und die Todesursache ermittelt werden. Die Survivalanalyse ergab eine Überlebenswahrscheinlichkeit von 25% in 10 Jahren für das Gesamtpatientenkollektiv. Interessanterweise ergab die stati-

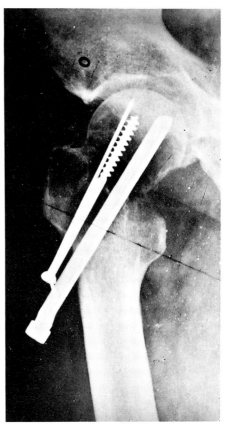

Abb. 2a: Achtundvierzigjähriger Patient, bei dem auswärts eine pathologische Fraktur bei Osteosarkom durch Nagel und Schraubenosteosynthese versorgt wurde.

stische Auswertung keine signifikanten Unterschiede zwischen den drei o.a. Patientengruppen. Die durchschnittliche Lebenserwartung für das Gesamtkollektiv betrug 53 Monate nach dem Eingriff (0,1 bis 212 Monate).
Die häufigste frühe Komplikation war die Dislokation der Prothese. Sie trat bei 12 Patienten (21%) auf und ereignete sich in der Regel erstmals innerhalb der ersten 4 Wochen postoperativ. Von diesen Patienten

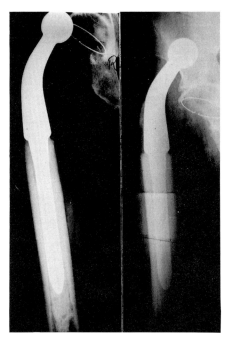
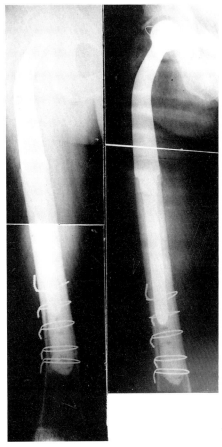

Abb. 2b (oben): Dislokation 3 Wochen nach primärer Implantation.

Abb. 2c (rechts): Nach Revision wegen Schaftbruch der Prothese 11 Jahre postoperativ.

hatten 4 Patienten mehr als eine Dislokation. Nur bei einem Patienten war wegen rezidivierender Dislokationen ein Pfannenwechsel notwendig, in allen anderen Fällen konnten die Dislokationen unblutig reponiert werden.

Späte Revisionen wegen aseptischer Komplikationen waren in 5 Fällen notwendig (2 x Pfannenlockerung, 1 x Schaftlockerung, 2 x Schaftbruch). Alle Komplikationen konnten erfolgreich revidiert werden (Abb. 2). Die Wahrscheinlichkeit, daß eine Revision notwendig wurde, betrug 11% nach 6 Jahren und 21% nach 8 Jahren Beobachtungszeit. Alle 13 lebenden Patienten konnten entweder persönlich (8 Fälle) oder vom Hausarzt nach durchschnittlich 114 Monaten (31 bis 212 Monate) nachuntersucht werden. Das klinische Nachuntersuchungsergebnis war gut in 7 Fällen, befriedigend in 4 Fällen und schlecht in 2 Fällen. Die Patienten hatten die besten Ergebnisse für die Beweglichkeit, während besonders die Kraft in Abduktion die schlechtesten Scores ergab. Bei der Bewertung des Ergebnisses ist zu berücksichtigen daß wir allen Patienten die Benutzung eines Gehstocks empfohlen hatten. Die Benutzung eines Gehstocks schließt nach den Kriterien der ISOLS ein sehr gutes Ergebnis aus.

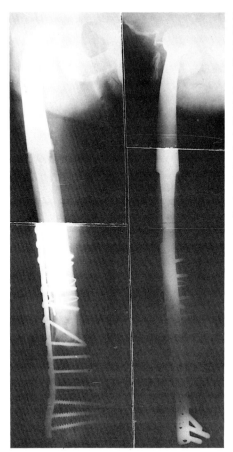

Abb. 2d: Nach Plattenosteosynthese wegen Femurschaftbruch 4 Wochen nach der Revision.

malen Femur kommt der hier notwendige hintere Zugang zum Hüftgelenk als Ursache in Betracht. Adäquate Weichteilspannung scheint unbedingt notwendig zu sein, um eine Dislokation zu verhindern. Im Zweifelsfall sollte die nächst längere Prothese implantiert werden. Wahrscheinlich kann die Dislokationsrate auch mit dem Einsatz von bipolaren Porthesenköpfen reduziert werden (3). Die späte Revisionsquote erscheint erfreulich gering, insbesondere gemessen an der Größe des Eingriffs und den Anforderungen, die die teilweise sehr jungen Patienten an die Prothesen stellen. Wir sind uns aber sicher, daß mit zunehmender Beobachtungszeit insbesondere bei den jungen Patienten die Revisionen zunehmen werden. Erfolgreiche Revisionen waren bisher in allen Fällen möglich. Bemerkenswert erscheint auch, daß bei den Patienten, welche im Nachbeobachtungszeitraum an ihrer Grunderkrankung verstarben, nur eine operative Revision notwendig war. Das Ziel dieses Eingriffs, nämlich die Wiederherstellung einer schmerzfreien und belastungsfähigen Extremität, konnte somit in der hier vorgestellten Nachuntersuchungsserie mit einer akzeptablen Komplikationsrate erreicht werden.

Diskussion

Die Analyse unserer Ergebnisse zeigt, daß die Instabilität der Prothese in der Frühphase nach dem Eingriff das größte Problem darstellt. Die von uns ermittelte Dislokationsrate von etwa 20% sind allerdings auch in der Literatur beschrieben (1, 2, 3). Neben dem Verlust der Weichteilansätze am proxi-

Literatur

(1) KONG, K.-S., CHAO, E.Y.S., SIM, F.H.: Long-Term Performance of prosthetic replacement for neoplastic disease of the proximal femur. In: Yamamuro, T. (Hrsg.): New Developments for Limb salvage in musculoskeltal tumors. Springer, Tokyo, 1989

(2) SIM, F.H., CHAO, E.Y.S.: Hip salvage by proximal femoral replacement. J. Bone Joint Surg., 63-A, 1228-1238, 1981

(3) TONI, A., SUDANESE, A., CAPANA, R., GUERRA, A., GIUNTI, A., CAMPANACI, M.: Custom-made prosthesis: The Italian experience. In: Enneking, W.F. (Hrsg.): Limb salvage in musculoskeletal oncology. Churchill Livingston, New York, 1987

Verschiedenes

Thromboembolieprophylaxe nach Frakturen des Beckens und des proximalen Femurs
- Eine retrospektive Studie -

H. Rudolph • A. Possart • K. Drabeck • V. Studtmann

Der thromboembolische Verschluß der tiefen Beinvenen ist mit den Komplikationen Lungenembolie und postthrombotischen Syndrom eine gefährliche Erkrankung. Die Diagnose kann schwierig sein, eine absolut sicher wirksame Prophylaxe fehlt. Die Therapie ist problematisch und zeigt oft unbefriedigende Resultate.

Klinische Thrombosezeichen (Schmerz, Schwellung, Konsistenzvermehrung, typische Schmerzpunkte wie Payer, Pratt, Deneke, Hohmann, Lowenberg Test usw., Tachycardie, Unruhe etc.) sind inkonstant ausgeprägt und nicht spezifisch (KRIESMANN et al. 1987).

Die klinische Manifestation der Phlebothrombose ist wesentlich seltener als die Ausbildung venöser Thromben. Oft wird die Diagnose erst mit der Ausprägung der Komplikationen gestellt. Es muß grundsätzlich davon ausgegangen werden, daß bei jeder Fraktur großer Röhrenknochen oder des Beckens eine Venenthrombose entsteht (HAAS et al. 1992, SCHMIDT-NEUERBURG 1990). Daher sind die ersten Stunden nach der Verletzung entscheidend.

Die Methoden der apparativen Diagnostik zur Sicherung einer Thrombose sind Phlebographie, Sonographie und Radionuklidmarkierung. Thermographie und Plethysmographie sind von untergeordneter Bedeutung. Trotz größerer Aussagkraft muß dem Einsatz der genannten Verfahren wegen des hohen personellen und finanziellen Aufwandes die klinische Diagnose vorangestellt bleiben (JÄGER 1987).

Aus der klinische Erfahrung sind allgemeine Risikofaktoren, die die Ausprägung einer Phlebothrombose begünstigen, bekannt (Varicosis, Herzinsuffizienz, Adipositas, Exsikkose, anamn. thromboembolische Komplikationen, Malignome, uvm.) (ENCKE und BREDDIN 1992). Patienten mit Beckenfrakturen und hüftgelenksnahen Femurfrakturen sind eine Hochrisikogruppe (BREDDIN et al. 1992, National Institutes of Health Bethesda Consensus-Conference 1986). Die Ursachen liegen in der Topographie der Verletzung mit hohem Traumatisierungsgrad und entsprechender Immobilisation und den allgemeinen Risikofaktoren. In der Literatur für hüftgelenksnahe Frakturen werden Häufigkeitswerte der apparativ diagnostizierten Phlebothrombosen von 16 bis 60% genannt (COLLINS et al. 1988, WHITE et al. 1990, WENDA et al. 1993). Diese alten Erkenntnisse haben bedauerlicherweise erst sehr spät zu der dringenden Empfehlung wirksamer Prophylaxemaßnahmen geführt (SCHMIDT-NEUERBURG 1990, National Institutes of Health Bethesda Consensus-Conference 1986). Dabei verspricht nur die konsequente Anwendung aller Maßnahmen ein bestmögliches Ergebnis.

Die medikamentöse Prophylaxe wird in der Literatur unterschiedlich beurteilt. Derzeit wird vorrangig die Applikation von Heparin empfohlen (Heparin, Heparin-DHE, niedermolekulares Heparin) (COLLINS et al. 1988, KAKKAR et al. 1985, HAAS et al. 1992). Dabei ist eine bessere Wirkung und niedrigere Komplikationsrate für die niedermolekula-

ren Heparine bisher nicht bewiesen (ENCKE 1992, HOFFMANN et al. 1992).
Dem Vorteil der ein- oder zweimaligen Applikation pro Tag stehen wesentlich höhere Kosten entgegen. Wir sind daher in unserer Klinik bei der 3maligen Gabe des konventionellen Heparins geblieben. Andere medikamentöse Prophylaxeformen spielen eine untergeordnete Rolle (Kumarine, Dextrane, ASS). Sie sind entweder wirkungslos oder zu aufwendig oder zu unsicher (ENCKE et al. 1992).
Wesentliche weitere Prophylaxemaßnahmen sind die Frühoperation, die sofortige elastische Kompression, frühestmögliche Krankengymnastik und Frühmobilisation sowie die Behandlung von Risikofaktoren (KLEMPA et al. 1992, HAAS et al. 1992, WEILER-MITHOFF et al. 1986).
Es wurden in dieser Studie bei 745 Patienten der II. Chirurgischen Klinik des Diakoniekrankenhauses Rotenburg/W. aus den Jahren 1980 bis 1992 die Maßnahmen der Thromboembolieprophylaxe überprüft. Es handelt sich dabei um eine zufällige Auswahl der Patienten aus unserem umfangreichen Krankengut mit 142 Beckenfrakturen, 285 medialen und 19 lateralen Oberschenkelhalsfrakturen sowie 266 per- und 33 subtrochantären Oberschenkelfrakturen. In einer retrospektiven Untersuchung wurden anhand der Krankenakten die Versorgung, die Thromboembolieprophylaxe, die allgemeinen Risikofaktoren und die Häufigkeit klinisch manifest gewordener thromboembolischer Komplikationen erhoben und ausgewertet. Die Diagnose von Phlebothrombosen und Lungenembolien wurden durch klinische Symptomatik, Phlebographie, Lungenszintigraphie oder Sonographie gestellt.
Die Altersverteilung der untersuchten Patienten zeigt unter Berücksichtigung der dargestellten Diagnoseverteilung die bekannte Epidemiologie dieser Frakturen mit einem Häufigkeitsgipfel in der 8. Lebensdecade (45% der Patienten zwischen 70 und 80 Jahre alt). Das Durchschnittsalter der Patienten betrug 72.6 Jahre. Mit 66% war das weibliche Geschlecht deutlich häufiger von diesen Verletzungen betroffen und mit 74% der Thrombosen überproportional an den thromboembolischen Komplikationen beteiligt.
In der operativen Behandlung erfolgte am häufigsten die Implantation einer Hüftgelenkstotalendoprothese und die Osteosynthese mittels Endernägeln. Die Indikation zur Endernagelung wurde unter Berücksichtigung des Alters und des Allgemeinzustandes gestellt. Gerade bei diesen Patienten besteht ein hohes Thromboembolierisiko.
In der Untersuchung sind ausschließlich Beckenfrakturen mit konservativer Therapie enthalten.
Wir fanden eine Thrombosehäufigkeit in der untersuchten Fallgruppe von 2,8%. Die Verteilung in den Diagnosegruppen zeigt keine signifikanten Unterschiede (Tab. 1).
Die Häufigkeit der Lungenembolie betrug 0,4% des geprüften Krankengutes und 0,13% der Patienten verstarben an thromboembolischen Komplikationen. Zum Vergleich nennt die Literatur Anteile von 0,2-10% für die Lungenembolie insgesamt und für die tödlichen Verläufe 0,1-6,5% (ORTHNER et al. 1990, ENCKE et al. 1987, KRÜGER et al. 1992, ENCKE 1992).

Tab. 1: Thrombosehäufigkeit und Diagnose bei Becken- und proximalen Oberschenkelfrakturen: 21 von 745 Patienten = 2,8%

		n	%
Beckenfrakturen	(n = 142)	3	2.1
Med. SHF	(n = 285)	11	3.9
Lat. SHF	(n = 19)	-	-
pertr. OSF	(n = 266)	5	1.9
subtr. OSF	(n = 33)	2	6.1

Die Altersverteilung der Thrombosefälle zeigt im Vergleich zur Gesamtgruppe ein höheres Durchschnittsalter (78 Jahre). Die Risikofaktoren nehmen mit dem Alter zu. Bei den Thrombosepatienten waren die Risikofaktoren häufiger zu finden (Tab. 2). Dies entspricht auch den Ergebnissen anderer Autoren.

Tab. 2: Thrombosehäufigkeit und Risikofaktoren bei 745 Patienten mit Becken- oder proximaler Femurfraktur

	Gesamt n = 745	Thrombose n = 21
Varicosis	51.3	53.3
Herzinsuffizienz	40.5	40.0
Immob. Verbände	*22.1*	*33.3*
Adipositas	20.0	26.7
anamn. Thrombose	*5.9*	*20.0*
anamn. Lungenembolie	*0.4*	*13.3*
Exsikkose	4.1	6.7
Malignom	*2.7*	*13.3*

Zur Kontrolle unseres Prophylaxeregimes werteten wir das Intervall vom Unfall bis zum Beginn der prophylaktischen Maßnahmen aus. Zwischen der Gesamtgruppe und der der Thrombosen fanden sich keine sicheren Unterschiede. Es sind aber insgesamt lange Intervallzeiten auffällig. In diesem Zusammenhang fanden wir auch große Standardabweichungen. Ursache war ein häufig sehr spätes Eintreffen der Patienten im Krankenhaus. So betrug der Zeitraum zwischen Unfall und Beginn der Heparingabe durchschnittlich 20 Stunden. Der fehlende Unterschied zwischen Gesamtgruppe und Thrombosepatienten läßt aber die Wertung als Einflußfaktor nicht zu.

Bei einem Vergleich der klinischen Thrombosehäufigkeit mit den Literaturangaben finden sich unsere Werte im Bereich der guten Ergebnisse (Tab. 3). Es handelt sich dabei im Literaturangaben, die ein vergleichbares Krankengut beschreiben.

OTT und Mitarbeiter wiesen 1987 unter anderem darauf hin, daß szintigraphische Fibrinmarkierungen wesentlich häufiger thrombotische Niederschläge an der Venenwand zeigen.

Desgleichen veröffentlichte zum Beispiel ORTHNER 1990 Untersuchungen, die bei 54% der postoperativ durchgeführten Perfu-

Tab. 3: Thrombosehäufigkeit - Literaturvergleich

	Klinisch	Szintigr.
MAROSKE et al. 1986 n = 1563	1.2%	-
ENCKE et al. 1987 n = 823	5.0%	30-50%
ORTHNER et al. 1990 n = 404	7.6%	-
KRÜGER et al. 1992 n = 302	3.3%	-
Eigene Studie 1993 n = 695	2.8%	-

sionsszintigraphien der Lunge pathologische Muster nachwiesen. Es ist offenbar so, daß der Thrombusnachweis häufig klinisch nicht relevant ist (KRIESMANN 1987).

Zusammenfassung

Die Thromboembolieprophylaxe in der peri- und postoperativen Phase sowie in der Behandlung immobilisierter Patienten besitzt eine zentrale Bedeutung. Gute Ergebnisse lassen sich nur bei konsequenter Anwendung aller prophylaktisch wirksamen Maßnahmen erreichen, die unter Berücksichtigung der Erkrankung oder Verletzung des Patienten anwendbar sind.

So ist unser Vorgehen seit 1980 wie folgt festgelegt:
1. Low dose Heparin ab der Aufnahme des Patienten (bereits präoperativ) unter Umständen noch bis in die poststationäre ambulante Weiterbehandlung.

2. Sofortige elastische Wickelung oder die Anwendung von Kompressionsstrümpfen.
3. Sofort- oder Frühoperation.
4. Frühmobilisation und frühzeitige Krankengymnastik.

Literatur

(1) BREDDIN, H.K., BASIC-MICIC, M.: Zur Pathophysiologie und Pathogenese venöser Thromben. Chirurg. 63, 260-263, 1992
(2) COLLINS, R., SCRIMGEOUR, A., YUSUF, S., PETO, R.: Reduction in Fatal Pulmonary Embolism and Venous Thrombosis by Perioperative Administration of Subcutaneous Heparin. N. Engl. J. Med. 318, 1162-1173, 1988
(3) ENCKE, A.: Die medikamentöse Prophylaxe in der Unfallchirurgie. In: Arens und Weller: Bericht über die Unfallmedizinische Tagung in Baden-Baden am 24./25. Oktober 1987. Kepnerdruck, Eppingen, 161-166
(4) ENCKE, A.: Wirksamkeit und Sicherheit niedermolekularer Heparine. Langenbecks Archiv 377, 257, 1992
(5) ENCKE, A.: Thromboembolieprophylaxe in der Allgemeinchirurgie. Chirurg 1992, 63, 264-270, 1992
(6) ENCKE, A.: Gegenwärtiger Stand der Thromboembolieprophylaxe in der Chirurgie. Akt. Chir. 27, 110-116, 1992
(7) GATTERER, R., WRUHS, O., HAVELEC, L., POLTERAUER, P., MAROSI, L.: Thromboembolieprophylaxe in der Unfallchirurgie. Unfallchirurgie 13, 263-270, 1987
(8) HAAS, S., HAAS, P.: Thromboembolieprophylaxe in der Orthopädie und Unfallchirurgie. Chirurg. 63, 271-275, 1992
(9) HOFFMANN, R., LARGIADER, F.: Perioperative Thromboembolieprophylaxe mit Standardheparin und niedermolekularem Heparin, Wertung der postoperativen Blutung. Langenbecks Arch. Chir. 377, 258-261, 1992
(10) JÄGER, K.: Apparative Untersuchungen zur Diagnose der tiefen Venenthrombose. Internist 28, 299-307, 1987
(11) KAKKAR, V.V., FOK, P.J., MURRAY, W.J.G, PAES, T., DODDS, R., FARRELL, R., CRELLIN, R.Q., THOMAS, E.M., MORLEY, T.R., PRICE, A.J.: Heparin and Dihyderogotamine Prophylaxis Against Thromboembolism after Hiparthroplasty. J. Bone Joint Surg. 67-B, 538-542, 1985
(12) KARAVIAS, T.H., HARTMANN, A., HÄRING, R., GERMER, C.T.: Chirurgische Behandlung der Bein- und Beckenvenenthrombose. Akt. Chir. 25, 52-56, 1990
(13) KEMPA, L., BACA, I., MENZEL, J., RASCHE, H.: Thromboembolieprophylaxe in der Chirurgie. Chirurg 63, 501-506, 1992
(14) KOPPENHAGEN, K., ADOLF, J., MATTES, M., TRÖSTER, E., RODER, J.D., HAAS, S., FRITSCHE, H.M., WOLF, H.: Low Molekular Weight Heparin and Prevention of Postoperative Thrombosis in Abdominal Surgery. Thrombosis and Haemostasis, 1992
(15) KRIESMANN, A.: Klinik der akuten Bein- und Beckenvenenthrombose. Internist 28, 291-298, 1987
(16) KRÜGER-FRANKE, M.: Thromboembolische Komplikationen in der Orthopädie und Unfallchirurgie. Akt Traumatol. 22, 114-119, 1992
(17) MÖRL, H.: Gefäßkrankheiten in der Praxis. VCH Verlag, Weinheim, 333-398, 1992
(18) NATIONAL INSTITUTES OF HEALTH BETHESDA: Consensus Conference. Prevention of Venous Thrombosis and Pulmonary Embolism. JAMA 256, 744-749, 1966
(19) ORTHNER, E.: Thromboembolieprophylaxe bei hüftgelenksnahen Oberschenkelfrakturen - Ergebnisse einer prospektiven randomisierten Studie zwischen Heparin DHE und ASS-DHE. Unfallchirurgie 16, 128-138, 1990
(20) PAIEMENT, G.D., WESSINGER, S.J., HARRIS, W.H.: Thrombo-embolism in Adults Undergoing Hip Surgery. Clin Orthop. 223, 188-193, 1987
(21) SCHMIDT-NEUERBURG, K.P.: Empfehlungen zur Thromboseprophylaxe bei ambulanten Patienten. Chirurg 61, 853, 190
(22) SCHRÖDER, A.: Paradoxe venöse und arterielle Thrombosen bei Heparin-induzierter Thrombozytopenie - Erfahrungen in 10 Fällen. Akt. Chir. 26, 152-156, 1991
(23) WEILER-MITHOFF, E.M., GÄRTNER, J., RUDOLPH, H., ZIMMERMANN, C: Thromboseprophylaxe bei Unterschenkelfrakturen. In: Rahmanzadeh, R.: Endoprothetik, medikamentöse Prophylaxe und Therapie in der Unfallchirurgie. Schnetztor Verlag, Konstanz, 1987
(24) WENDA, K., JAEGER, U., DAS GUPTA, K., RUNKEL, M., RITTER, G.: Zur Entstehung der Thrombosen in der Hüftgelenksendoprothetik. Unfallchirurg. 96, 373-381, 1993
(25) WHITE, R.H., GOULET, J.A., BRAY, T.J., DASCHBACH, M.M., MCGAHAN, J.P., HARTLING, R.P.: Deep-Vein Thrombosis after Fracture of the Pelvis: Assessment with Serial Duplex-Ultrasound Screening. J. Bone Joint Surg. 72 A, 495-500, 1990

Gelenkerhaltende rekonstruktive Operationen am Hüftgelenk junger Erwachsener

F. Freundt • H. Zippel

Trotz zahlreicher Veröffentlichungen (MITTELMEIER et al. 1985, RÜTT et al. 1986, BRACKER et al. 1986, BLAUTH et al. 1989, LOTZ et al. 1990, WILLERT 1990 und HACKENBROCH und RÜTT 1990) werden kurativer und präventiver Wert von Korrekturosteotomien am proximalen Femur gegebenenfalls in Kombination mit pfannenverbessernden Eingriffen im Erwachsenenalter unterschiedlich bewertet und teilweise kontrovers diskutiert.

Obwohl letztendlich nur Langzeitstudien die Problematik klären können, soll anhand einer mittelfristigen retrospektiven Studie eine eigene Standortbestimmung versucht werden.

Material, Ergebnisse

Zur Auswertung gelangten 76 Hüftgelenke bei 62 Patienten (46 weiblich, 16 männlich), die im Zeitraum 1980 - 1992 operiert wurden. Das Durchschnittsalter zum Operationszeitpunkt betrug 30 Jahre (15 - 50 Jahre). Nach Diagnosegruppen geordnet ergab sich folgende Indikationsstellung zur Operation (Tab. 1). Dementsprechend lagen in 49 Fällen Valgusdeformitäten, in 15 Fällen Varusfehlstellungen des proximalen Femurs vor. 12 Hüften zeigten präoperativ keine wesentlichen Abweichungen im Inklinationsverhalten.

Zur Verbesserung der biomechanischen Situation am Hüftgelenk wurde in 56 Fällen eine varisierende und in 20 Fällen eine valgisierende Osteotomie am proximalen Femur duchgeführt, die an 10 Hüftgelenken mit einem pfannenverbessernden Eingriff kombiniert wurden.

Tab. 1: Diagnosegruppen zur Korrekturosteotomie am Hüftgelenk

Präoperative Diagnose	
• Präarthrotische Deformität	15 Hüften
• Dysplasiecoxarthrose	51 Hüften
• Sekundärcoxarthrose nach verschiedenen Ursachen	10 Hüften

Die Korrekturosteotomien am proximalem Femur wurden nach vorbestimmter Keilentnahme übungsstabil mit Winkelplatten osteosynthetisiert (Abb. 1 und 3).

Zur Pfannenverbesserung kam die von SAITO, TAKAOKA und ONO (1986) angegebene Tectoplastik zur Anwendung (Abb. 2).

Als postoperative Komplikationen registrierten wir: 4 Wundinfektionen, die durch entsprechende Intervention beherrscht wurden, 5 delayed unions - keine Pseudarthrose, 4 Thrombosen sowie eine Reoperation wegen fehlerhafter Winkeleinstellung am proximalen Femur.

76 Hüften konnten 1 - 11 Jahre nachuntersucht werden. Das durchschnittliche Nachuntersuchungsintervall lag bei 4,5 Jahre.

Die Auswertung der Ergebnisse erfolgte nach klinischen, röntgenologischen und subjektiven Kriterien. Ausgewertet wurden Schmerzgrad nach MERLE D'AUBIGNÉ (1970), Gehstrecke im prä- und postoperati-

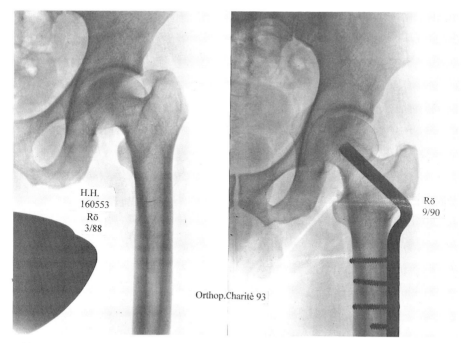

Abb. 1: Coxa vara als Zustand nach Luxationsperthes bei einem 34jährigen Mann. Zustand prä- und 2.5 Jahre postoperativ.

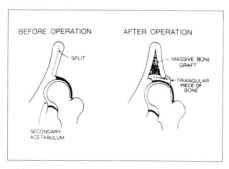

Abb. 2: Tectoplastik nach SAITO, TAKAOTA und ONO (1986) (Schema).

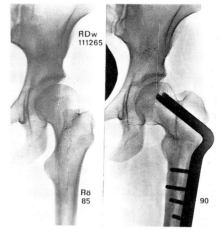

ven Vergleich sowie die subjektive Patientenzufriedenheit. Röntgenologisch wurde der Arthrosegrad nach TONNIES (1974) bestimmt.

Abb. 3: Präarthrotische Deformität mit erheblicher Coxa valga et antetorta bei einer 19jährigen Frau. Zustand prä- und 5 Jahre postoperativ.

Dementsprechend ergaben sich folgende Ergebnisse: Nach varisierenden Osteotomien verbesserte sich die Schmerzintensität um 0,8 Punkte (3,3 → 4,1). Die Gangleistung (Gehstrecke) war bei 46% gleich, bei 35% besser und bei 19% schlechter. Der Arthrosegrad nahm um 0,1 Punkte zu (1,2 → 1,3). 65% der Patienten waren mit dem postoperativen Ergebnis sehr zufrieden bzw. zufrieden, 19% der Patienten schätzten ihren Zustand wie präoperativ ein und 16% gaben eine Verschlechterung gegenüber der präoperativen Situation an.

Nach valgisierenden Osteotomien verbesserte sich die Schmerzintensität um 0,7 Punkte (3,1 → 3,8). Die Gehstrecke war bei 50% der Patienten gleich, bei 42% besser und bei 8% schlechter. Der Arthrosegrad nahm um 0,1 Punkte zu (1,6 → 1,7). 70% der Patienten waren mit dem postoperativen Ergebnis sehr zufrieden bzw. zufrieden, 15% schätzten ihren Zustand wie präoperativ ein und 15% der Patienten gaben eine Verschlechterung gegenüber der präoperativen Situation an.

Nach Osteotomien am proximalen Femur in Kombination mit einer Tectoplastik verbesserte sich die Schmerzintensität um 1,5 Punkte (3,3 → 4,8). Die Gehstrecke war bei 56% der Patienten gleich, bei 22% besser und bei 22% schlechter. Der Arthrosegrad nahm um 0,6 Punkte zu (1,4 → 2,0).

77% der Patienten waren mit dem postoperativen Ergebnis sehr zufrieden bzw. zufrieden, 12% schätzten ihren Zustand wie präoperativ ein und 11% gaben eine Verschlechterung gegenüber der präoperativen Situation an.

Ein Ergebnisvergleich in Abhängigkeit von der operativen Winkelkorrektur ergab bei den varisierenden Osteotomien unter 20° bessere Resultate (Tab. 2).

Vergleicht man die Ergebnisse entsprechend dem präoperativen Ausgangsbefund, zeigen die Patienten, die im Stadium der Dysplasie bzw. leichten Arthrose operiert wurden, die besseren Resultate gegenüber den Patienten, die eine mäßige bzw. schwere Arthrose aufwiesen (Tab. 3).

Tab. 2: Ergebnisvergleich Varisierung unter und über 20°

Vergleich		
Varisierung < 20° (n = 22)	/	Varisierung > 20° (n = 26)
	Zunahme des Arthrosegrades	
0,1	(TÖNNIS)	0,3
	Verbesserung bzw. Erhalten	
94 %	der präoperativen Gehstrecke	73 %
	Anteil der mit dem Op-Ergebnis	
6 %	unzufriedenen Patienten	22 %
	positives	
35 %	Trendelenburg-Zeichen	52 %

Tab. 3: Ergebnisvergleich präoperativer Ausgangsbefund

Vergleich		
Dysplasie / initiale Arthrose (n = 48)	-	mäßige / schwere Arthrose (n = 19)
	Verbesserung des Schmerzgrades	
0,7	(MERLE D' AUBIGNE)	0,3
	Verbesserung bzw. Erhalten	
89 %	der präoperativen Gehstrecke	62 %
	Anteil der mit dem Op-Ergebnis	
8 %	unzufriedenen Patienten	37 %

Zusammenfassung

Auf Grund der nur kleinen Grundgesamtheit kontrollierter Patienten und des nur mittelfristigen Nachuntersuchungsintervalls sind die Ergebnisse kritisch zu würdigen.

Dennoch lassen die Resultate folgende Schlußfolgerungen zu:
1. Gelenkerhaltende rekonstruktive Osteotomien am Hüftgelenk sind:
   • nicht obsolet;
   • kein kausales Therapiekonzept der Koxarthrose;
   • eine gute Alternative zur jahrelangen konservativen Therapie bis zum "Endoprothesenalter".
2. Ziele gelenkerhaltender rekonstruktiver Osteotomien am Hüftgelenk sind:
   • Progredienz der Arthrose in Grenzen halten.
   • Erreichen eines späten Zeitpunktes zur finalen endoprothetischen Versorgung.
3. Es sind zu favorisieren:
   • Korrekturprinzip: "soviel wie nötig, so wenig wie möglich".
   • Korrektur zum frühestmöglichen Zeitpunkt und
   • bei dysplastischen Gelenkpfannen kann die simultane Korrektur in Form der Tectoplastik die Ergebnisse verbessern und günstigere Bedingungen für die spätere langzeitstabile Verankerung der Pfanne bei der endoprothetischen Versorgung schaffen.

Literatur

(1) BLAUTH, W., WERNERS, STÜRITZ, B.: Grenzindikationen intertrochanterer Umstellungsosteotomien. Orthop. Praxis 25, 785-790, 1989

(2) BRACKER, W., ROSEMEYER, B., HAGENA, F.W.: Spätergebnise nach intertrochanteren Umstellungstomien bei Koxarthrosen (12-17 Jahre). In: W. Blauth, H.W. Ulrich (Hrsg.): Spätergebnisse in der Orthopädie. Springer Verlag, Berlin, Heidelberg, New York, London, Paris, Tokyo, 389- 397, 1986

(3) HACKENBROCH, M.H., RÜTT, J.: Ist die intertrochantere Umstellungsosteotomie wirklich obsolet? Praktische Orthopädie 22, 231-238, 1990

(4) LOTZ, M., LAMPERT, CH., OCHSNER, P.E.: Langzeitresultate nach intertrochanteren Osteotomien bei Koxarthrose. In: A.M. Debrunner (Hrsg.): Langzeitresultate in der Orthopädie. Enke Verlag Stuttgart, 151-161, 1990

(5) MERLE D'AUBIGNE, R.: Coation chiffre de la fonction de la hanche. Rev. Chir. Orthop. 56, 481, 1970

(6) MITTELMEIER, H., SCHMITT, E., HASSINGER, M.: Appositionspfannendachplastik mit Schraubenosteosynthese unter Verwendung des Osteotomiekeils bei intertrochanterer Femurosteotomie. Z. Orthop.123, 147-155, 1985

(7) RÜTT, J., HACKENBROCH, M.H., BEUTLER, K.H.: Spätergebnisse der intertrochanteren Femurosteotomie. In: W. Blauth, H.W. Ulrich (Hrsg.): Spätergebnisse in der Orthopädie. Springer Verlag, Berlin, Heidelberg, New York, London, Paris, Tokyo, 383-388, 1986

(8) SAITO, S., TAKAOKA, K., ONO, K.: Tectoplasty for painful dislocation or sublocation of the hip. J. Bone Jt. Surg. 68 B, 55-60, 1986

(9) TÖNNIS, D.: Die angeborene Hüftdysplasie im Kindes- und Jugendalter. Klinische und röntgenologische Bewertungsschemen zur Beurteilung von Behandlungsergebnissen. Springer Verlag, Berlin, Heidelberg, New York, 171-177, 1974

(10) WILLERT, H.-G.: Ist die intertrochantere Umstellungsosteotomie noch aktuell? Praktische Orthopädie 22, 202-217, 1990

Der Stellenwert der Hüftarthrodese bei der Behandlung der Coxarthrose

M. Schiltenwolf • K. Bläsius • M. Loew • R. Strohm

Zusammenfassung

Der Stellenwert der Hüftarthrodese ergibt sich heute aus den eingeschränkten Möglichkeiten der therapeutischen Alternativen. Aktuelle Indikationen ergeben sich also insbesondere für Coxarthrosen jugendlicher Patienten, die körperlich schwer arbeiten; eine Hüftkopfnekrose sollte ausgeschlossen sein.

Daneben verbleiben die seltenen klassischen Indikationen: Hüftgelenksdestruktion nach bakterieller Coxitis sowie die muskulär schlecht stabilisierte Lähmungshüfte.

Einleitung

Die Hüftendoprothetik hat die Problematik der operativen Berhandlung junger Patienten mit Coxarthrose nicht gelöst. Die nur mittelfristige Haltbarkeit ohne nennenswerte Rückzugsmöglichkeit läßt die Indikation zur TEP-Implantation bei jungen Patienten sehr zurückhaltend stellen (CALLAGHAN et al. 1985, SPONSELLER et al. 1984, WEBER 1987).

Erstaunlicherweise weisen diskussionswürdige Alternativen eine längere Historie als die Hüftarthrodese auf: gelenkkorrigierende Umstellungsosteotomien bei präarthrotischen Deformitäten und Präarthrosen, subtrochantäre Angulationsosteotomien bei schmerzhaften und funktionsgestörten veralteten hohen Hüftluxationen sowie die Hüftarthrodese bei frühzeitiger Destruktion des Gelenkes. Die Akzeptanz sowohl der subtrochantären Angulationsosteotomie als auch der Hüftarthrodese muß heute als ausgesprochen niedrig bezeichnet werden, da beide Operationstechniken in Bewertung der unmittelbar postoperativen Leistungsfähigkeit Kompromißlösungen darstellen und ihre Vorteile schwierig zu vermitteln sind (MC BEATH 1991).

Die Hüftarthrodese ist zudem durch unsicheren Operationserfolg wegen nicht selten ausbleibender knöcherner Konsolidierung diskriminiert (SPONSELLER et al. 1984). Gerade aus diesem Grund ist die Liste der Operationstechniken lang.

Die Bewertung des Stellenwertes der Hüftarthrodese soll durch eine retrospektive Untersuchung des Krankengutes der Orthopädischen Universitäts-Klinik Heidelberg neu erfolgen, wobei die mittlere Verlaufszeit weit über der durchschnittlichen Haltbarkeit der gängigen Endoprothesenmodelle liegt.

Material und Methode

Untersucht werden 57 Hüftgelenksarthrodesen, die zwischen 1952 und 1991 durchgeführt wurden. Es handelte sich um 34 Frauen und 23 Männer. Das Alter der Patienten zum OP-Zeitpunkt reichte von 12 bis 69 Jahre (durchschnittlich 39 Jahre).

In drei Fällen wurde mittlerweile eine Hüftendoprothese in das ehemals versteifte Gelenk eingebaut.

Der Einfluß der verschiedenen Operationstechniken und Nachbehandlungsstrategien auf knöcherne Durchbauung sowie peri- und postoperative Komplikationen wurde analysiert.

Zufriedenheit der Patienten konnten nach Auswertung von Fragebögen von 24 der 57 Patienten evaluiert werden. Der durchschnittliche Beobachtungszeitraum dieser Patienten betrug 22,7 Jahre (maximal 40 Jahre). Die neuromuskuläre Leistungsfähigkeit der Hüftabduktoren von 11 Patienten wurde elektrophysiologisch überprüft.

Ergebnisse
OP Häufigkeit

Tab. 1: Hüftarthrodesen Orthop-HD (1952-1991)

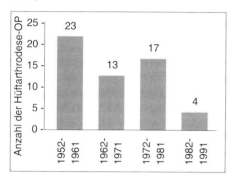

Innerhalb des 40jährigen Verlaufes seit 1952 ist es in den letzten 10 Jahren zu einem deutlichen Rückgang der Hüftarthrodesenoperation gekommen.

Op-Technik
Angewandt wurden folgende Techniken:
Knocheneigenspan-Arthrodese
(1955-1984) 6
Arthrodese mit AO-Kreuzplatte
nach Schneider (1967-1991) 21
Arthrodese mit Küntscher-, 4-Kant-,
3 Lamellen-Nagel (1953-1986) 30

Indikationen
Die Gesamtzahl aller 57 Hüftarthrodesen kann sechs verschiedenen Indikationen zugeteilt werden. Es handelte sich stets um schwere degenerative Hüftgelenksveränderungen nach den als Indikation bezeichneten Grunderkrankungen.

Hüftgelenksdysplasie 17
Coxitis 14
Hüftgelenkstrauma 13
Hüftkopfnekrose 8
idiopath. Coxarthrose 4
Rheumatoide Arthritis*) 1

Postoperativer Verlauf
Der stationäre Aufenthalt nach Kreuzplatten-Arthrodese betrug durchschnittlich 11 Wochen, bei den sonstigen 18 Wochen.
Nach Kreuzplatten-Arthrodese wurde durchschnittlich 5 Wochen in Gipshose immobilisiert, nach sonstigen Techniken 16 Wochen. 13 Arthrodesen wurden nicht ruhiggestellt.

Postoperative Komplikationen
Bei 12 Patienten kam es zu ernsthaften postoperativen Komplikationen (Thrombose, Embolie, Thrombophlebitis, Fistel, Schock, Peronaeuslähmung, Infektion, Pleuraerguß, Lungenödem, Pleuritis).
Eine dieser Patienten verstarb am 3. Tag postoperativ. Es kam also bei jeder 5. Arthrodese zu einer Komplikation.
Nach Metallentfernung kam es zu 2 Frakturen am coxalen Femurende, einmal als mediale Schenkelhalsfraktur, einmal als subtrochantäre Frakur.
Die Schenkelhalsfraktur endete als Pseudarthrose, die subtrochantäre Fraktur konsolidierte nach 11 wöchiger Immobilisation im Becken-Bein-Fuß-Gips.

Pseudarthrosenrate
Bei 15 Arthrodesen blieb die knöcherne Konsolidierung aus (26%).
Jede zweite der Hüftkopfnekrosen konsolidierte nicht; bei den Coxitiden lag der Pseudarthrosenanteil bei 38%.

---

*) *Rheumatoide Arthritis ausgebrannt, Patientin 65 Jahre alt, OP 1960.*

Abhängigkeit von der OP-Technik konnte nicht festgestellt werden.

Bei 5 dieser Patienten besteht diese Pseudarthrose noch heute. 3 dieser Patienten bekunden Schmerzen.

7 Patienten mit ausbleibender knöcherner Konsolidierung wurden reoperiert. In 4 Fälle wurde eine dann erfolgreiche Rearthrodese vorgenommen. 2 Patienten wurden mittlerweile mit TEP versorgt; an einer Hüfte besteht eine Girdlestonesituation. 3 dieser Patienten sind mittlerweile verstorben.

Tab. 2: Ergebnisse nach Hüftarthrodese (n = 57)

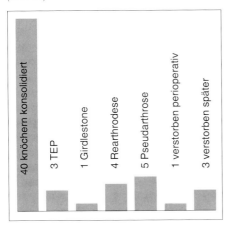

Befindlichkeit der Patienten

24 Patienten wurden - 6 bis 39 Jahre (durchschnittlich 22,7 Jahre) nach Arthrodese - zu ihrer Befindlichkeit befragt. Zum Zeitpunkt der Nachuntersuchung waren die Patienten durchschnittlich etwa 55 Jahre alt.

Voll oder zumindest teilweise zufrieden waren 19 Patienten (80%). Unzufrieden waren 5 Patienten. 2 der unzufriedenen Patienten litten an einer Pseudarthrose.

19 der nachuntersuchten Patienten benutzen das nichtoperierte Bein als Standbein.

Über Schmerzen der operierten Hüfte klagten 4 Patienten: 2 der Hüften dieser 4 Patienten waren knöchern nicht konsolidiert.

Bei Schmerzen wurde das operierte Bein nicht als Standbein eingesetzt.

Schmerzen im kontralateralen, nicht operierten Hüftgelenk wurden von 12 Patienten angegeben. 7 dieser Patieten benutzten dieses nicht operierte Bein als Standbein.

Schmerzen im ipsilateralen Kniegelenk beklagten 12 Patienten. 3 dieser Patienten benutzten dieses Bein als Standbein. Schmerzen im kontralateralen Kniegelenk gaben 12 Patienten an. 8 dieser Patienten benutzten dieses nichtoperierte Bein als Standbein.

Schmerzen im Lumbalbereich waren 16 Patienten geläufig. 12 dieser Patienten setzten das nichtoperierte Bein als Standbein ein.

15 der nachuntersuchten Patienten berichten über erhebliche Einschränkungen im Alltagsleben. Nur 1 Patient fühlte sich frei von jeglichen Beeinträchtigungen. 11 der nachuntersuchten Patienten verwenden eine Gehhilfe: 9 wegen der Arthrodese, 2 wegen Schmerzen des nichtoperierten Hüftgelenkes. 7 der nachuntersuchten Patienten betreiben Sport (Schwimmen, Tischtennis, Wandern, Minitrampolin, Gymnastik), ebenfalls 7 gehen einer bezahlten beruflichen Tätigkeit nach.

Tab. 3: Befindlichkeit nach Hüftarthrodese (n = 24)

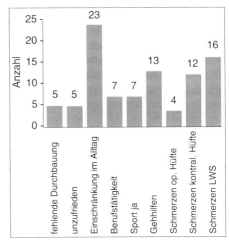

Elektrophysiologische Ergebnisse
Die pelvitrochantäre Muskelgruppe (Abduktoren) von 10 operierten Hüftgelenken wurde mit Nadelelektroden elektromyographisch untersucht.
Gute Innervation wiesen 3 Patienten auf, mäßige 4 und geringe 3.

Remobilisation nach Hüftarthrodese (TEP)
3 Patienten sind mittlerweile mit Hüft-TEP im zuvor arthrodesierten Gelenk versorgt worden. Indikationen waren gleichrangig die lumbale Schmerzdekompensation sowie der dezidierte Patientenwunsch nach wiedererlangter Hüftgelenksbeweglichkeit. Inter- oder postoperative Schwierigkeiten traten nicht auf.
Der aktive Bewegungsumfang dieser remobilisierten Hüftgelenke betrug E/F 0/10/80 mit 20° Abduktionsfähigkeit. Der M. iliopsoas sowie die Glutäalmuskulatur wiesen 4er Muskelwerte auf.
Die Patienten bezeichneten ihren Zustand durchweg als zufriedenstellend.

Diskussion

Zufriedenheitsraten nach Hüftarthrodese variieren in der Literatur zwischen knapp 70% und über 90% (LIECHTI 1974, SPONSELLER et al. 1984, WALL et al. 1986, WEBER 1987, THEOPHIL 1992. MCBEATH (1991) beschreibt Symptomfreiheit in dem versteiften Hüftgelenk angrenzenden Regionen für 25 bis 30 Jahre post operationem.
80% der durch Befragung nachuntersuchten Patienten sind mit ihrem Zustand nach Hüftgelenksarthrodese zufrieden. Keine oder erst spät einsetzende, dann lange gut kompensierbare Schmerzen bei körperlicher Leistungsfähigkeit sind ausschlaggebend für die günstige Einschätzung durchschnittlich über 20 Jahre nach Hüftversteifung.
Voraussetzung zur Zufriedenheit ist die knöcherne Konsolidierung, da die Pseudarthrose häufig von Schmerzen begleitet wird (HANSLIK und FRIEDEBOLD 1970, LANGE 1965, PRANG et al. 1986, THEOPHIL 1992). Eine ausbleibende knöcherne Durchbauung mußte etwa bei jeder 4. Arthrodese hingenommen werden.
Da die meisten Patienten das nicht operierte Bein als Standbein einsetzen, sind hier belastbare Verhältnisse ebenso bedeutsam wie im Lumbalbereich, der durch das veränderte Gangbild kontralateral vermehrt beansprucht werden wird (LINDAHL 1965).
Schmerzen in den Nachbarregionen des arthrodesierten Hüftgelenkes - Lumbalregion, Kniegelenk und kontralaterales Hüftgelenk - wären denkbar, treten jedoch mit erheblicher zeitlicher Verzögerung auf, so daß von einer anhaltenden Kompensationsfähigkeit ausgegangen werden muß. Hier scheint das jugendliche Alter der Patienten zum Operationszeitpunkt eine wesentliche Rolle zu spielen, da degenerative Veränderungen in diesen Nachbarregionen noch nicht vorliegen (CARNESATE 1992).
Trotz der Zufriedenheit bereits operierter Patienten wurde die Indikation der Hüftarthrodese im allgemeinen und in unserem speziellen Fall deutlich seltener als vor 30 Jahren gestellt (WALL et al. 1986). Therapeuten- und patientenbedingte Gründe müssen erwogen werden: Die Indikationshäufigkeit gelenkersetzender Hüftoperationen hat in den letzten 20 Jahren massiv zugenommen und hat gelenkkorrigierende und gelenkversteifende Operationen zurückgedrängt (HANSLIK und FRIEDEBOLD 1970).
Hüftarthrodesen werden durch nicht unerhebliche Komplikationsquoten begleitet. Neben dem Risiko perioperativer Komplikationen bleibt trotz vielwöchiger Krankenhausbehandlung mit Gipsimmobilisation die knöcherne Konsolidierung ungewiß.
Nach einer zeitaufwendigen Behandlungsstrategie gewinnt der Patient - sollte die Arthrodese fest geworden sein - zwar Schmerzfreiheit, jedoch zum Preis anhaltender Bewegungsbehinderung, die auch bei

banalen alltäglichen Verrichtungen (Gehen und Sitzen) ständige Kompensationsmechanismen erfordert. Die mangelnde Akzeptanz dieses operativen Behandlungsregimes einer frühzeitigen Coxarthrose liegt auf der Hand, gerade wenn die sozialen Rahmenbedingungen der Freizeitgesellschaft mitbedacht werden: Der Patient leistet erhebliche zeitliche und körperliche Investitionen in eine Behandlung, die ihm niemals die vollständige Rehabilitation ermöglichen wird, was vordergründig der Hüftgelenksersatz gewährleisten kann (GRÜBEL LEE 1983).

Bei Beantwortung der Frage, für wen die Hüftarthrodese überhaupt noch in Frage komme, gewinnt die Ätiologie der frühzeitigen Coxarthrose wesentliche Bedeutung, da sie über die Konsolidierungswahrscheinlichkeit mitbestimmt: begleitende Hüftkopfnekrosen scheinen die Durchbauung kaum zu ermöglichen und stellen somit eine Kontraindikation dar (die Arthrodesetechnik bleibt hier von sekundärem Gewicht) (SALIS-SOGLIO und RUFF 1988, SCHNEIDER et al. 1989).

Die Therapiealternative Hüft-TEP ist wegen nur mittelfristig befriedigender Resultate jugendlichen Patienten nur mit Vorbehalt zu empfehlen, die Rückzugsmöglichkeiten nach Wechseloperationen sind fast nicht gegeben. Beschleunigter Verschleiß künstlicher Hüftgelenke durch schwere körperliche Beanspruchung ist wahrscheinlich (CALLAGHAN et al. 1985, LIECHTI 1974).

Patienten mit Hüftarthrodese kann bei Dekompensation der Nachbarregionen die Remobilisierung mit TEP angeboten werden (BREWSTER et al. 1975, CALLAGHAN et al. 1985, COURPIED et al. 1981, HARDINGE et al. 1977, HELLINGER und SCHMIDT 1979, KILGUS et al. 1990, LIECHTI 1974, LUBAHN et al. 1980). Aktive pelvitrochantäre Muskeln bei 7 von 10 elektromyographisch untersuchten arthrodesierten Hüften belegen suffiziente muskuläre Stabilisierung, was sich auch bei 3 mittlerweile mit TEP remobilisierten Hüftgelenken evaluieren läßt.

Innerhalb der mißlichen Situation der operationswürdigen Coxarthrose jugendlicher Patienten sind sowohl Gelenkersatz wie auch Gelenkversteifung Kompromißlösungen. Indikationsbestimmend wird die Langzeitprognose der Therapiestrategie.

Somit bleibt die Hüftarthrodese für jugendliche Patienten mit Coxarthrose und hohem Belastungsprofil bei Ausschluß einer Hüftkopfnekrose und degenerativer Veränderungen in den Nachbarregionen empfehlenswert. Die Akzeptanz sollte durch Beleuchtung einer späteren Remobilisierung erreicht werden (CARNESALE 1992, GRUEBEL LEE 1983, LIECHTI 1974, THEOPHIL 1992, WALL et al. 1986).

Nicht unerwähnt bleiben sollen die klassischen, jedoch heute zahlenmäßig eher unbedeutenden Indikationen: Hüftgelenksdestruktion nach bakterieller Coxitis sowie die muskulär schlecht stabilisierte Lähmungshüfte.

Literatur

(1) BREWSTER, R.C., COVENTRY, M.B., JOHNSON, E.W.: Conversion of the arthrodesed hip to a total hip arthroplasty. J. Bone Joint Surg. 57A, 27-30, 1975

(2) CALLAGHAN, J., BRAND, R., PEDERSEN, D.: Hip arthrodesis. J. Bone Joint Surg. 67A, 1328-1335, 1985

(3) CARNESALE, P.G.: Hip arthrodesis. In: A.H. Crenshaw (Hrsg.): Campell's operative orthopaedics. Band 1. 8. Aufl. Masby, St. Louis, Baltimore, Boston, 1992

(4) COURPIED, J., KERBOULD, M., BELLIER, G., POSTEL, M.: Arthroplastie totale sur hanche ankylosée. Rev. chir. Orthop. 67, 289-296, 1981

(5) GRUEBEL LEE, D.M.: Arthrodesis. In: D.D. Pederson, D. Patterson (Hrsg.): Disorders of the hip. Lippincott, Philadelphia, London, Mexico City, 1983

(6) HANSLIK, L., FRIEDEBOLD, G.: Die Indikationsstellung zur Hüftarthrodese nach Entwicklung stabiler Alloarthroplastiken. Arch. Orthop. Unfall-Chir. 68, 325-342, 1970

(7) HARDINGE, K., WILLIAMS, D., ETIENNE, A., MAC KENZIE, D., CHARNLEY, J.: Conversion of fused hips to low friction arthroplasty. J. Bone Joint Surg. 59B, 385-392, 1977

(8) HELLINGER, J., SCHMIDT, H.: Totalendoprothesenimplantation nach Hüftarthrodese und spontaner Ankylose. Beitr. Orthop. Traumat. 26, 343-349, 1979

(9) KILGUS, D., AMSTUTZ, H., WOLGIN, M., DOREY, F.: Joint replacement for ankylosed hips. J. Bone Joint Surg. 72A, 45-54, 1990

(10) LANGE, M.: Die Arthrodese. In: Lehrbuch der Orthopädie und Traumatologie, Bd 2. Enke, Stuttgart, 1965

(11) LIECHTI, R.: Die Arthrodese des Hüftgelenkes und ihre Problematik. Springer, Berlin, Heidelberg, New York, 1974

(12) LINDAHL, O.: Functional capacity after hip arthrodesis. Acta Orthop. Scand. 36, 453-458, 1965

(13) LUBAHN, J., MC COLLISTER EVARTS, C., FELTNER, J.: Conversion of ankylosed hips to total hip arthroplasty. Clin. Orthop. Rel. Res. 153, 146-152, 1980

(14) MCBEATH, A.: Hip arthrodesis. In: M.E. Steinberg (Hrsg.): The hip and its disorders. Saunders, Philadelphia, London, Toronto, 1991

(15) PRANG, L. LUDOLPH, E., HIERHOLZER, G.: Spätergebnisse nach Hüftarthrodesen. In: W. Blauth, H.W. Ulrich (Hrsg.): Spätergebnisse in der Orthopädie. Springer, Berlin, Heidelberg, New York, 1986

(16) SALIS-SOGLIO, G., RUFF, C.: Die idiopathische Hüftkopfnekrose des Erwachsenen. Z. Orthop. 126, 492-499, 1988

(17) SCHNEIDER, E., AHRENDT, J., NIETHARD, F.U., BLÄSIUS, K.: Gelenk erhalten, Gelenk ersetzen? Langzeitergebnisse und Gedanken zur Behandlung von Hüftkopfnekrosen bei Erwachsenen. Z. Orthop. 127, 163-168, 1989

(18) SPONSELLER, P.D., MCBEATH, A.A., PERPICH, M.: Hip arthrodesis in young patients. J. Bone Joint Surg. 66A, 853-859, 1984

(19) THEOPHIL, M.: Ergebnisse der Arthrodesen des Knie- und Hüftgelenkes an der Orthopädischen Klinik der Charité in den Jahren 1970 bis 1988. Med. Dissertation, Humboldt-Universität Berlin 1992

(20) WALL, A., BILINSKY, P.J., MORASIEWICZ, L.: Die Hüftarthrodese - eine Alternative zur Behandlung von Koxarthrosen junger Patienten. In: W. Blauth, H.W. Ulrich (Hrsg.): Spätergebnisse in der Orthopädie. Springer, Berlin, Heidelberg, New York, 1986

(21) WEBER, B.G.: Hip arthrodesis. In: R.G. Tronzo (Hrsg.): Surgery of the hip joint. Bd. 2. 2. Aufl. Springer, Berlin, Heidelberg, New York, 1987

The use of the Wagner revision prosthesis in complex (post)traumatic conditions of the hip

D.V.C. Stoffelen • P.L.O. Broos

Zusammenfassung

Posttraumatische Verhältnisse im Bereich des proximalen Femurs können therapeutische Schwierigkeiten aufgrund des ausgiebigen Knochensubstanzverlustes darstellen. Eine der möglichen Lösungen dieses Problems stellt die Wagner-Prothese dar.

Die Ergebnisse von 23 Prothesenversorgungen werden beschrieben. Die meisten Fälle zeigten befriedigende Resultate, wenn man den präoperativen Ausgangszustand berücksichtigt. 15 Fälle zeigten gute funktionelle Resultate, 3 Fälle waren zu aktuell, um abschließend beurteilt werden zu können. In 4 Fällen sah man ein schlechtes Ergebnis, dies aufgrund von Mobilisationsproblemen von Patienten in eingeschränktem Allgemeinzustand in der unmittelbaren postoperativen Phase.

Summary

Complex posttraumatic conditions in the proximal femur can be difficult to treat because of important bone loss. A possible solution to this problem is the Wagner prosthesis.

The results of 23 replacements are described. They were satisfactory in most cases considering the preoperative status. Fifteen cases were good and three were to early to be assesed. The final outcome was poor in four cases mostly related to problems of immediate mobilisation due to general condition.

Introduction

The incidence of hip replacements is gradually increasing in the last years. Therefore, hip revisions will become an important problem in the future. Multiple revisions can lead to extensive bone loss in the proximal femur (MARTI 1982).

On the other hand, an extensive proximal femoral bone destruction can also be caused by loosening of components, fractures around the stem of a prosthesis and comminuted fractures through the proximal femur. In all these cases, surgery becomes difficult. Most authors seek to resolve this problem by using longer and larger implants filling the tremendous resorption cavities by massive amounts of bone cement. However, this can further lead to bony destruction and loosening of the prosthesis with instability (EPAZZAGLIA 1989). Therefore, a cementless replacement is regarded as a better solution. Because of the destruction in the proximal femoral bone, a bridging of the damaged area with distal fixation of the prosthesis has to be achieved, leaving the proximal femur in a relative mechanical stability.

A way of achieving this goal is the Wagner prosthesis (WAGNER 1989).

The Wagner prosthesis

In 1989, Heinz WAGNER introduced a cementless revision hip system with a long femoral stem. The prosthesis is made of a high strength titanium - aluminium - nionium alloy with excellent biocompatibility (TRONZO 1989).

From proximal to distal, the stem exists of a 12/14 mm cone for the attachment of a prosthetic head with different neck lengths. The neck angle is 145° followed by a proximal part consisting of an oval cross section with dorsal and ventral groves which can be filled with bonegrafts.

The distal part, which will be inserted in the distal femur past the bone defects, consists of a conical shape with eight longitudinal ribs to provide rotational stability. The entire prosthesis is of a conical shape and this together with the surface caracteristics of every individual part, allows spontaneous self stabilisation.

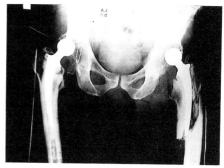

Fig. 1a: Bilateral fracture of a replacement treated with a bilateral Wagner prosthesis.

Materials and methods

Since 1990 we used 23 Wagner prosthesis for different indications (Table 1).

Fractures in and around a prosthesis were the most frequent indications (Fig. 1). Also loosening of a prosthesis associated with proximal bone defects was converted into a Wagner prosthesis.

The wagner prosthesis for initial fractures treatment was reserved for complicated lesions to the proximal femur, combined with fractures in the femoral neck or head (Fig. 2).

Table 1: Indications of the wagner prosthesis

- Loosening of a prosthesis used for previous fractures	(n = 5)
- Fracture in or around a prosthesis	(n = 9)
- Primary treatment for comminuted fractures of the proximal femur combined with femoral head and/or neck fractures	(n = 6)
- Early and late complications of internal fixation for proximal femoral fractures	(n = 3)
- Gamma nail	(n = 2)
- Dynamic hip screw	(n = 1)

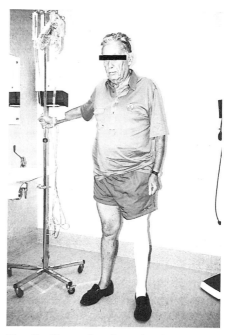

Fig. 1b: The patient 3 weeks after his operation.

A Wagner prosthesis was also used for complications of internal fixation. Two gamma nails and one dynamic hip screw was converted into a Wagner prosthesis because of extensive bone loss in the proximal

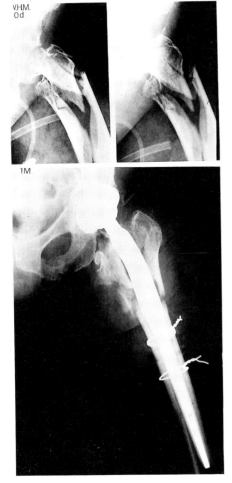

Fig. 2 (a+b): Comminuted fracture of the proximal femur combined with femoral neck fracture in an elderly patient.

femur (Fig. 3). The male/female ratio was 1/1.5 and the average age was 75 years (59-93).

The number of previous operations is listed in table 2. Most of the patients already had a total hip replacement as first and only operation before a Wagner prosthesis was inserted. One patient had four revision replacements before. Two patients had a

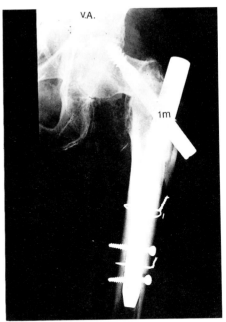

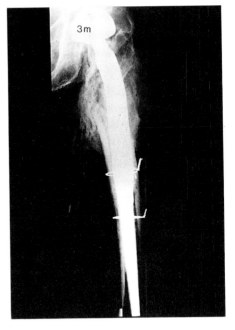

Fig. 3 (a+b): Failure of a gamma nail treated with a Wagner prosthesis.

failed gamma nail and one patient had a collapsed dynamic hip screw with proximal bone defect. The average time for revision after the first operation was 5.7 years.

Results

Considering the difficulty of a multiple revision operation, the peroperative complications were limited. They are listed in table 2. Some of these complications were encountered trying to apply other type of treatments making the use of the Wagner prosthesis necessary. In evaluating the patients, we considered good if they
- could walk an unlimited distance,
- could sit in a comfortable position,
- did not need pain killers.

If one of these conditions was not fullfilled, the result was estimated as poor.

Using these criteria, the final outcome was successfull in 15 cases.

Two patients (three replacements) were to early after their operation to have a final assessment (3 weeks, 4 weeks).

One patient died 3 weeks after sugery because of bowel ischaemia.

Four had poor results mainly because of senile dementia making immediate postoperative mobilisation almost impossible.

Because of the difficult problems for which a Wagner prosthesis is used, complications can occur (Table 3). During the operation there was one spontaneous femoral fracture and one perforation of the cortex on the lateral femur side. Both could still be treated with the Wagner prosthesis. In the postoperative period, their was one patient with recurrent dislocations leeding to pressure sores followed by infection. One patient develloped a progressive protrusion of the prosthesis in the knee joint. This was treated by revision of the prosthesis with cement.

Because of the complex fractures in our group, other implants often failed during surgery (Table 4). Four patients were first treated with another type of hip replacement

Table 2: Previous operations

THR	14
- 4th Revision of THR	1
- Gamma nail	2
- Dynamic Hip Screw	1

Table 3: Complications of the Wagner prosthesis

Preoperative complications	
- spontaneous fracture:	1
- perforation of cortex with reamer:	1
Postoperative complications	
- recurrent dislocation:	1
- late infection:	1
- perforation of the knee joint:	1

Table 4: Complications necessitating the Wagner prosthesis

- Attempt to other type of hip replacement: 3
- Attempt to 95° angle blade plate: 1

(3 cases) or with an angled blade plate (1 case). However the implants had to be revised during the same intervention because they did not provide enough stability in these complex fractures.

Radiographs showed indirect signs of bony ingrowth in 16 cases. On these radiographs, no radiolucent line could be demonstrated wereas bone trabeculae were running along the prosthesis in an almost perpendicular way.

Conclusion

Bone loss in the proximal femur becomes a more and more important challenge for surgeons dealing with hip pathology in fracture care. The destruction can be due to loosening of a prosthesis with or without fractures through a hip replacement, comminuted fractures involving the head, neck and proximal part of the femur or failures of internal fixation in this area. One of the solutions for this problem is the Wagner prosthesis. The biomechanical caractheristics and biocompatible aspects of the design make this replacement a valuable alternative for these difficult indications. Both surgery and rehabilitation are demanding but a good final outcome can be achieved in most cases. A good result however can only be achieved when immediate postoperative rehabilitation can be started. A poor general condition prolonging the bedrest impears the result. Because of the high demanding skills of the operation, we believe that this procedure should be reserved for a high experienced specialist but every surgeon dealing with such patients should be aware of the possibilities of this system.

References

(1) EPAZZAGLIA, U.: Analysis of the changes in the surface of metalic components in hip prosthesis. International journal of orthopaedics and trauma 15(2), 221-229, 1989
(2) MARTI, R.K.: Progress in cemented total hip surgery and revision. Symposium proceedings, Amsterdam 16 October, 1982
(3) TRONZO, R.G.: An overview of cementless hip systems. Orthopaedics 12(9), 1161-1171, 1982
(4) WAGNER, H.: Revisionsprothese für das Hüftgelenk. Orthopäde 18, 438-453, 1989

Der Wagner-Revisionsschaft als Salvage-Implantat bei der periprothetischen Fraktur sowie der TEP-Lockerung

A. Kotter • W. Braun • K. Kundel • A. Rüter

Zusammenfassung

Zur Versorgung periprothetischer Femurfrakturen sowie Wechseloperationen gelockerter Hüftprothesen steht seit 1987 der Wagner-Revisionsschaft zur Verfügung. In der Zeit von Oktober 1989 bis November 1992 wurden 35 Patienten mit dieser Prothese versorgt. Aufgrund der Indikationen wurden in den meisten Fällen lange Schäfte verwendet. Häufigste postoperative Komplikation war die Prothesensinterung mit konsekutiver Beinverkürzung sowie das "Prothesenschwingen". Diesen system-immanenten Komplikationen kann möglicherweise durch Spongiosaanlagerung zwischen Prothesenkrümmung und Trochanter major vorgebeugt werden. 87% der nachuntersuchten Patienten waren mit dem postoperativen Ergebnis zufrieden. Der Wagner-Revisionsschaft kann trotz anspruchsvoller Operationstechnik und Komplikationsmöglichkeiten als geeignetes Implantat dieser schwierigen Situationen angesehen werden, auch wenn Langzeitergebnisse noch nicht vorliegen.

Einleitung

Die operative Versorgung einer periprothetischen Femurfraktur sowie Wechseloperationen gelockerter Hüftgelenkstotalendoprothesen stellen hohe Ansprüche an das Können des Operateurs. Aufwendige Plattenkonstruktionen zur Wiederherstellung des Femurschaftes bei der TEP-Lockerung mit ausgedehntem Knochendefekt *und* einer periprothetischen Fraktur (Abb. 1) sind technisch schwierig und oft mit der "Biologie" des schon vorgeschädigten Knochens nur schwer vereinbar.

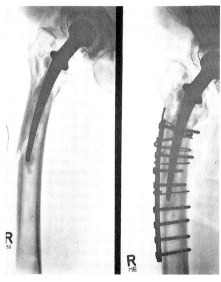

Abb. 1: Aufwendige Plattenkonstruktion bei der TEP-Lockerung mit ausgedehntem Knochendefekt und einer periprothetischen Fraktur.

In dieser Situation hat sich in unserer Klinik als "Rettungsanker" der Revisionsschaft nach Wagner (WAGNER 1987) bewährt, der die Fraktur bzw. das geschädigte Prothesenlager als intramedullärer Kraftträger überbrückt und das Femur stabilisiert. Die Femur-Revisionsprothese, die aus einer gewebefreundlichen Titan-Aluminium-Niob-Legierung hergestellt ist und in aller Regel zementfrei implantiert wird, steht - zur Anpassung an die jeweilige Länge des geschädigten Femurabschnittes - in unterschiedlichen Längen (190 mm, 225 mm, 265 mm, 305 mm, 345 mm, 385 mm) zur Verfügung.

Zur Anpassung an die Markhöhlenweite liegen die Prothesen in millimeterweise abgestuften Durchmessern vor, und zwar die 190 mm lange Prothese in Durchmessern von 11 - 20 mm und die längeren Implantate in Durchmessern von 14 - 25 mm.

Am proximalen Ende ist die Prothese mit einem Standardkonus (12/14) ausgestattet, auf den Keramikköpfe unterschiedlicher Länge (kurzer Hals, mittlerer Hals, langer Hals) aufgesetzt werden. Der konisch konfigurierte, distale Prothesenanteil besitzt 8 längsverlaufende Rippen, die die Rotationsstabilität der Prothese im Femurschaft gewährleisten (WAGNER 1987 und 1989). Bei operativ erzielter Primärstabilität entstehen ohne Ausbildung eines bindegewebigen Interfaces im Laufe der Zeit zwischen der Corticalis und den 8 Längsrippen der Prothese als Zeichen der Einheilung Knochenbrücken, durch die die operativ erzeugte Primärstabilität in eine volle Belastungsstabilität übergeführt wird (SCHENK 1989).

Indikationen

Eine der Hauptindikationen für die Femur-Revisionsprothese ist der ausgedehnte Knochendefekt am proximalen Femurende nach wiederholtem Totalendoprothesenwechsel bei TEP-Lockerung (ZEHNTNER 1989). Eine weitere Indikation können die periprothetischen Frakturen sein, die aufgrund der Höhe der Fraktur nach Whittaker (WHITTAKER 1974) folgendermaßen klassifiziert werden:
Typ I   sind Brüche der Trochanterregion,
Typ II Brüche zwischen der intertrochantären Linie und knapp proximal der Prothesenspitze,
Typ III Brüche im Bereich unterhalb der Prothesenspitze.

Die Kombination von periprothetischer Fraktur und TEP-Lockerung stellt selbstverständlich ebenfalls eine Indikation für die Wagner-Prothese dar (Abb. 2; BLATTER 1989).

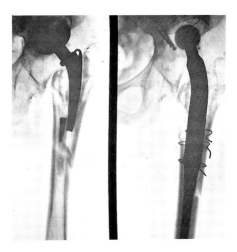

Abb. 2: Die Kombination von periprothetischer Fraktur und TEP-Lockerung sowie deren Versorgung mit der Wagner-Prothese.

Präoperative Planung

Im Rahmen der präoperativen Planung wird der geeignete Implantatdurchmesser und die geeignete Länge der Prothese bestimmt.

Dazu sind eine Beckenübersichtsaufnahme, lange Röntgenaufnahmen der zu operierenden Hüfte bzw. des zu operierenden Oberschenkels (diese lange Aufnahme muß die Prothesenspitze nach distalwärts um mindestens 15 cm überschreiten) sowie die Planungsschablonen für die Prothesenpfanne und die Femurprothese erforderlich. Daneben ist die präoperative Planung für die Korrektur einer z.B. durch die Prothesenlockerung eingetretenen Beinverkürzung unablässig (WAGNER 1989).

Operationstechnik

Die Operation findet in unserem Hause in aller Regel in Rückenlage statt, wobei unter das Gesäß der zu operierenden Seite ein Kissen plaziert wird. Das Bein wird beweglich abgedeckt.

An operativen Zugängen stehen bei dieser Lagerung der transfemorale und der transgluteale zur Verfügung, von denen wir ersteren wegen der leichteren Entfernbarkeit des Vorimplantates bevorzugen. Dabei wird im Bereich des Prothesenlagers nach Setzen von Bohrlöchern das Femur längsgespalten und in zwei Halbschalen aufgeklappt, ohne daß die Weichteile vom Knochen abgelöst werden. Prothese samt Zement sind dann in ganzer Ausdehnung zugänglich und können problemlos entfernt werden.

Nach sorgfältiger, aber schonender mechanischer Reinigung des alten Prothesenlagers wird der distal davon gelegene Markraum, entsprechend der präoperativen Planung, mit konischen Reibahlen aufgeweitet, bis die Markierung an der Reibahle für die vorgesehene Prothesengröße auf Höhe der Spitze des Trochanter major steht. Wenn erforderlich, folgt die Resektion der Fremdkörpergranulome aus dem gesamten Gelenkraum und die Implantation der Hüftpfanne in üblicher Technik.

Die vorgesehene Prothese wird nun in das Führungsinstrument eingespannt, in die Femurmarkhöhle eingeschoben und mit dem Hammer nach distal in den Markraum vorgetrieben.

Die Rotationsstellung des Prothesenschaftes wird gegenüber dem rechtwinklig angebeugten Unterschenkel kontrolliert. Die Lücke zwischen der proximalen Prothesenkrümmung und dem Trochanter major sollte mit Knochenspänen aufgefüllt werden, um die Wahrscheinlichkeit eines postoperativ auftretenden "Prothesenschwingens" im Femur mit konsekutiver Schmerzsymptomatik zu minimieren.

Dann erfolgt das Aufsetzen des passenden Keramikkopfes auf den Prothesenkonus und die endgültige Reposition der Prothese. Zuletzt werden die aufgeklappten Halbschalen durch Nähte adaptiert und die Wunde schichtweise verschlossen (WAGNER 1989).

Postoperative Behandlung

Ab dem 3. bis 4. postoperativen Tag wird nach Rückgang der ersten Operationsschmerzen die krankengymnastische Übungsbehandlung unter Teilbelastung des operierten Beines mit 15 kg begonnen. Die Teilbelastung mit 15 kg sollte, um das Einwachsen der Prothese zu gewährleisten und ein Nachsintern des Wagnerschaftes unter Beinverkürzung zu vermeiden, 10 bis 12 Wochen lang beibehalten werden.

Anschließend ist - in Abhängigkeit vom Röntgenbefund - zunehmende Vollbelastung erlaubt.

Ergebnisse

Im eigenen Krankengut wurde zwischen dem 1.10.1989 und dem 15.11.1992 bei insgesamt 35 Patienten (Durchschnittsalter 74 Jahre) ein Wagnerschaft implantiert.

In 51% der Fälle bestand die Indikation zu dieser Technik in einer TEP-Lockerung mit ausgedehntem Knochendefekt, in 23% der Fälle in einer periprothetischen Fraktur und in 26% der Fälle in der Kombination von beidem.

Bei den insgesamt 17 periprothetischen Frakturen handelte es sich in 6% der Fälle um Typ FI-Frakturen nach Whittaker, in 24% der Fälle um Typ FII-Frakturen und in 70% der Fälle um Typ FIII-Frakturen (ZUBER 1990).

Aufgrund der Indikationen der Revisionsprothese wurden am häufigsten die langen Schäfte verwendet (1x190 mm; 13x265 mm; 21x305 mm). Der am häufigsten gewählte Zugang war der transfemorale (66%). Der transgluteale Zugang wurde in 25%, der dorsale Zugang (bei Seitenlagerung des Patienten) in 9% der Fälle benutzt.

An intraoperativen Komplikationen trat viermal (11%) - in Abhängigkeit vom gewählten operativen Zugang - eine Femurschaftsprengung nach distal auf, welche jeweils mit Cerclagen versorgt wurde.

Die mit Abstand häufigste postoperative Komplikation war die Prothesensinterung mit konsekutiver Beinverkürzung, die bei 8 Patienten aufgetreten ist (Abb. 3).

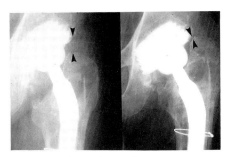

Abb. 3. *Auftretende Prothesensinterung im Verlauf.*

Weitere postoperative Komplikationen waren je einmal eine Femurschaftperforation durch die Prothesenspitze, ein Infekt, eine tiefe Beinvenenthrombose, eine Femoralisparese sowie ein durch eine Begleiterkrankung bedingter Exitus.

Zweimal trat postoperativ eine proximale Prothesenlockerung ("Prothesenschwingen") mit dadurch bedingter Schmerzsymptomatik auf, die eine Reoperation erforderlich machte.

Je einmal mußte wegen Prothesensinterung mit Beinverkürzung, wegen einer Femurschaftperforation durch die Prothesenspitze, wegen eines Infektes und wegen einer tiefen Beinvenenthrombose mit Beteiligung der Beckenachse operativ interveniert werden.

Von den 35 mit einem Wagner-Revisionsschaft versorgten Patienten konnten wir 32 Patienten durchschnittlich 19 (2/37) Monate postoperativ nachuntersuchen.

Dabei waren 87% der Patienten mit ihrem Zustand zufrieden und äußerten keine oder nur diskrete, gelegentlich auftretende Schmerzen von Seiten der Hüfte.

Bei 44% (14) der Patienten war die Gehfähigkeit uneingeschränkt und stockfrei. 9 Patienten benutzen einen Gehstock, 7 Patienten benutzen 2 Krücken und 2 sind an den Rollstuhl gebunden.

Diskussion

Die Wagnerschaftprothese ist ein gutes Implantat für die beschriebenen schwierigen Situationen, aber selbst nicht ohne Komplikationsmöglichkeiten.

Da es, sofern der transfemorale Zugang benutzt wurde, in keinem Falle zur intraoperativen Komplikation einer Femurschaftsprengung kam, sollte diesem Zugang der Vorzug gegeben werden.

Um das sogenannte "Prothesenschwingen", das in den Fällen aufgetreten ist, in denen keine Spongiosa zwischen proximaler Prothesenkrümmung und Trochanter major angelagert wurde, zu verhindern, empfiehlt sich die Spongiosaanlagerung in diesem Bereich. Möglicherweise läßt sich auch dadurch die häufigste Komplikation nach Implantation der Wagner-Prothese, nämlich die Prothesensinterung mit konsekutiver Beinverkürzung, verhindern.

Zusammenfassend halten wir den Wagner-Schaft bei den genannten Indikationen im Vergleich zum Aufwand mit Prothesenwechsel und Osteosynthese für ein geeignetes Implantat, auch wenn das Langzeitverhalten letztlich noch unklar ist.

Literatur

(1) BLATTER, G., FIECHTER, TH., MAGERL, F.: Periprothetische Frakturen bei Hüfttotalendoprothesen. Orthopäde 18, 545-551, 1989
(2) SCHENK, R.K., WEHRLI, U.: Zur Reaktion des Knochens auf eine zementfreie SL-Femur-Revi-

sionsprothese. Histologische Befunde an einem fünfeinhalb Monate post operationem gewonnenen Autopsiepräparat. Orthopäde 18, 454-462, 1989

(3) WAGNER, H.: Revisionsprothese für das Hüftgelenk bei schwerem Knochenverlust. Orthopäde 16, 295-300, 1987

(4) WAGNER, H.: Revisionsprothese für das Hüftgelenk. Orthopäde 18, 438-453, 1989

(5) WHITTAKER, R.P., SOLOS, L.N., ROLSTON, E.L.: Fractures of the femur about femoral endoprostheses. J. Trauma 14, 675, 1974

(6) ZEHNTNER, M.K., GANZ, R.: Hüfttotalprothese bei Knochenverlust im Femurbereich. Orthopäde 18, 498-503, 1989

(7) ZUBER, K., KOCH, P., LUSTENBERGER, A., GANZ, R.: Femurfraktur nach Hüfttotalprothese. Unfallchirurg 93, 467-472, 1990

Der Wagner-Revisionsschaft: Indikation und Ergebnisse

C. Voigt • S. Zimmer-Amrhein • F. Enes-Gaiao • R. Rahmanzadeh

Zusammenfassung

In einem 3-Jahreszeitraum wurden bei 50 Patienten Wagner-Revisionsschäfte implantiert. Das Durchschnittsalter der Patienten betrug 67,5 Jahre. Bei 39 Patienten wurde eine Wechseloperation vorgenommen, bei 7 Patienten war die Indikation zur Implantation die Fraktur bei liegender Hüftprothese, 4 Patienten erhielten den Wagner-Revisionsschaft aus anderen Gründen. Aus einer Gruppe von 44 Patienten, deren Operation mindestens ein Jahr zurücklag, konnten 33 nachuntersucht werden. Bei 16 Patienten lag nach dem Harris-Hip-Score ein sehr gutes, bei 9 ein gutes, bei 4 ein befriedigendes bzw. schlechtes Ergebnis vor. Der Wagner-Revisionsschaft eignet sich ausgezeichnet bei Zerstörung des proximalen Femur, da bei fester distaler Verankerung und rascher Belastungsfähigkeit es proximal zu einer starken Knochenneubildung mit Wiederherstellung eines röhrenförmigen Knochens kommt.

Einleitung

In der Hüftgelenksprothetik steht der Operateur bei Revisionseingriffen nach zementierten und unzementierten Schäften häufig vor dem Problem, zur erneuten Verankerung einer Prothese nicht mehr genügend Knochen im proximalen Femur vorzufinden. Im Rahmen der Lockerung der zuvor implantierten Prothese kommt es zu ausgedehnten Knochenresorptionen, so daß die verbleibende Corticalis papierdünn sein kann. Bei einer proximalen Femurfraktur im Bereich der Trochanteren bei gleichzeitiger Coxarthrose muß primär ein Hüftgelenksersatz durchgeführt werden, auch hier ist mit Standardprothesen oft keine ausreichende Stabilität erzielbar.

Seit einigen Jahren steht nun der Wagner-Revisionsschaft mit distaler diaphysärer Verankerung zur Beherrschung solcher Problemfälle zur Verfügung.

Indikation

Wir haben den Wagner-Revisionsschaft in alter (WAGNER 1987) und in neuer Ausführung (WAGNER 1989) bisher bei 50 Patienten implantiert. Bei 39 Patienten wurde die Wagner-Prothese im Rahmen der Wechseloperation eingesetzt, und zwar bei 32 Patienten nach zementierter Situation, bei 7 Patienten nach vorheriger zementfreier Implantation.

7 Patienten erlitten bei liegender Hüftprothese Frakturen im Bereich des Prothesenlagers und mußten deshalb gewechselt werden.

Bei 4 anderen Patienten wurde aus anderen Gründen der Wagner-Revisionsschaft eingesetzt, davon in einem Fall nach Infektion und Sanierung.

Ergebnisse

Von den vom 18.10.1989 bis 31.03.1993 operierten 50 Patienten waren 8 männlich und 42 weiblich. Das Durchschnittsalter betrug 67,5 Jahre, der jüngste Patient war 23, der älteste 87 Jahre alt. In der Altersgruppe unter 40 Jahren fanden sich 3 Patienten, bis

60 Jahren 12, bis 80 Jahren 25, 10 Patienten waren über 80 Jahre alt.

Die durchschnittliche Dauer der Operation betrug 3,1 Stunden. Diese erklärt sich aus der Schwierigkeit, Zementreste aus dem gesamten Schaftbereich sorgfältig zu entfernen. Intraoperative Komplikationen gab es bei 17 Patienten, wobei in 10 Fällen ein Femurschaftbruch auftrat und in 2 Fällen ein Trochanter-major-Abriß. 5 Patienten erhielten intra- und perioperativ insgesamt mehr als 8 Blutkonserven, so daß diese Transfusionsmenge ebenfalls zur intraoperativen Komplikation gezählt wurde.

Als Frühkomplikationen entwickelten sich in 4 Fällen Wundheilungsstörungen, die zweimal oberflächlich waren und keine Intervention erforderten, zweimal in Revisionseingriffe mit Débridement, Spülung und Kugelketteneinlage mündeten. Bei 9 Patienten kam es postoperativ zu einer Luxation der Prothese, in 2 Fällen wurde daraufhin ein Wechsel der Hüftpfanne mit veränderter Positionierung vorgenommen. Eine vorübergehende Schädigung des N. ischiadicus und eine Thrombose mit klinischen Zeichen der Lungenembolie traten auf, ein Patient verstarb an cardiopulmonalen postoperativen Komplikationen.

Als Spätkomplikation trat eine Femurlängsfraktur auf, die unter Rücknahme der Belastung ausheilte. In zwei Fällen kam es später zu einer Luxation, zwei weitere Prothesen lockerten sich. In diesen Fällen wurde ein Wechsel auf eine größere Schaftgröße vorgenommen.

Nachuntersucht wurden 33 Patienten, deren Operation mindestens 12 Monate zurücklag. Durchschnittlich konnte nach 21,7 Monaten nachuntersucht werden, wobei der Zeitraum zwischen 12 und 40 Monaten lag. Es konnten somit 75% der operierten Patienten nachuntersucht werden. Die Ergebnisse der Nachuntersuchung wurden mit Hilfe des Harris-Hip-Scores bewertet (HARRIS 1969). Dabei zeigte sich bei 25 der nachuntersuchten Patienten ein sehr gutes oder gutes Ergebnis (16 mit 85-100 Punkten, 9 mit 70-84 Punkten). 4 Patienten waren befriedigend (55-69 Punkten), 4 Patienten waren schlecht im Ergebnis (weniger als 55 Punkte). Bei allen Patienten hatte sich im proximalen Femuranteil in großer Menge neuer Knochen gebildet, der Röhrenform angenommen hatte. In der nachuntersuchten Gruppe konnten keine Lockerungen der Prothese nachgewiesen werden.

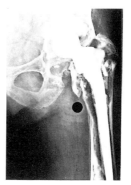
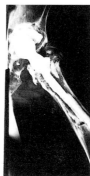

Abb. 1: Pat. E. F., 73 Jahre alt. Aseptische Lockerung der zementfreien Hüftprothese links.

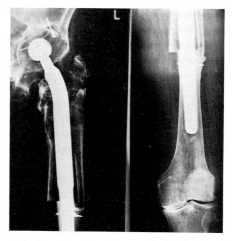

Abb. 2: Derselbe Pat., nach Wechsel auf Wagner-Schaft mit vollständiger distaler querer Osteotomie.

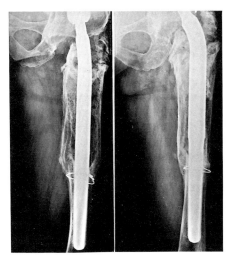

Abb. 3: Derselbe Pat., Ausheilungsbild nach einem Jahr mit Bildung eines neuen Röhrenknochens und fester Überbauung der Osteotomie.

Diskussion

Der Einsatz des Wagner-Revisionsschaftes bei Lockerung implantierter Prothesenschäfte am Femur hat sich bewährt, auch andere Autoren haben positive Ergebnisse publiziert (ZEHNTNER und GANZ 1989, WAGNER 1987 und 1989, WEHRLI 1991). In allen bisher publizierten Fällen sowie im eigenen Kollektiv kam es innerhalb von 8 Wochen zu einer kräftigen Knochenneubildung im ehemals zerstörten proximalen Femuranteil. Innerhalb von 6-12 Monaten war dann der Knochen röhrenförmig rekonstruiert. Offensichtlich sind die auf die Knochen wirkenden, durch die Muskulatur übertragenen Kräfte groß genug, um diese Knochenneubildung zu induzieren, obwohl die Haupteinleitung der Kraft vom Hüftgelenk aus weit distal im Femur erfolgt und eher eine Atrophie proximal zu erwarten wäre.

Ähnlich stellt sich die Situation bei Fraktur im Bereich des Prothesenlagers bei liegender Prothese dar. Auch hier konnten wir wie andere Autoren (ZUBER und Mitarb. 1990 und 1992, WEHRLI 1991) nur positive Erfahrungen sammeln.

Tritt intraoperativ bei der Wechseloperation oder auch bei der Primärimplantation eine Femurfraktur auf, so ist eine hervorragende Rückzugsmöglichkeit mit Einsatz des Wagner-Revisionsschaftes gegeben. Mit dem Auftritt einer intraoperativen Femurfraktur kann bei etwa 6% der Patienten bei Hüftwechsel gerechnet werden (CHRISTENSEN und Mitarb. 1989).

Bei der Implantation der Wagner-Prothese kann bei sehr starker Antekurvation des Femur eine Penetration der Prothesenspitze distal-ventral erfolgen. Um dieses zu vermeiden, sollte eine präoperative seitliche Röntgenaufnahme des Femur vorliegen und bei der operativen Planung eine vollständige Osteotomie in Höhe der distalen Begrenzung des Knochenfensters vorgenommen werden (WAGNER 1989).

Wir haben die Erfahrung machen können, daß bei Antekurvationsproblemen teilweise spontan eine Femurfraktur an diesem Locus minoris resistentiae auftrat, die dann zur regelrechten Implantation der Prothese verhalf.

Mit dem Wagner-Revisionsschaft ist eine wesentliche Erweiterung der Implantatpalette zur Revisionsoperation bei Hüftgelenksarthroplastik verfügbar (SL-Revisionsschaft, Protek AG Bern, Schweiz).

Ob der starke Knochenaufbau im proximalen Prothesenbereich zu einer dauerhaften Integration der Prothese verhilft, wird erst die Zukunft zeigen. Aus unserer Sicht ist die Wagner-Prothese als Intermediärprothese auf dem Weg zu einer erneuten zementfreien Implantation im proximalen Femurbereich (evtl. als Individualprothese) zu sehen.

Der verhältnismäßig starke Blutverlust, der intra- und perioperativ bei 8 Patienten zur Gabe von mehr als 8 Blutkonserven führte, ist unseres Erachtens dadurch zu erklären, daß eine Blutstillung im Bereich der Osteotomie und nach Bildung des latero-ventralen "Deckels" nicht möglich ist.

Außerdem bestehen häufiger erhebliche Blutungen aus dem distalen Markraum, der aufgrund der Prothesenform mit Rippen ebenfalls nicht vollständig abgeschlossen wird.

Der durchschnittliche stationäre Aufenthalt bei Revisionsoperationen mit Wagner-Schaft betrug 40 Tage. Es konnten jedoch nach dieser Zeit bereits 17 Patienten nach Hause entlassen werden, 30 weitere wurden in Rehabilitationskliniken verlegt, 2 in andere Krankenhäuser, ein Patient verstarb.

Über frühe Luxationen berichten auch andere Autoren (WEHRLI 1991).

Ursache ist die geringe muskuläre Führung, bis ausreichend Knochen neu gebildet wurde und so die Muskulatur wieder auf das Femur wirken kann.

Literatur

(1) CHRISTENSEN, C.M., SEGER, B.M., SCHULTZ, R.B.: Management of intraoperative femur fractures associated with revision hip arthroplasty. Clin. Orthop. 248, 177-180, 1989

(2) HARRIS, W.H.: Traumatic arthritis of the hip after dislocation and acetabular fractures: Treatment by mold arthroplasty. J. Bone Joint Surg. 51 (A), 737-755, 1969

(3) WAGNER, H.: Revisionsprothese für das Hüftgelenk bei schwerem Knochenverlust. Orthopäde 16, 295-300, 1987

(4) WAGNER, H.: Wagner-Revisionsprothese für das Hüftgelenk. Orthopäde 18, 438-453, 1989

(5) WEHRLI, U.: Revisionsprothesenschaft. Z. Unfallchir. Vers. med 84, 216-224, 1991

(6) ZEHNTNER, M.K., GANZ, R.: Hüfttotalprothese bei Knochenverlust im Femurbereich. Orthopäde 18, 498-503, 1989

(7) ZUBER, K., KOCH, P., LUSTENBERGER, A., GANZ, R.: Femurfraktur nach Hüfttotalprothese. Unfallchirurg. 93, 467-472, 1990

(8) ZUBER, K., JUTZI, J., GANZ, R.: Beidseitige Femurfraktur um beidseitige Hüftprothesen. Unfallchirurg. 95, 240-242, 1992

Anschriften der Erstautoren

Assenmacher, S., Dr. med.
Universitätsklinikum Essen, Abt. für Unfallchirurgie
Hufelandstraße 55, 45147 Essen

Bauer, G., Dr. med.
Universitätsklinikum Ulm - Unfallchirurgie
Steinhövelstraße 9, 89075 Ulm

Baumgaertel, F., Dr. med.
Klinik für Unfallchirurgie der Philipps-Universität
Baldingerstraße, 35043 Marburg

Bernd, L., Dr. med.
Stiftung Orthopädische Universitätsklinik Heidelberg
Schlierbacher Landstraße 200a, 69118 Heidelberg

Braick, H., Dr. med.
Universitätsklinik Bonn, Klinik für Unfallchirurgie
Sigmund-Freud-Straße 25, 53127 Bonn

Braun, W., Priv. Doz. Dr. med.
Klinik für Unfall- und Wiederherstellungschirurgie
Stenglinstraße 2, 86156 Augsburg

Breyer, H. G., Prof. Dr. med.
St.-Gertrauden-Krankenhaus, Abt. für Unfallchirurgie
Paretzer Straße 12, 10713 Berlin

Bülhoff, H., Dr. med.
BG Krankenanstalten Bergmannsheil, Chirurgische Klinik und Poliklinik
Gilsingstraße 14, 44789 Bochum

Dresing, K., Dr. med.
Universitätsklinikum Essen, Abt. für Unfallchirurgie
Hufelandstraße 55, 45147 Essen

Ekkernkamp, A., PD Dr. med.
BG Krankenanstalten Bergmannsheil, Chirurgische Klinik und Poliklinik
Gilsingstraße 14, 44789 Bochum

Esch, P.-M., Dr. med.
Universitätsklinikum Ulm, Unfallchirurgie
Steinhövelstraße 9, 89075 Ulm

Fell, M., Dr. med.
Universitätsklinikum Steglitz, Abteilung für Unfall- und Wiederherstellungschirurgie
Hindenburgdamm 30, 12203 Berlin

Freundt, F., Dr. med.
Orthopädische Klinik der Charité der Humboldt Universität Berlin
Schuhmannstraße 20/21, 10117 Berlin

Friedl, W., PD Dr. med.
Chirurgische Universitätsklinik, Abt. Unfall- und Wiederherstellungschirurgie
Kirschnerstraße 1, 69115 Heidelberg

Hahn, F., Prof. Dr. med.
Kreiskrankenhaus, Abt. für Unfall- und Wiederherstellungschirurgie
Im Kälblesrain 1-3, 73430 Aalen

Hahn, M., Dr. med.
BG Krankenanstalten Bergmannsheil, Chirurgische Klinik und Poliklinik
Gilsingstraße 14, 44789 Bochum

Havemann, D., Prof. Dr. med.
Klinik für Unfallchirurgie
Arnold-Heller-Straße 7, 24105 Kiel

Heppert, V., Dr. med.
BG Unfallklinik Ludwigshafen
Ludwig-Guttmann-Straße 13, 67071 Ludwigshafen

Hillrichs, B., Dr. med.
Unfallchirurgische Klinik, Klinikum Minden
Friedrichstraße 17, 32427 Minden /Westf.

Hoffmann, R., Dr. med.
Universitätsklinikum Rudolf Virchow, Abt. für Unfall- und Wiederherstellungschirurgie
Augustenburger Platz 1, 13353 Berlin

Hofmann von Kap-herr, S., Prof. Dr. med.
Klinik und Poliklinik für Kinderchirurgie
Langenbeckstraße 1, 55131 Mainz

Hollerbuhl, H., Dr. med.
Klinik für Unfallchirurgie der Charité der Humboldt Universität Berlin
Schuhmannstraße 20/21, 10117 Berlin

Homayoun, R.-K., Dr. med.
Universitätsklinikum Steglitz, Abt. für Unfall- und Wiederherstellungschirurgie
Hindenburgdamm 30, 12203 Berlin

Huberts, U., Dr. med.
Städtische Krankenanstalten Krefeld, Abt. für Unfallchirurgie
Lutherplatz 40, 47805 Krefeld

Janousek, A., Dr. med.
Unfallkrankenhaus Lorenz Böhler
Donaueschingenstraße 13, A-1200 Wien

Ketterl, R. L., PD Dr. med.
Kreiskrankenhaus Traunstein, Abteilung Unfallchirurgie
Cuno Niggl Straße 3, 83374 Traunstein

Knarse, W., Dr. med.
Krankenhaus Moabit, Bereich Unfall- und Wiederherstellungschirurgie
Turmstraße 21, 10559 Berlin

Knöll, H.-G., Dr. med.
Berufsgenossenschaftliche Unfallklinik
Friedberger Landstraße 430, 60389 Frankfurt/Main

König, F., Dr. med.
Chirurgische Universitätsklinik
Robert-Koch-Straße 40, 37075 Göttingen

Kotter, A., Dr. med.
Zentralklinikum Augsburg, Klinik für Unfall- und Wiederherstellungschirurgie
Stenglinstraße 2, 86156 Augsburg

Kreklau, B., Dr. med.
Universitätsklinikum Steglitz, Abt. für Unfall- und Wiederherstellungschirurgie
Hindenburgdamm 30, 12203 Berlin

Kunze, K., Prof. Dr. med.
Klinik für Unfallchirurgie der Justus Liebig-Universität
Klinikstraße 29, 35392 Gießen

Lies, A., PD Dr. med.
BG-Krankenanstalten Bergmannsheil
Gilsingstraße 14, 44789 Bochum

Lohscheidt, K., Dr. med.
Orthopädische Universitätsklinik, Klinikum Großhadern
Marchioninistraße 15, 81377 München

Maurer, F., Dr. med.
Berufsgenossenschaftliche Unfallklinik
Schnarrenbergstraße 95, 72076 Tübingen

Meeder, P.-J., Prof. Dr. med.
Chirurgische Universitätsklinik, Sektion Unfall- und Wiederherstellungschirurgie
Kirschnerstraße 1, 69115 Heidelberg

Meißner, A., Prof. Dr. med.
Universitätsklinikum Steglitz, Abteilung für Unfall- und Wiederherstellungschirurgie
Hindenburgdamm 30, 12203 Berlin

Mittag-Bonsch, M., Dr. med.
Kreiskrankenhaus Aalen, Abt. für Unfall- und Wiederherstellungschirurgie
Im Kälblesrain 1-3, 73430 Aalen

Mittlmeier, T., Dr. med.
Universitätsklinikum Großhadern, Abt. für Unfallchirurgie
Marchioninistraße 15, 81377 München

Mutschler, W., Prof. Dr. med.
Chirurgische Universitätsklinik, Abteilung für Unfallchirurgie
Oscar-Orth-Straße, 66424 Homburg /Saar

Neudeck, F. E., Dr. med.
Universitätsklinikum Essen, Abt. für Unfallchirurgie
Hufelandstraße 55, 45147 Essen

Otto, W., Dr. med. habil.
Martin-Luther-Universität, Klinik für Unfall- und Wiederherstellungschirurgie
Ernst-Grube-Straße 40, 06120 Halle-Wittenberg

Pauschert, R., Dr. med.
Orthopädische Universitätsklinik
Schlierbacher Landstraße 200 A, 69118 Heidelberg

Rödig, J., Dr. med.
Universitätsklinikum Steglitz, Abteilung für Unfall- und Wiederherstellungschirurgie
Hindenburgdamm 30, 12203 Berlin

Roser, R., Dr. med.
Orthopädische Klinik und Poliklinik der FU Berlin im Oskar-Helene-Heim
Clayallee 229, 14195 Berlin

Roth, B., Dr. med.
Bezirksspital
CH-3135 Wattenwil

Rudolph, H., Dr. med.
Diakoniekrankenhaus Rotenburg, Klinik für Unfall- und Wiederherstellungschirurgie
Elise-Averdieck-Straße 17, 27356 Rotenburg/Wümme

Rueger, J. M., PD Dr. med.
Universitätsklinikum Frankfurt, Klinik für Unfallchirurgie
Theodor Stern Kai 7, 60590 Frankfurt am Main

Scheller, E. E., Dr. med.
Universitätsklinikum Steglitz, Abteilung für Unfall- und Wiederherstellungschirurgie
Hindenburgdamm 30, 12203 Berlin

Schiltenwolf, M., Dr. med.
Stiftung Orthopädische Universitätsklink Heidelberg
Schlierbacher Landstraße 200 A, 69118 Heidelberg

Schlemminger, R., Dr. med.
Klinik und Poliklinik für Allgemeinchirurgie der Georg-August-Universität
Robert-Koch-Straße 40, 37035 Göttingen

Schmelzeisen, H., PD Dr. med.
Unfallchirurgische Klinik des Kreiskrankenhauses
Klostenstraße 19, 77933 Lahr/Schwarzwald

Schoonooghe, P., M.D.
Surgical Clinic of the University Hospital, Dept. of Traumatology and Emergency Surgery
Herestraat 49, B-3000 Leuven

Schroeder, L., PD Dr. med.
Martin-Luther-Krankenhaus, Unfallchirurgische Abteilung
Lutherstraße 22, 24837 Schleswig

Stoffelen, D. V. C., M.D.
University Hospital, Dept. of Traumatology
Gasthuizberg, B-3000 Leuven

Stürmer, K. M., Prof. Dr. med.
Universitätsklinikum Essen, Abteilung für Unfallchirurgie
Hufelandstraße 55, 45147 Essen

Thielemann, F. W., Dr. med. habil.
Katharinenhospital, Abt. für Unfall- und Wiederherstellungschirurgie
Kriegsbergstraße 60, 70174 Stuttgart

Voigt, C., Dr. med.
Universitätsklinikum Steglitz, Abteilung für Unfall- und Wiederherstellungschirurgie
Hindenburgdamm 30, 12203 Berlin

Weinberg, A.-M., Dr. med.
Städtisches Klinikum, Unfallchirurgische Klinik
Holwedestraße 16, 38118 Braunschweig

Weise, K., PD Dr. med.
Berufsgenossenschaftliche Unfallklinik Tübingen
Schnarrenbergstraße 95, 72076 Tübingen

Wippermann, B. W., Dr. med.
Unfallchirurgische Klinik der Medizinischen Hochschule Hannover
Konstanty-Gutschow-Straße 8, 30625 Hannover

Würtenberger, C., Dr. med.
Universitätsklinikum Steglitz, Abteilung für Unfall- und Wiederherstellungschirurgie
Hindenburgdamm 30, 12203 Berlin

Stichwortverzeichnis

A

Acetabulumfraktur	84, 91, 98, 101, 107
- kombinierte	85, 104
Acetabulumtrümmerfraktur	84
Achsfehlstellung	199
Aktivität, szintigraphische	107
Alignment-Index	164
alte Menschen	144
Analsphinkter	63
anatomisches Resultat	199
Ankylose des Hüftgelenkes	92
Ankylosierung	32
Antirotationsschraube	156
AO-Klassifikation	91, 156
Apophyse	22
Arthritis, rheumatoide	137
Arthrodese	75
Arthrose	84
- posttraumatische	91, 107, 109
Außenrotationsfehler	166

B

Bandapparat	38
Beckenersatz	77
Beckenfraktur im Kindesalter	25
Beckenkamm	104
Beckenkompressionsverband	29
Beckenosteotomie	54
Beckenringfraktur	34
Beckenringverletzung	20, 52, 87
Beckenschaufel	22
Beckenteilendoprothese	79
Beckentumoren, maligne	74
Beckenverletzung, instabile	31
Behandlung, konservative	84
Beinplexusläsion	61
Belastbarkeit	189, 198
Belastung	194
belastungsstabile Osteosynthese	154
Belastungsstabilität	201
Bestrahlung	108
Biegespannung	167
Bildverstärker	40
"Biologische Osteosynthese"	126
Blasenruptur	55
Blasenverletzung	57
Blutdruckabfall	179
bony destruction	280
Brooker-Klassifikation	95

C

Cerclage	183
Chondrosarkom	76, 79
Computertomographie	17
3D-Computertomographie	18
Condylenplattenosteosynthese	126
Coxarthrose, posttraumatische	85, 102
"cutting out"	158

D

Darmfistel	80
Dauerkatheter	59
Defizite, neurologische	82
Dekompression	82
diaphragmatic ruptur	35
Dislokation	84
- des Pfannendaches	98
Doppelplattenverbundosteosynthese	188, 201
dorsale Konstruktion	49
dorsale Pfeilerfraktur	85
Dreilamellenkopfprofil	186
Duokopfnagel	146
Duokopfprothese	146
Durchschnittsalter	94
dynamic hip	283
dynamische Hüftschraube, DHS	121, 172, 178, 183

dynamische Kondylenschraube	198, 204	functional status score	159
"dynamisches" Osteosyntheseverfahren	151	Funktion	158

E

eingestauchte Schenkelhalsfraktur	133
Embolisation	70
Endernagelung	172
Energieeinwirkung	69
Epiphysengefäße, laterale	114, 162
Ermüdungsbruch	179
Evans-Klassifikation	156
Ewing-Sarkom	76, 79
Extension	94
Extensionstisch	175, 186
external fixator	34
Extremitätenerhalt	80

F

Femur-Revisionsprothese	285
Femurfraktur, pertrochantäre	120, 148, 181
Femurfraktur, subtrochantäre	126, 178, 181,182, 198, 203
Femurkopfkalottenfraktur	129
Femurkopfnekrose	92
Femurkopfnekroserate	162
Femur, proximaler	280
Femurschaftperforation	175
Femurtrümmerfraktur, subtrochantäre	201
Fixateur externe	29, 49, 234
Fraktur, pathologische	99, 118, 247, 249, 253, 256
Frakturdislokation	52
frakturferner Zugang	173
Frakturheilung	181
Frakturkonsolidierung	199
Frakturlokalisation	84
Frakturmorphologie	98
Frakturmuster	58
Frakturursache	179
Frühmobilisation	181
Frühversorgung	66
Führungsdraht	183

G

Gamma-Nagel	123, 182, 188, 192, 194, 198, 201, 283
Garden-Klassifikation	114
gelenkerhaltende Operation	181
Gelenkersatz	107
Gelenkfläche	84
Gelenkflächenkongruenz	94
Gelenkkapsel	116
Gelenkstufe	89, 91
Gelenkstufenbildung	106
Gesamtletalität	196
Gewalteinwirkung	91
Gewindestangen	46
Girdlestone-Hüfte	92, 236
Glutealgefäße	49

H

Hämatom	46, 202
Hakenplatte	250
Harninkontinenz	57
Harnröhrenstenose	57
Harnröhrenverletzung	57
Hemipelvektomie	77, 79
heterotope Ossifikation	96, 103, 180
hintere Instabilität	61
hip revision	280
Histiozytom	76, 79
Hüftarthrodese	274
Hüftendoprothetik	274
Hüftgelenksersatz	102, 148
- alloplastischer	130
Hüftgelenksluxation	129
Hüftgelenksbeugefähigkeit	180
Hüftgelenksfunktion	153
Hüftgelenksprothese	233
Hüftgelenksprothetik	290
Hüftkopffraktur	89
Hüftkopfnekrose	113, 115, 129, 166, 214, 225, 275
Hüftkopfperforation	175

Hüftpfannenfraktur	86
Hüftschraube, dynamische	121, 178

I

iliosakrale Verschraubung	38
Iliosakralgelenk	33, 81
iliosakralgelenksnahe Knochentumoren	81
Implantatlage	187
Implantatlockerung	92
Implantatversagen	166
Indometacin	97
Infektion	46, 80, 183, 202
Infektrate	236
infizierte TEP	230
instabile Beckenverletzung	31
Instabilität	82, 120
- hintere	61
Insuffizienz, cardiale	181
interne Stabilisierung	45, 67
Involutionsosteoporose	87
Ischiadicusparese	93
ISG-Sprengungen	19

K

Klassifikation der AO	31
Klinikaufenthalt	164
Knochentransplantat	75, 258
Knochentumoren, iliosakralgelenksnahe	80
Knocensubstanzverlust	280
Knorpelschäden	93
Kombinationsfraktur	178
kombinierte Acetabulumfrakturen	85
kompartmentgerechte Resektion	75
Komplikation	262, 288
Komplikationsrate	153, 176
Kompressionseffekt	186
Kompressionsverschraubung	162
Komprimierung	49
Kondylenplatte	198
Kondylenschraube, dynamische	198, 204
Korrektureingriff	208
Korrekturosteotomie	210, 270

Krafteinleitung	189
Kraftgrade	64
Krankengymnastik	136
Krückstockprothese	250, 259, 261

L

Laschenschrauben	186
laterale Epiphysengefäße	114, 162
laterale Schenkelhalsfraktur	174, 182
Leistungssport	43
Letalität	149, 247
Leziusnagel	195
Ligamentotaxis	94
Lockerungserscheinungen	141
Lungenembolien	180
Luxationsrate	138

M

Malgaigne-Typ	29
maligne Beckentumoren	74
Malignitätsgrad	74
Marknagel	250
Markraumhöhle	175
Mayo Hip Score	159
Mehrfragmentfrakturen	182
Metallentfernung	29
Metastasen	246, 249
Mitverletzung	53
Mobilisationsgrad	138
Mortalität	172
Myelografie	65
Myositis ossificans	88

N

Nachblutung	80
Nagelausbruch	194
Nageleintrittsstelle	192
Neigungswinkel	194
Nekroserate	96
Nervenläsion	28, 46
neurologische Defizite	82
NMR	115
Notfallaparotomie	34

O

Oberschenkelfraktur, subtrochantäre	174
Oberschenkelfraktur, pertrochantäre	120, 148, 184, 192
Ödem	115
offene Reposition	45
"Open-book-Verletzung"	30
Operation, gelenkerhaltende	181
Operationsdauer	91, 152
Operationstechnik	151, 194, 202
Operationstrauma	150
Operationszeitpunkt	156
Ossifikation, heterotope	96, 103, 180
Ossifikation, paraartikuläre	92, 108
Osteolyse	256
Osteoporose	134, 155, 187, 192
Osteosarkom	76
Osteosynthese, belastungsstabile	154
Osteosynthese, überbrückende	204
Osteosyntheseverfahren	170
- "dynamisches"	151
Outlet-Aufnahmen	17

P

paraartikuläre Ossifikation	108
pathologische Fraktur	99, 118, 249, 247, 253, 256
Pauwels	115
Pfannendach	94
- Dislokation des	98
Pfannendachmassiv	51
Pfannenrekonstruktion	139
Pfannenstützschale	100
Pfeilerfraktur, dorsale	85
Pipkin-Frakturen	131
Plasmocytom	79
Plattenosteosynthese	34, 106
- ventrale	27
Plexus lumbosacralis	47, 65
Pohl'sche Laschenschraube	178
postoperative Wundinfektion	241
postthrombotisches Syndrom	266
posttraumatische Arthrose	91, 107, 109
posttraumatische Coxarthrose	85, 102

Potenzstörung	57
primäre Umlagerungsosteotomie	209
Prognosestellung	133
Prothese, bipolare	137, 141
Prothesenlockerung	288
Prothesenwechsel	290
Protrusio acetabuli	137
proximaler Femur	280
Pseudarthrose	115, 166, 199, 207, 214, 225
- des Os sacrum	38

R

radiolucent line	283
Rekonstruktion des Beckenringes	26
Rekonstruktionsmaßnahmen	74
Remodelling	194
Reosteosynthese	158
Reposition	107, 195
- offene	45
Repositionsergebnis	157
Resektion, kompartmentgerechte	75
Resektionsarthroplastik	228, 238
Resektionsgrenze	80
Resektionshüfte	228
Resultat, anatomisches	199
revision hip system	280
Rezidiv	78
rheumatoide Arthritis	137
Riesenzelltumor	76
Rigidität	106
Röntgenbildwandler	194
rotational stability	281
Rotationsfehlstellung	203
Rotationsinstabilität	170
rotationsstabile Verankerung	186
Rotationsstabilität	169, 188

S

Sacrumlängsfrakturen	19
- transforaminale	61
Schaftdurchmesser	201
Schaftfraktur	199
Schanz-Schraube	40

Schenkelhalsfraktur	113, 192	Trümmerfraktur	84, 192
- eingestauchte	133	Trümmerzone	167, 169
- laterale	174, 182	Tumor-Prothese	253
Schenkelhalspseudarthrose	208	Tumorverkleinerung	82
Schenkelhalsschraube	193		
Schnapp-Pfanne	250		
Schockgeschehen	38	**U**	
Schraubeneintrittsstelle	183	überbrückende Osteosynthese	204
Schraubenosteosynthese	104	Überkompression	43
Schraubenperforation	184	Überlebenszeit	259
Sekundärarthrose	88	Überrolltrauma	25
Selbsttamponade	15	Übungsstabilität	201
Sepsisgefahr	69	Umlagerungsosteotomie	115, 208
Sicherheitsabstand	74	- primäre	209
Spannungstrajektorien	174	Umstellungsosteotomie	162, 219
Spezialpfanne	102	Unfallursachen	57
Spinalanaesthesie	125		
Spongiosa	184		
Spongiosaplastik	166, 199	**V**	
Spongiosazugschraube	163	Valgisation	169, 209, 215
Stabilisierung	53	Valgisationsosteotomie	166
- interne	45, 67	Varisationsosteotomie	226
subtrochantäre Femurfraktur	126, 174, 181, 182, 198, 203	Varusfehlstellung	168, 199
		ventrale Plattenosteosynthese	27
subtrochantäre Femurtrümmerfraktur	201	- des Schambeinastes	42
		ventrale Versorgung	45
Symphyse	54	Veränderungen, motorische	95
Symphysenruptur	30	Verankerung, rotationsstabile	186
Syndrom, postthrombotisches	266	Verblutungsschock	45
szintigraphische Aktivität	107	Verbundosteosynthese	79, 157, 247
		Verbundplattenosteosynthese	253
		Verkalkung, periartikuläre	92, 108
T		Verkehrsunfall	57
Tectoplastik	270	Verriegelungsnagel	188, 201, 257
Teleskoplaschennagel	186	Verschraubung, iliosacrale	38
TEP, infizierte	230	Versorgung, primärbelastungsstabile	188
TEP-Lockerung	185		
Teubnerplatte	189	Versorgung, ventrale	45
Thromboembolieprophylaxe	93, 268	Vollbelastung	133, 148, 192
Thrombose	266		
Tiefensensibilität	63		
Traktion	94	**W**	
transforaminale Sacrumlängsfrakturen	61	Wagner-Prothese	280
		Wagner-Revisionsschaft	290
traumatic hip score	159	Ward'sches Dreieck	167
Trochanterabstützplatte	183, 184	Wechseldruckbelastungsinstabilität	188

Weichteilschäden	72	**Z**	
Weichteilverhältnisse	55	Zugang nach Kocher-Langenbeck	102
Winkelplattenosteosynthese	152, 162, 166	Zugang, frakturferner	173
Wundinfektion, postoperative	241	Zuggurtung	184
Wundrandnekrose	80	Zugschraube	23